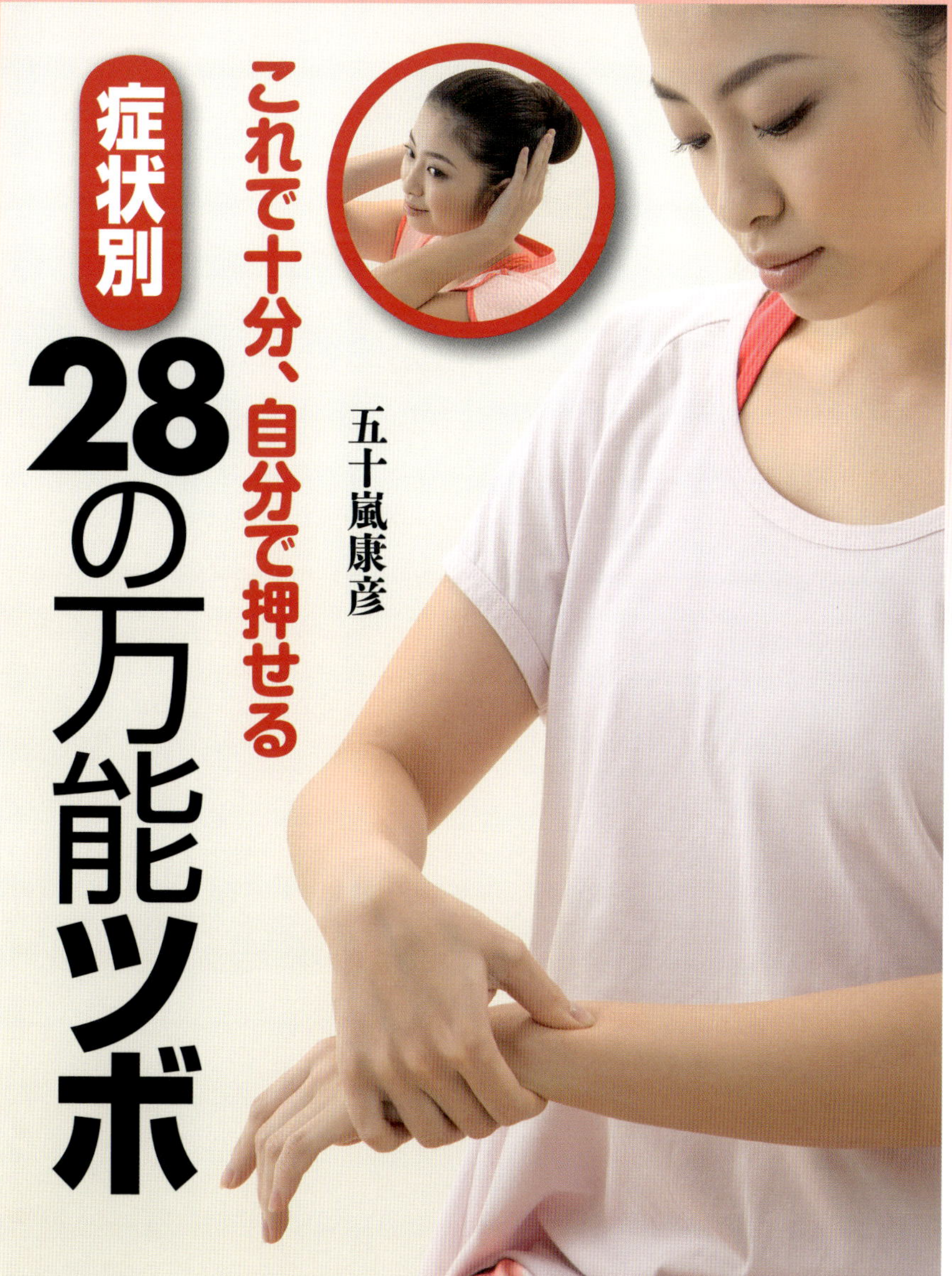

これで十分、自分で押せる

症状別 28の万能ツボ

五十嵐康彦

法研

はじめに

体調が悪かったり痛みなどがあれば、私たちはすぐにお医者さんに頼れる便利な世の中になりました。しかし、今のように医学が発達していない遥か昔の人々は、どのようにして病気を治療し、痛みを緩和していたのでしょうか。

その答えがツボです。ツボの歴史は古く、４０００年も前から治療に利用されてきたといわれています。アルプスで発見されて話題を呼んだ６５００年前のアイスマンにもツボ治療の痕跡が見つかっています。医者も病院もない時代から、ツボ刺激は人々の痛みを和らげる治療法だったのです。

では、現代人の多くが抱える花粉症や冷え性、頭痛、腰痛、生理不順などはどうでしょう。これほど医学が発達したにもかかわらず、なかなか現代医学だけでは改善しにくい症状です。

ツボは、このような慢性病の改善にも、めざましい効果のあることが明らかになっています。さらに、病気の予防や自然治癒力の向上へも作用することもわかってきました。

太古の昔から行われてきたように、ツボ押しはいつでもどこでも、そして誰でもできる優れた治療法です。刺激することによって、脳や内臓の活性を高め、全身のバランスを整え、体の不調を回復するものです。

また、肉体と精神に加えられたダメージを自分で癒す最高の行為（セルフケア）でもあります。本書では、全身にたくさんあるツボのなかから、効果が実感しやすい万能ツボともいわれる「経穴」を28個に限定して紹介しています。誰でも簡単にできる指圧法のポイントもわかりやすく書きました。

28個の経穴はそれぞれ、発痛物質や不快症状を退治するといった健康面だけではなく、代謝アップ、ストレス解消、デトックス促進といった美容面でも作用するツボです。副作用もなく、「人間が病気になりにくい副交感神経を優位にするツボ」をコンセプトに選定しました。

本書が、読者の皆様が一生健康に豊かに過ごすための一助になれば光栄です。

五十嵐康彦

目次

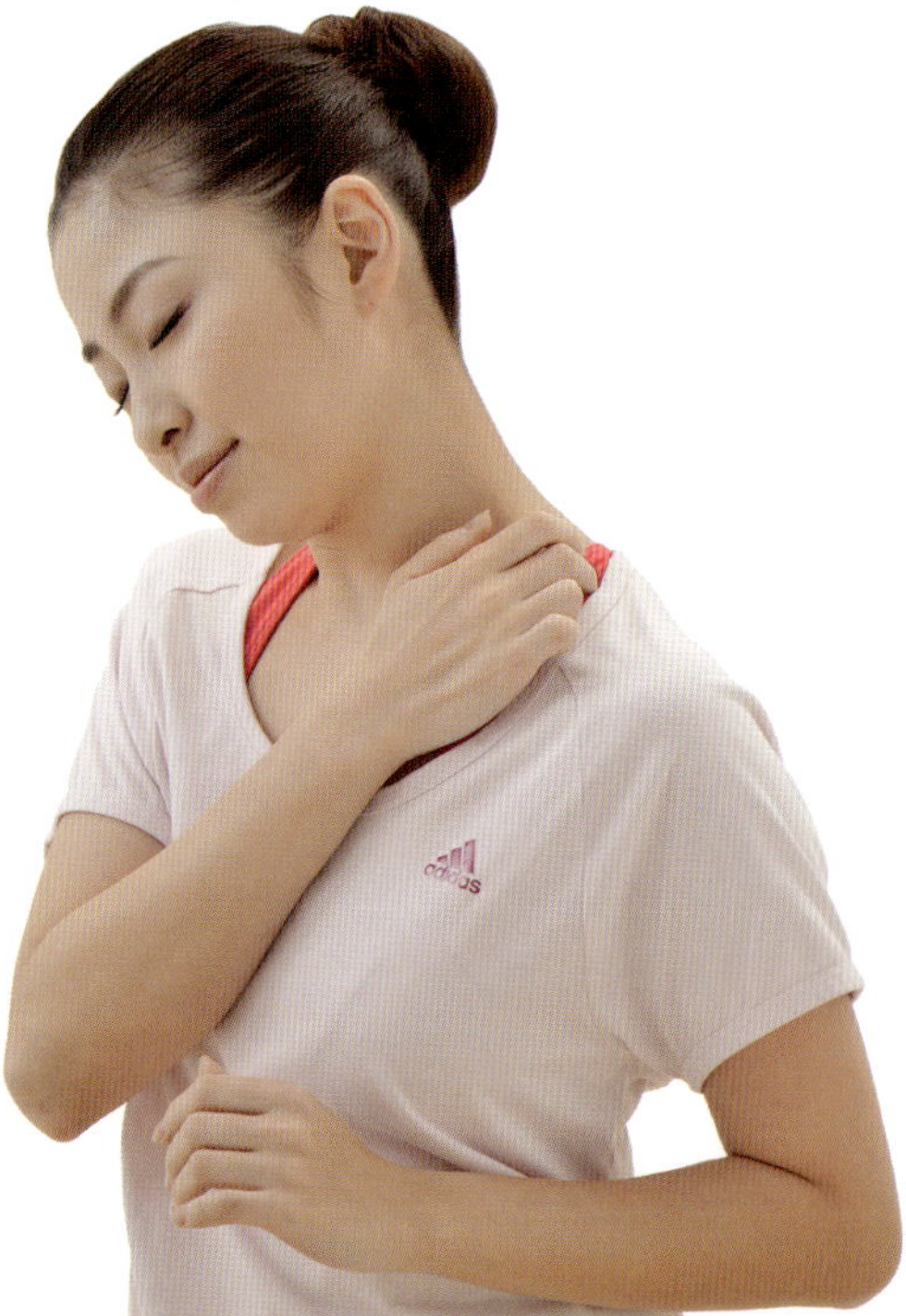

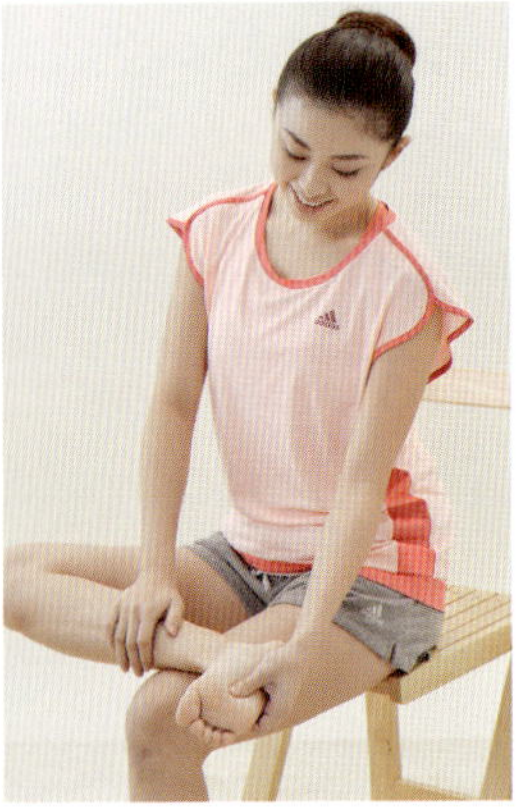

第2章 日常のつらい症状に効くツボ……27

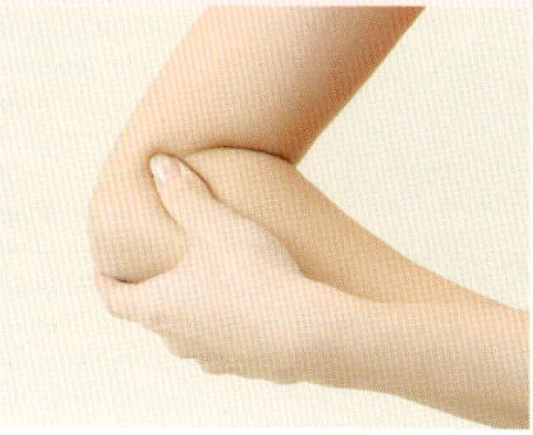

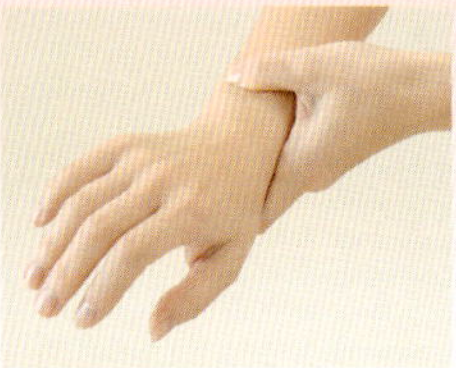

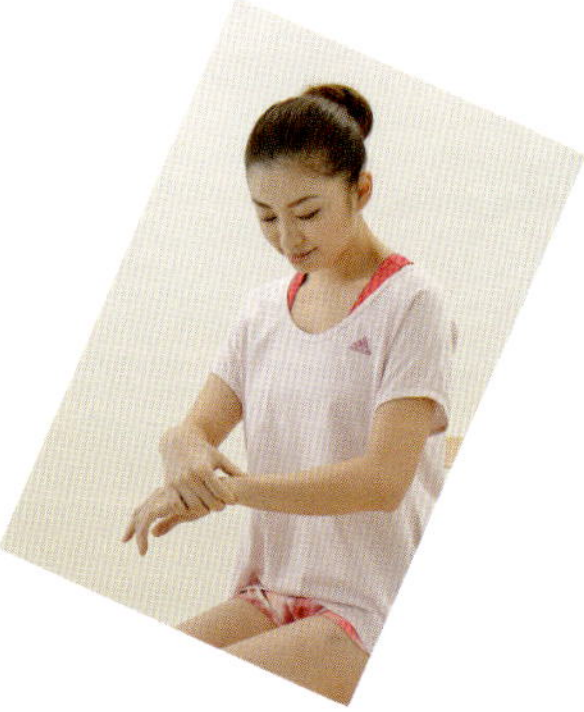

第5章　女性の悩みに効くツボ

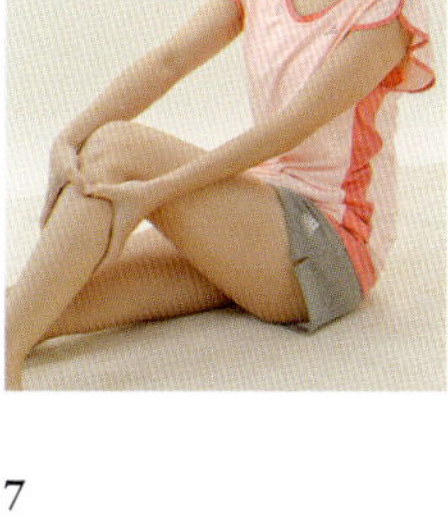

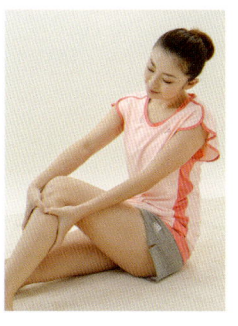

巻頭付録

位置と効果がひと目でわかる

万能ツボ28の体の部位別マップ

自分のツボの位置を探そう!

私たちの体には、無数のツボが分布しています。その一つひとつに効果がありますが、すべてを覚えるのは困難です。数あるツボのなかで、これだけ知っておけばたいていの症状に対応可能なツボを28個厳選し、体の部位別にまとめました。

ツボ押しで大きな効果を得るには、正しい位置をとらえていることが重要です。このマップを参考にして、自分のツボの正しい位置を探すときに活用してください。

- ●第2章・日常のつらい症状に効くツボ
- ●第3章・治りにくい症状に効くツボ
- ●第4章・心の悩みに効くツボ
- ●第5章・女性の悩みに効くツボ
- ●第6章・美容とダイエットに効くツボ

◎顔・喉◎

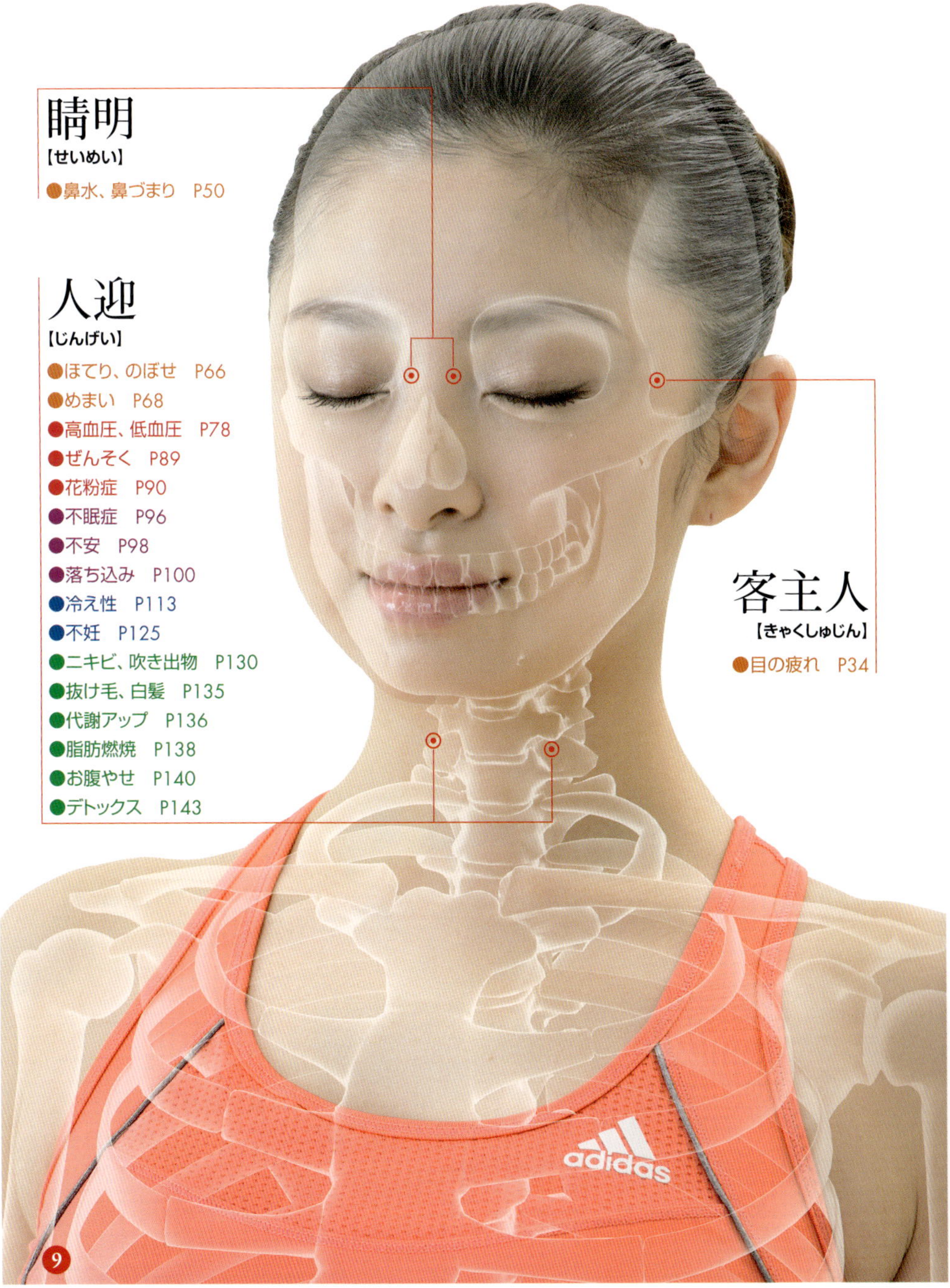
睛明
【せいめい】
●鼻水、鼻づまり　P50
人迎
【じんげい】
●ほてり、のぼせ　P66
●めまい　P68
●高血圧、低血圧　P78
●ぜんそく　P89
●花粉症　P90
●不眠症　P96
●不安　P98
●落ち込み　P100
●冷え性　P113
●不妊　P125
●ニキビ、吹き出物　P130
●抜け毛、白髪　P135
●代謝アップ　P136
●脂肪燃焼　P138
●お腹やせ　P140
●デトックス　P143
客主人
【きゃくしゅじん】
●目の疲れ　P34
adidas

◎頭·首·肩◎

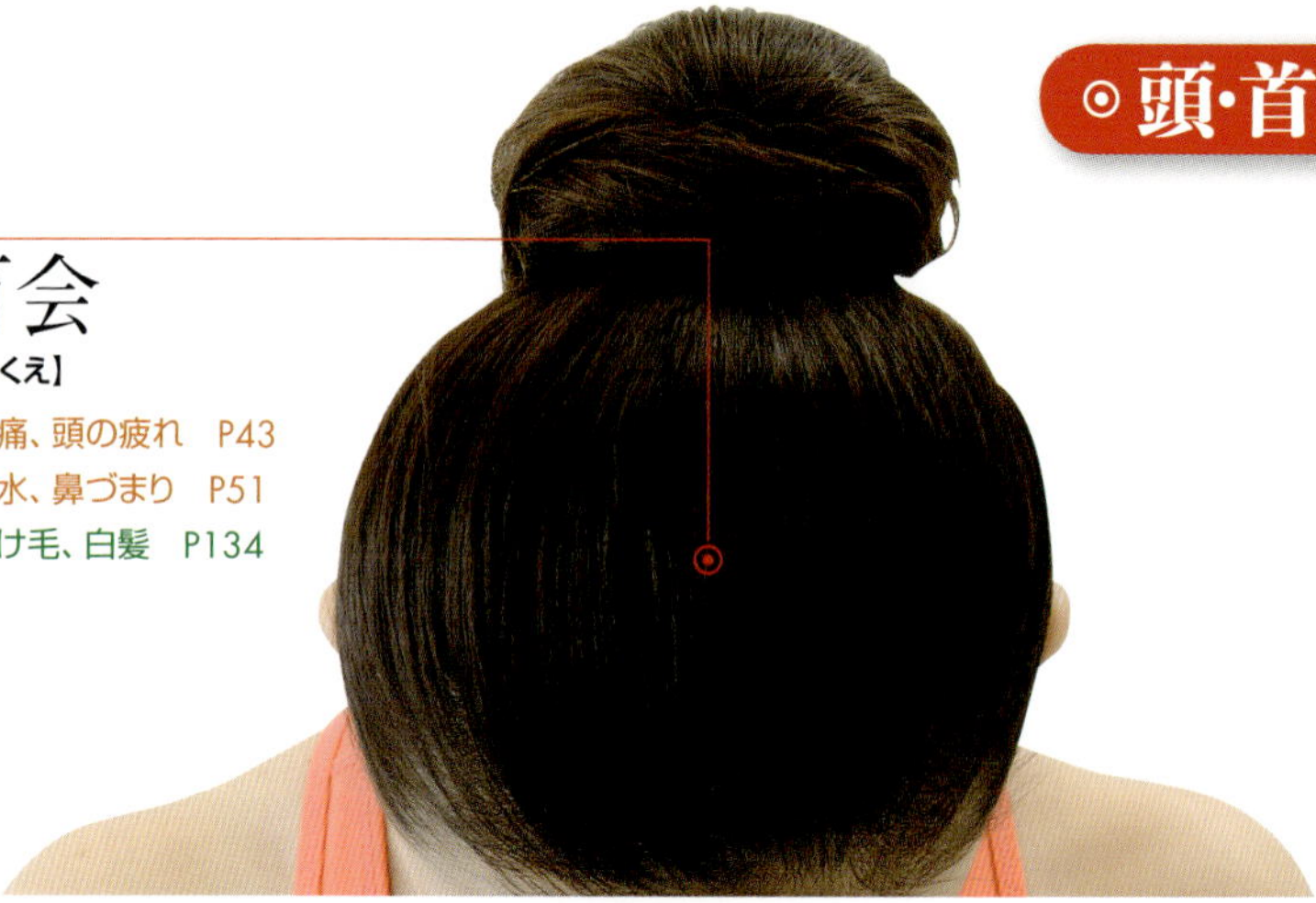
百会
【ひゃくえ】
●頭痛、頭の疲れ　P43
●鼻水、鼻づまり　P51
●抜け毛、白髪　P134

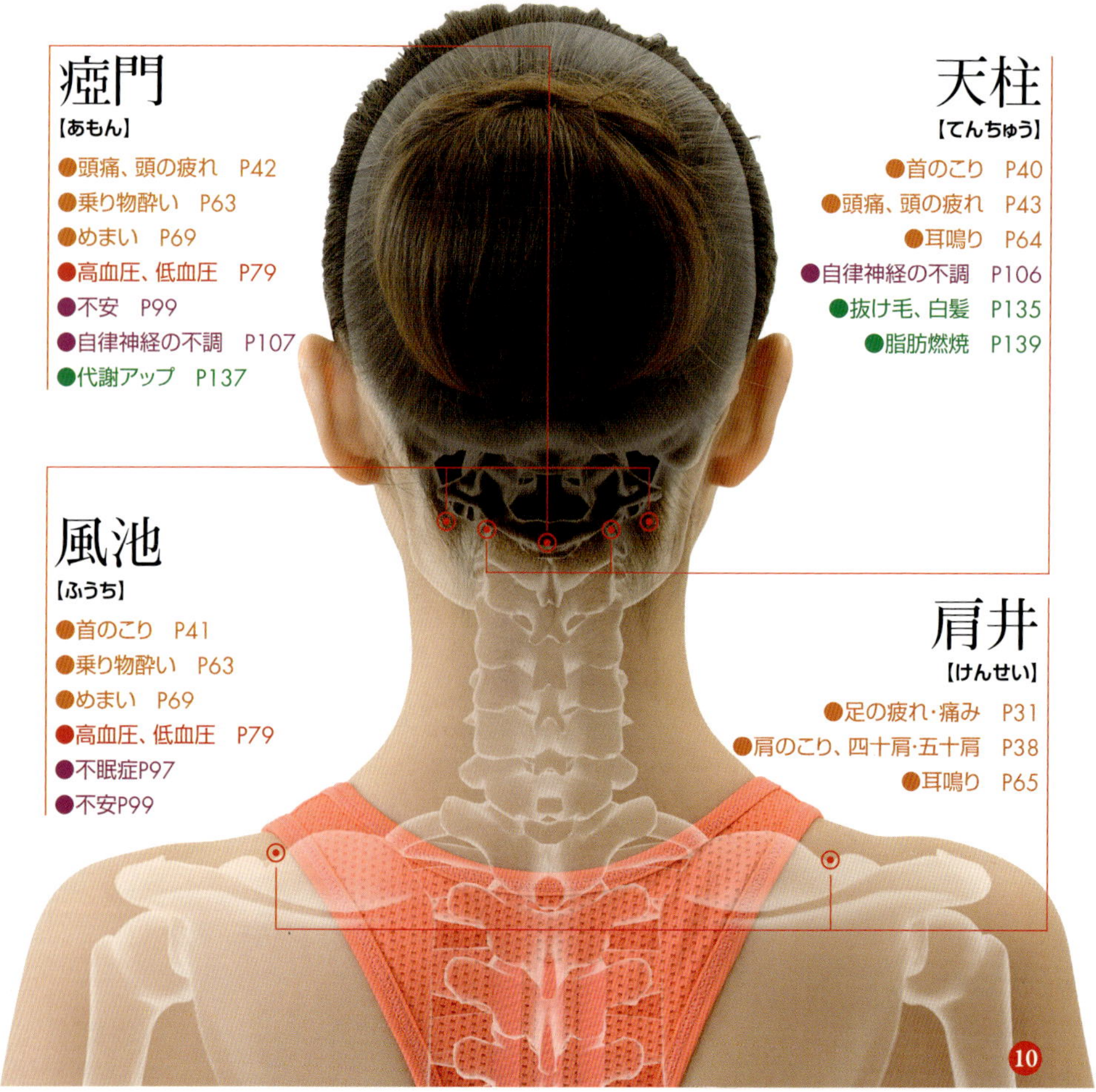
瘂門
【あもん】
●頭痛、頭の疲れ　P42
●乗り物酔い　P63
●めまい　P69
●高血圧、低血圧　P79
●不安　P99
●自律神経の不調　P107
●代謝アップ　P137
天柱
【てんちゅう】
●首のこり　P40
●頭痛、頭の疲れ　P43
●耳鳴り　P64
●自律神経の不調　P106
●抜け毛、白髪　P135
●脂肪燃焼　P139
風池
【ふうち】
●首のこり　P41
●乗り物酔い　P63
●めまい　P69
●高血圧、低血圧　P79
●不眠症P97
●不安P99
肩井
【けんせい】
●足の疲れ·痛み　P31
●肩のこり、四十肩·五十肩　P38
●耳鳴り　P65

◎胸・お腹◎

膻中
【だんちゅう】

- ●胸やけ、胃もたれ、膨満感　P57
- ●慢性胃炎　P76

中脘
【ちゅうかん】

- ●下痢　P59
- ●吐き気　P60
- ●便秘　P114

関元
【かんげん】

- ●うつうつ　P104
- ●便秘　P115
- ●生理痛、生理不順　P117
- ●更年期障害　P123
- ●不妊　P125
- ●ニキビ、吹き出物　P131
- ●お腹やせ　P141

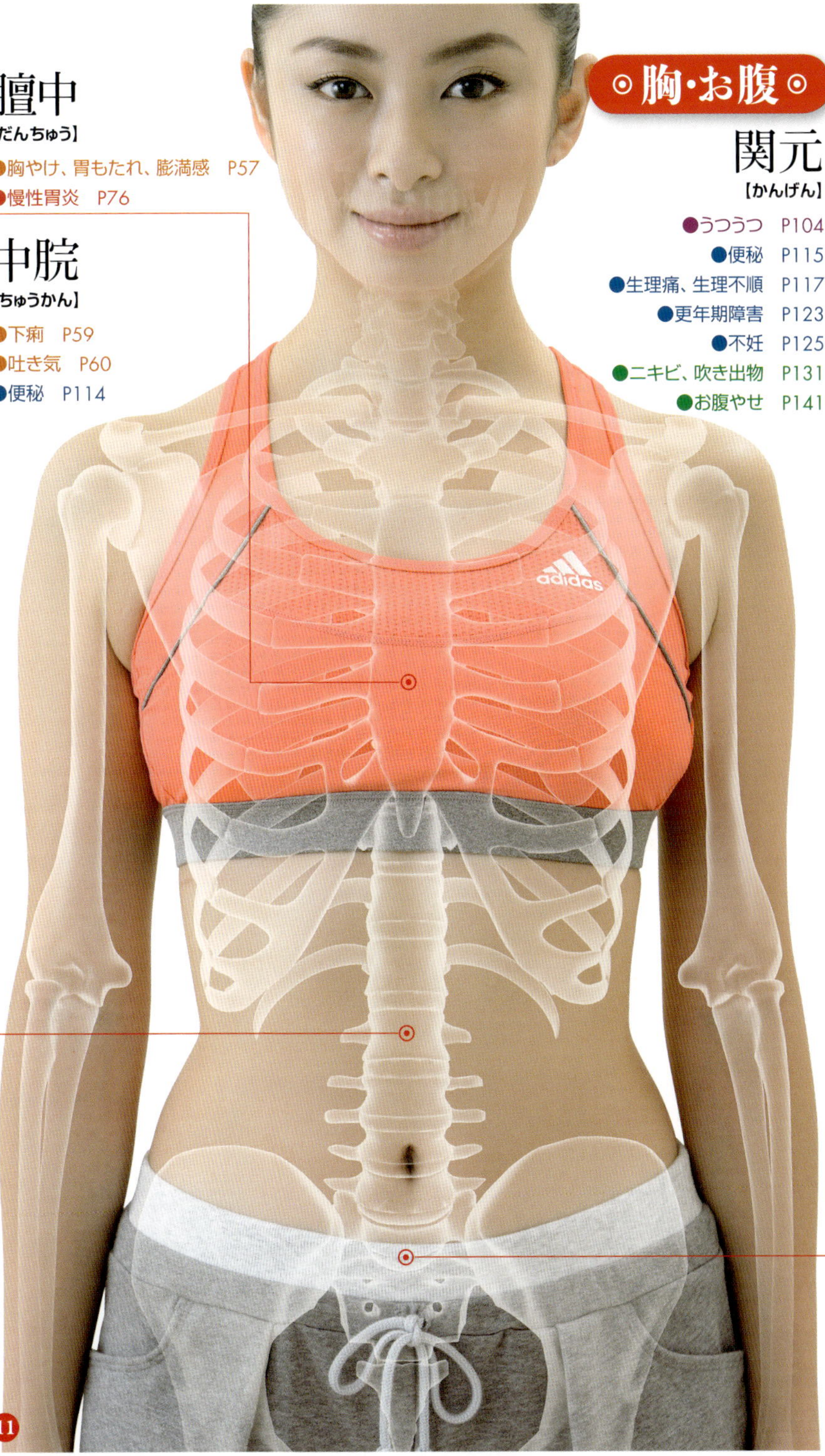

手のひら・手の甲

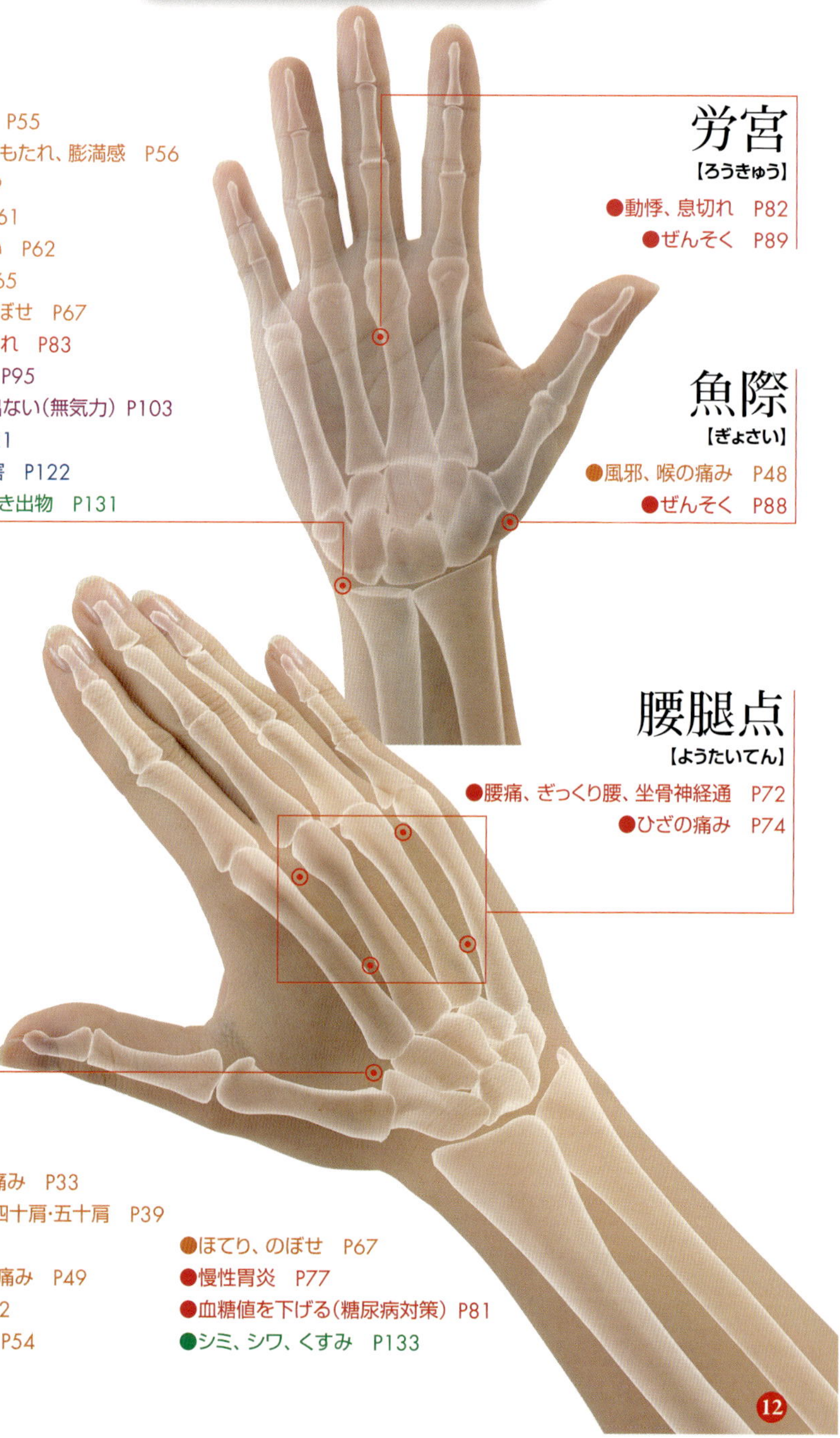

神門
【しんもん】
- ●食欲不振　P55
- ●胸やけ、胃もたれ、膨満感　P56
- ●下痢　P59
- ●吐き気　P61
- ●乗り物酔い　P62
- ●耳鳴り　P65
- ●ほてり、のぼせ　P67
- ●動悸、息切れ　P83
- ●イライラ　P95
- ●やる気が出ない（無気力）P103
- ●頻尿　P121
- ●更年期障害　P122
- ●ニキビ、吹き出物　P131

労宮
【ろうきゅう】
- ●動悸、息切れ　P82
- ●ぜんそく　P89

魚際
【ぎょさい】
- ●風邪、喉の痛み　P48
- ●ぜんそく　P88

腰腿点
【ようたいてん】
- ●腰痛、ぎっくり腰、坐骨神経通　P72
- ●ひざの痛み　P74

合谷
【ごうこく】
- ●手の疲れ・痛み　P33
- ●肩のこり、四十肩・五十肩　P39
- ●歯痛　P44
- ●風邪、喉の痛み　P49
- ●咳、痰　P52
- ●食欲不振　P54
- ●ほてり、のぼせ　P67
- ●慢性胃炎　P77
- ●血糖値を下げる（糖尿病対策）P81
- ●シミ、シワ、くすみ　P133

◎腕◎

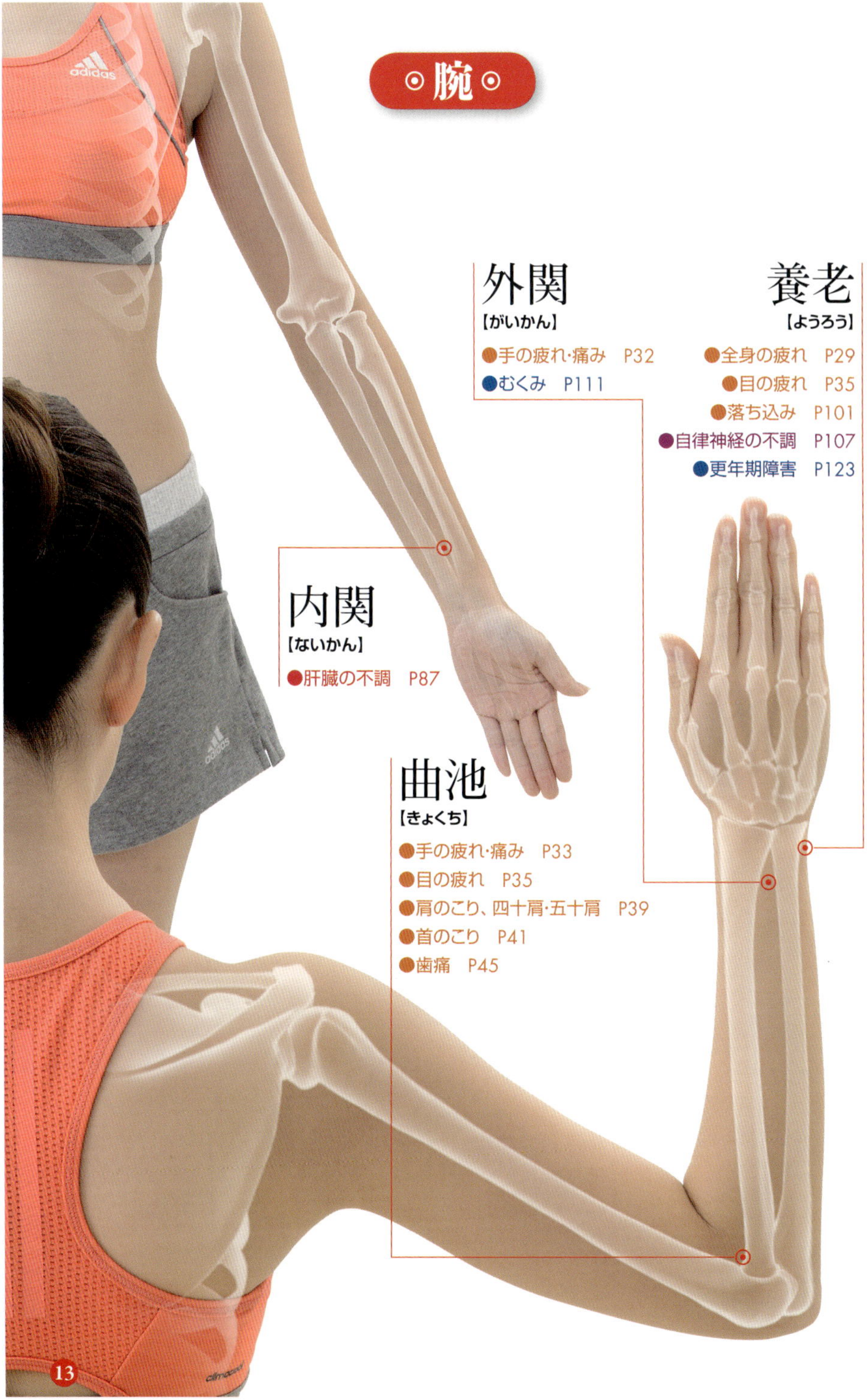
外関
【がいかん】
●手の疲れ·痛み　P32
●むくみ　P111
養老
【ようろう】
●全身の疲れ　P29
●目の疲れ　P35
●落ち込み　P101
●自律神経の不調　P107
●更年期障害　P123
内関
【ないかん】
●肝臓の不調　P87
曲池
【きょくち】
●手の疲れ·痛み　P33
●目の疲れ　P35
●肩のこり、四十肩·五十肩　P39
●首のこり　P41
●歯痛　P45

◎足の裏・足の甲◎

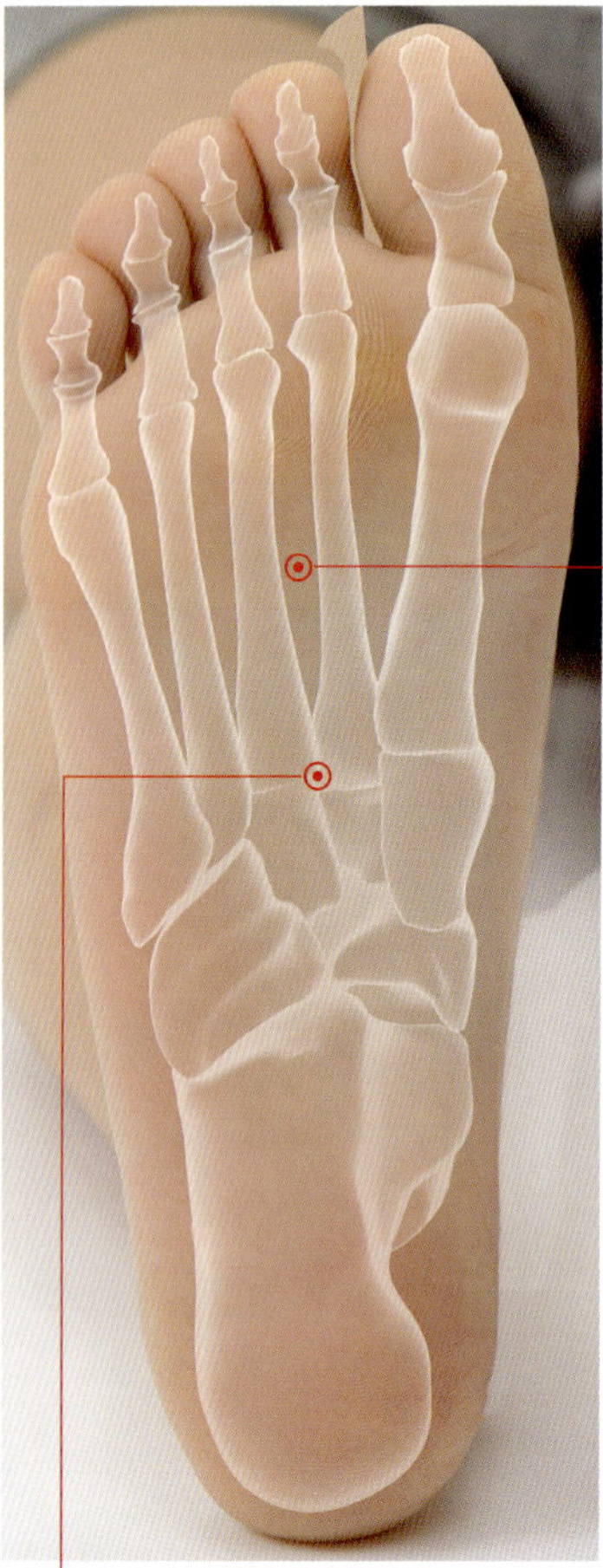

湧泉
【ゆうせん】

- ●足の疲れ・痛み　P30
- ●だるさ　P36
- ●二日酔い　P47
- ●風邪、喉の痛み　P49
- ●血糖値を下げる（糖尿病対策）　P80
- ●腎臓の不調　P85
- ●やる気が出ない（無気力）　P102
- ●尿もれ　P119
- ●頻尿　P121
- ●代謝アップ　P137
- ●デトックス　P143

行間
【こうかん】

- ●全身の疲れ　P29
- ●だるさ　P37
- ●二日酔い　P47
- ●肝臓の不調　P86
- ●花粉症　P91
- ●肌荒れ　P128
- ●シミ、シワ、くすみ　P132

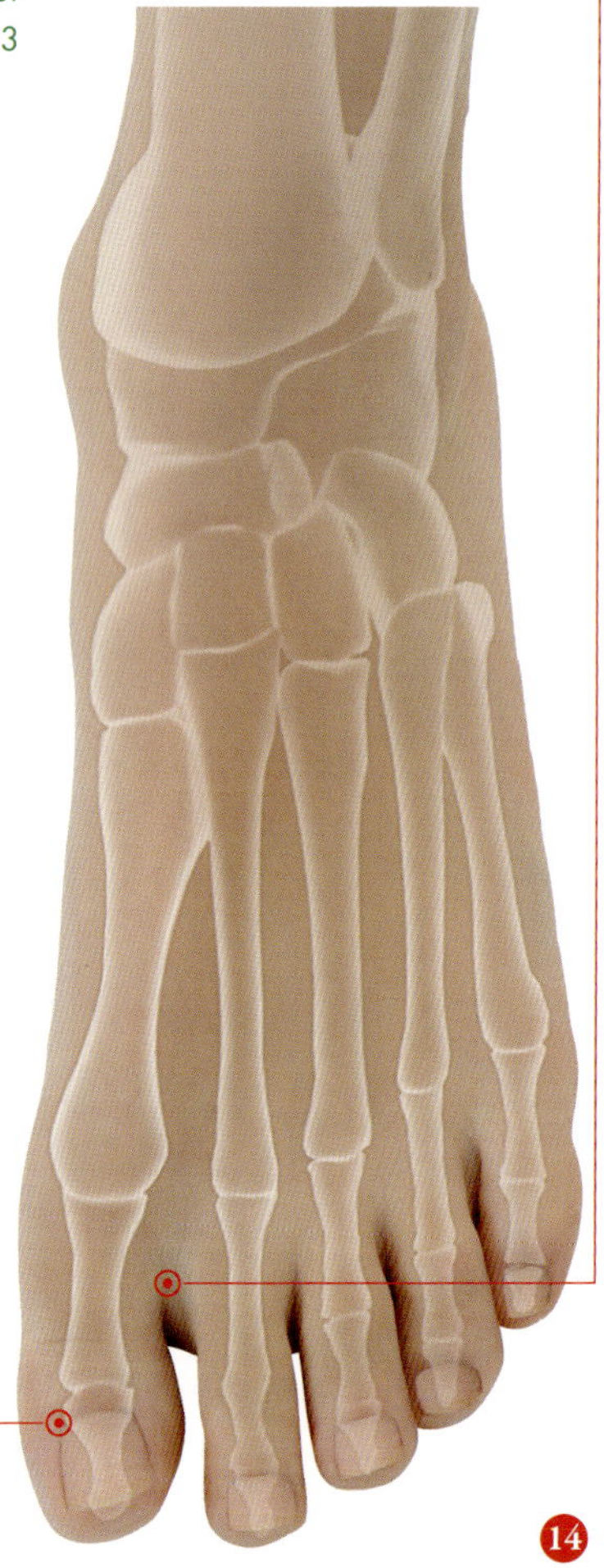

足心
【そくしん】

- ●腎臓の不調　P85
- ●イライラ　P94

隠白
【いんぱく】

- ●慢性胃炎　P77
- ●肝臓の不調　P87
- ●うつうつ　P104
- ●シミ、シワ、くすみ　P133

◎脚◎

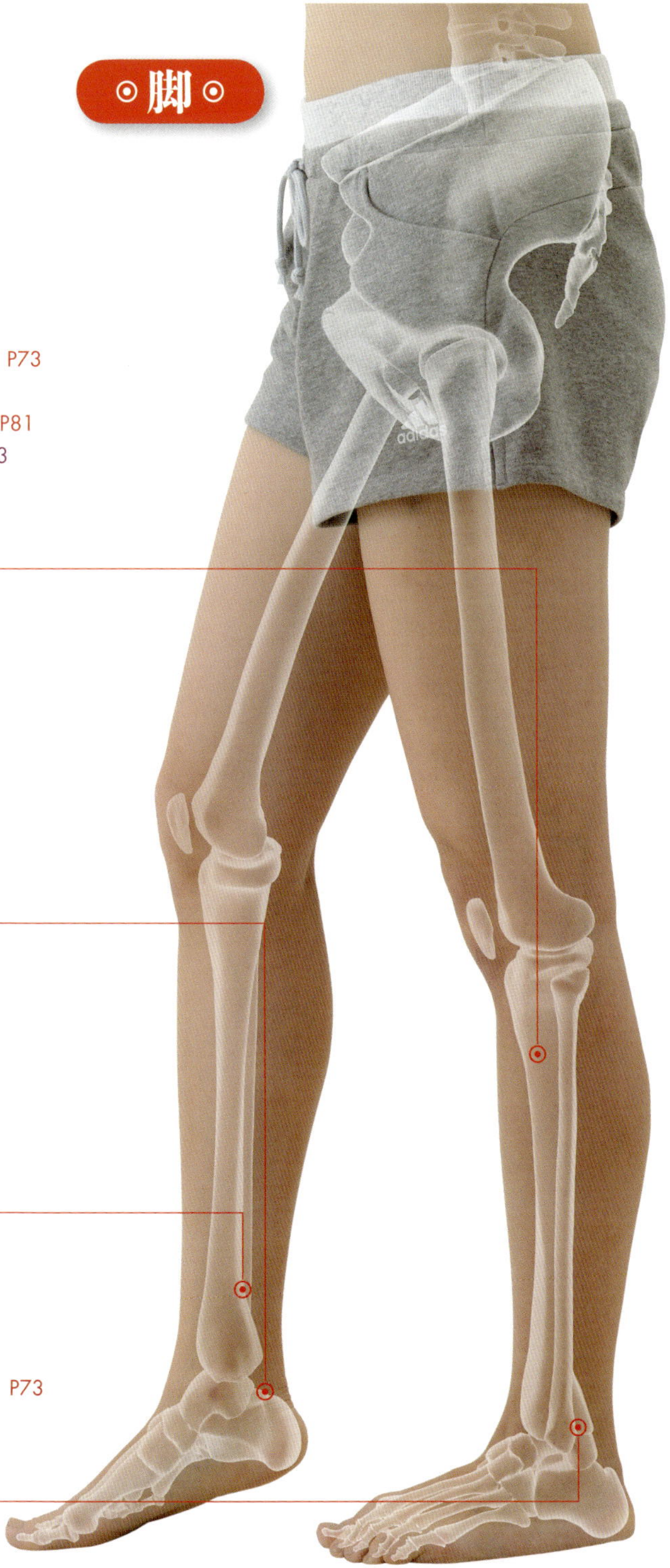

足三里
【あしさんり】

- 全身の疲れ　P28
- だるさ　P37
- 二日酔い　P46
- 咳、痰　P53
- 下痢　P58
- 吐き気　P61
- 腰痛、ぎっくり腰、坐骨神経通　P73
- ひざの痛み　P75
- 血糖値を下げる（糖尿病対策）P81
- やる気が出ない（無気力）P103
- うつうつ　P105
- 便秘　P115
- 脂肪燃焼　P139

水泉
【すいせん】

- 足の疲れ・痛み　P31
- 腎臓の不調　P84
- むくみ　P110
- 尿もれ　P118
- 肌荒れ　P129
- デトックス　P142

三陰交
【さんいんこう】

- 冷え性　P112
- 生理痛、生理不順　P116
- 頻尿　P120
- 不妊　P124

崑崙
【こんろん】

- 腰痛、ぎっくり腰、坐骨神経通　P73
- 冷え性　P113
- 生理痛、生理不順　P117
- 肌荒れ　P129

28の万能ツボ ◎インデックス◎

【あ】

足三里（あしさんり）…… 28、37、46、53、58、61、73、75、81、103、105、115、139
瘂門（あもん）…… 42、63、69、79、99、107、137
隠白（いんぱく）…… 77、87、105、133

【か】

外関（がいかん）…… 32、111
関元（かんげん）…… 104、115、117、123、125、131、141
客主人（きゃくしゅじん）…… 34
曲池（きょくち）…… 33、35、39、41、45
魚際（ぎょさい）…… 48、88
肩井（けんせい）…… 31、38、65
行間（こうかん）…… 29、37、47、86、91、128、132
合谷（ごうこく）…… 33、39、44、49、52、54、67、77、81、133
崑崙（こんろん）…… 73、113、117、129

【さ】

三陰交（さんいんこう）…… 112、116、120、124
人迎（じんげい）…… 66、68、78、89、90、96、98、100、113、125、130、135、136、138、140、143
神門（しんもん）…… 55、56、59、61、62、65、67、83、95、103、121、122、131
水泉（すいせん）…… 31、84、110、118、129、142
睛明（せいめい）…… 50
足心（そくしん）…… 85、94

【た】

膻中（だんちゅう）…… 57、76
中脘（ちゅうかん）…… 59、60、114
天柱（てんちゅう）…… 40、43、64、106、135、139

【な】

内関（ないかん）…… 87

【は】

百会（ひゃくえ）…… 43、51、134
風池（ふうち）…… 41、63、69、79、97、99

【や】

湧泉（ゆうせん）…… 30、36、47、49、80、85、102、119、121、137、143
腰腿点（ようたいてん）…… 72、74
養老（ようろう）…… 29、35、101、107、123

【ら】

労宮（ろうきゅう）…… 82、89

第1章

ツボのことを正しく知ろう

ツボ押しするとどうして体調がよくなるの？
ここでは、
ツボ刺激で体の不調を解消するメカニズムや
ツボ刺激のコツを紹介します。
効果を感じるためにも、
ツボ押しをする前に知っておきましょう。

ツボってなんだろう？ ツボ押しの効果

ツボ押しには、現代医学では治療しにくい慢性病などの改善にめざましい効果のあることが明らかになっています。日頃のセルフケアで病気を予防し、自然治癒力を高めて健康を手に入れましょう。

ツボの歴史は4000年 神経の交差点の混雑を解消

ツボを押すと、心地よい刺激が体に伝わって、芯からぽかぽかと温まってくるような気がするものです。

体に関するさまざまな情報を脳に伝えるのが「神経」ですが、ツボは「神経の交差点」ともいわれ、中国医学独自の考え方から生まれたものです。

ツボの歴史は大変古く、4000年も前から治療に利用されてきたともいわれ、太古の昔から、人々の痛みを和らげてきた治療法であることがうかがえます。今から2200年前の漢の時代に完成した最古の医学書にも、ツボの存在が明記されています。

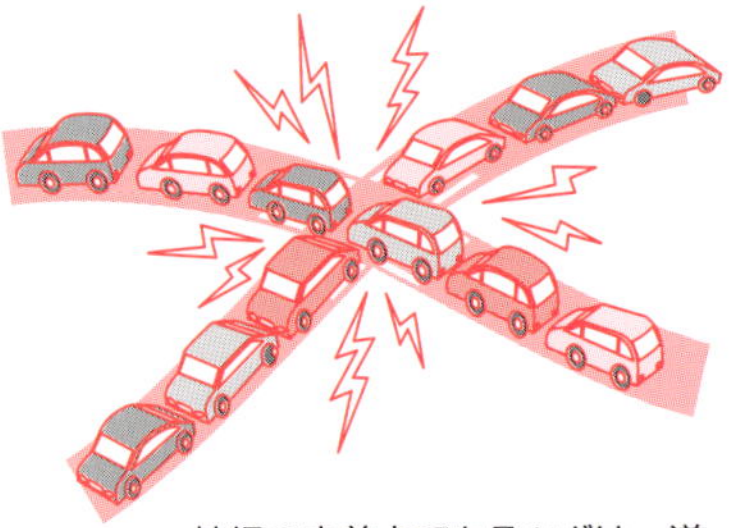

神経の交差点であるツボは、道路のように渋滞が起こりやすくなる。流れが悪くなって詰まるとさまざまな不調があらわれる。

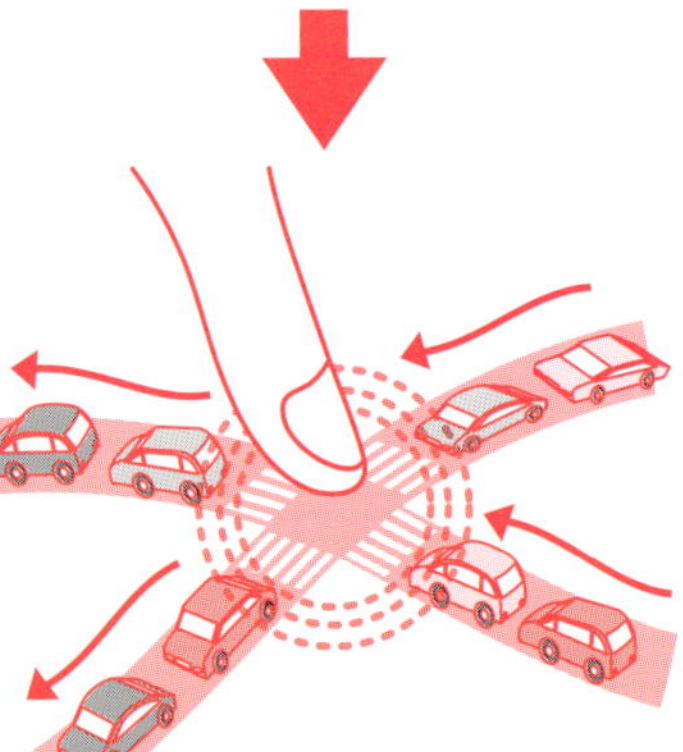

交通渋滞を解消するには、交通整理が必要。神経の交差点であるツボに刺激を与えると、神経がスムースに通るようになる。

ツボは不調を改善する治療点 押すだけでどうして効くの？

生活が忙しすぎたり、睡眠不足が続くと、肉体と精神に負荷が加わってさまざまな不調を招きます。よく眠れなかった翌日は、頭が痛かったり、ボーッとしたりして、一日が台なしになってしまうものです。

このような不調の原因は、肉体的・

精神的ストレスによって神経の流れが悪くなって、情報がうまく脳に伝わらなくなっているせいです。

ツボを専門的にいうと、「経穴《けいけつ》」または「気穴《きけつ》」とも呼ばれます。中国医学では、人体に生命エネルギーを送り込む「気血《きけつ》」の流れ（経絡《けいらく》ともいう）が14経路あるとされ、この流れによって、五臓六腑の働きやホルモン分泌など、さまざまな生命維持活動が正常に保たれていると考えられています。

経路のイメージ図

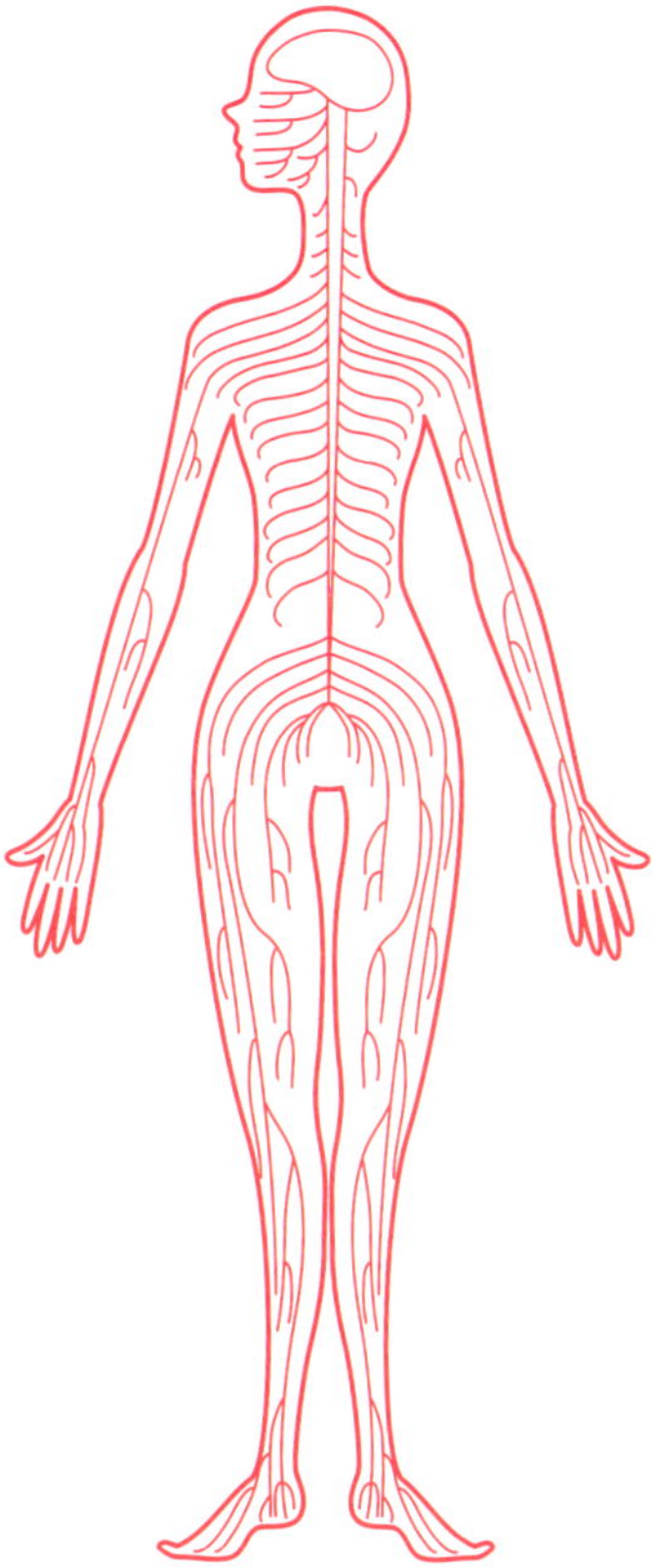

そしてツボは、その経絡を循環するエネルギーが滞りやすいポイントで、反応点のようなものです。内臓など、体のどこかに異常があると、そこに結びついている経絡上のツボに反応が出るのです。

そのポイントを押すことで、脳や内臓の活性を高めて全身のバランスを整え、サインとしてあらわれた体の不調を回復する治療点になるのです。

ツボ押しで自然治癒力アップ 健康維持と不調改善に作用

ツボ押しには、痛みを和らげる作用があるとともに、押すことで病気を未然に防ぐ優れた作用もあります。

人間には、体の不調を自ら治そうとする〝自然治癒力〟が備わっています。ツボ押しでその力をさらに強めることもできるのです。現代医学では治療が困難といわれる難病にいたるまで、その改善にめざましい効果があることが明らかになってきています。

また、ツボ押しは病院に行かずに家でセルフケアできるのも魅力です。これまで何をやってもよくならなかった花粉症や慢性頭痛、腰痛、生理不順といったさまざまな症状を緩和する未知の力を秘めているのです。

ツボ押しと自律神経との深い関係

人は朝起きて夜は寝るのが当たり前ですが、寝不足やストレスによって自律神経が正常に働きにくくなります。ツボ押しが鈍った神経を活性化するメカニズムを紹介します。

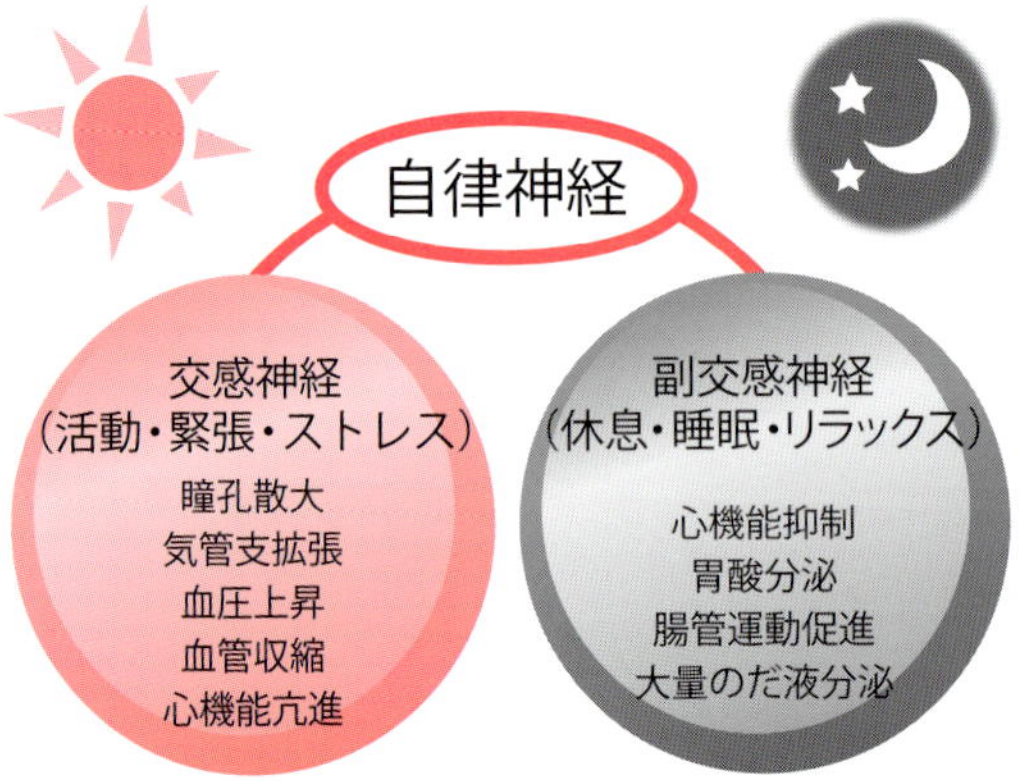

自律神経
交感神経
（活動・緊張・ストレス）
瞳孔散大
気管支拡張
血圧上昇
血管収縮
心機能亢進
副交感神経
（休息・睡眠・リラックス）
心機能抑制
胃酸分泌
腸管運動促進
大量のだ液分泌

ツボが直接作用する場所は体内環境を整える自律神経

すでにお話ししたように、ツボは神経の交差点です。治療点ともされるツボを押すことによって、直接神経に作用し、鈍った神経を活性化します。

主に、どこの神経に作用するかというと、「自律神経」です。体内環境は、この自律神経によって守られています。自律神経は、暑いときには汗をかいて熱を下げて体温調節をしたり、心臓を動かす、食べたものを消化したり、血圧を一定に保つなど、体を無意識にコントロールしている神経です。

作用するメカニズム 痛みの緩和の3つのステップ

ツボを押すと不調が改善されるメカニズムは、次の通りです。

ステップ1 鈍った神経を調整

↓

ステップ2 情報が、脊髄を走る中枢神経を通って自律神経の司令塔である視床下部を刺激

↓

ステップ3 視床下部からの指令がツボと関連のある臓器や神経などの各器官に届き、痛みを緩和して、症状を改善

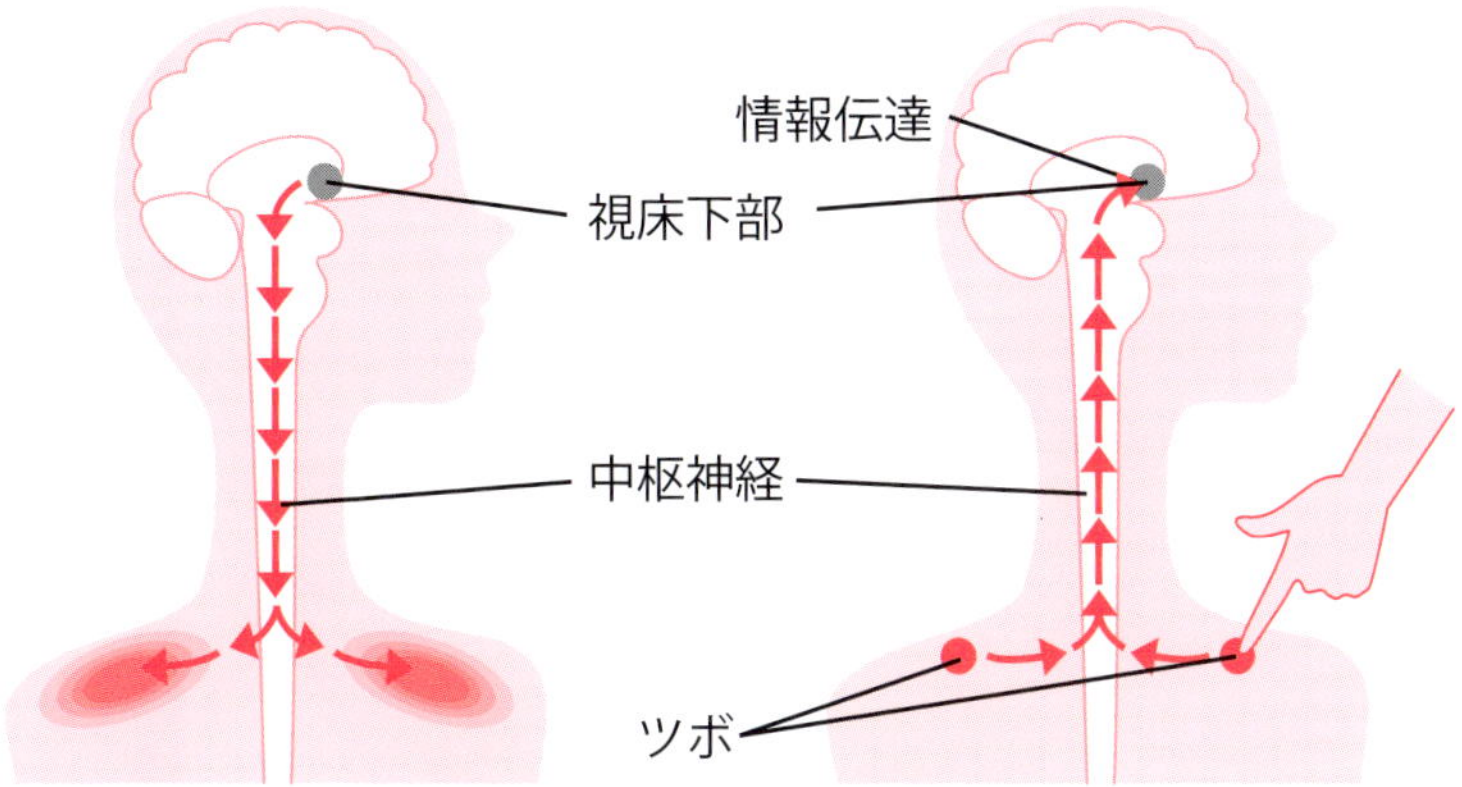

ツボ押しは、神経を通して脳に届く

ストレスがあるとなぜ不調になるの？

不調の主な原因は、自律神経がうまく働いていないことによるものです。自律神経には、日中に優位になる交感神経と、夜に優位になる副交感神経の2種類があります。内臓や血管の働きを制御し、体の環境を整える働きがあります。

夜になると副交感神経が優位になって、心拍数はゆっくりになり、体温が低くなって眠くなります。一日の疲れは、睡眠中に修復・改善されるのですが、夜になっても眠らなかったり、遅い時間に食事をするといった交感神経を酷使する生活を続けていると、夜になっても戦闘モードからリラックスモードに切り替わらず、副交感神経にうまくスイッチが入りません。

ツボは、まさにそのスイッチです。たとえば、全身の疲れやだるさ、吐き気、腰痛、糖尿病、うつ、便秘などに作用する足三里というツボがあります。ここを押すと、交感神経と副交感神経の切り替えがスムーズに行われるようになるのです。

ツボ押しの効果は科学的にも実証ずみ

東洋医学とはいえ、科学的にもツボ押しの効果は実証されています。その効果とは、

- 神経バランスを整える
- 血管を拡張して血液の流れを促進
- 免疫系の細胞の活性化
- 自然治癒力の向上

など多くの効用が認められています。

ツボ押しのコツ1
正しいツボの見つけ方

国際経穴学会ではツボは670穴とされていますが、本書では効果が高い28穴に絞って紹介しています。全身の不調に作用する万能ツボの正しい場所は、骨をたどれば必ず見つかります。

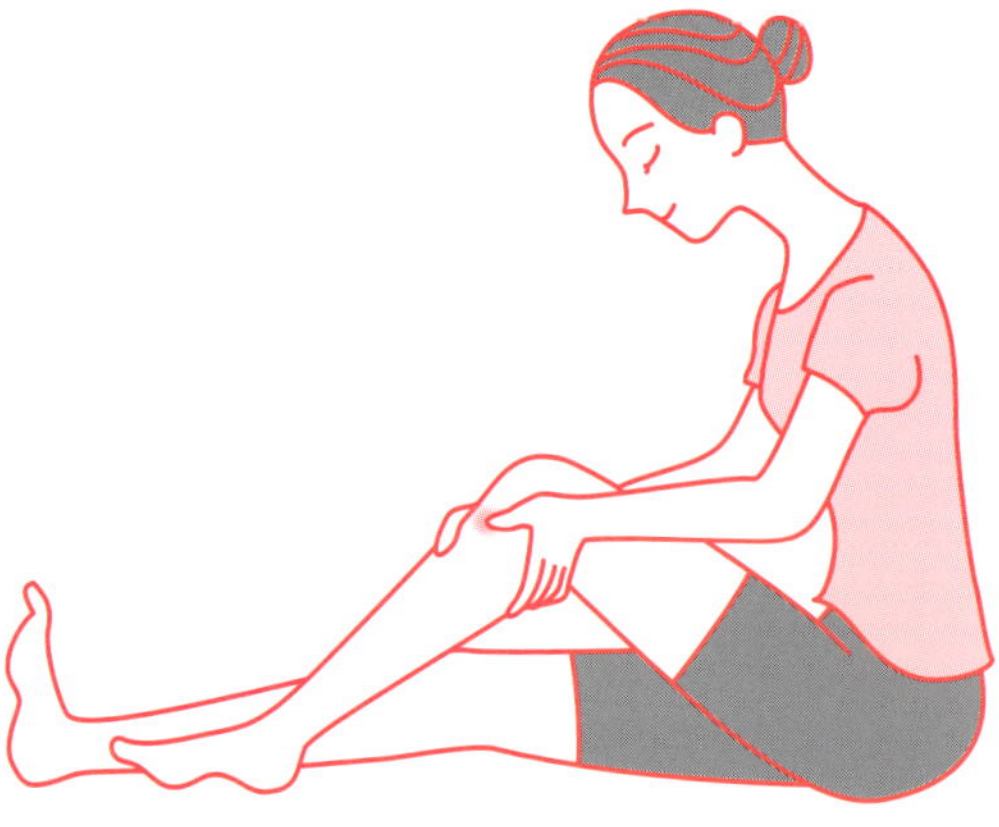

神経が集中するポイントは全身にはいくつある？

私たちの体には、いくつくらいのツボがあるのでしょう。ツボには秘伝や家伝、口伝などがあるため、いろいろな見方がありますが、ＷＨＯ（世界保健機関）が認定しているのが３６１穴、国際経穴学会では６７０穴としています。

しかし、そんなにたくさんのツボを覚えるのも、また押すのも大変です。そこで本書では、効果が非常に高い28穴に絞って紹介しています。ひとつのツボで、さまざまな効用が期待できるものです。

ツボがあるのは骨のキワ正しい位置で効果を発揮

ツボを押しても、そこが本当に正しい位置なのか、あるいはちゃんと効いているのか不安になることも多いのではないでしょうか。正しい位置を押せていなければ、ツボがもつ本来の効果は発揮されません。

ツボを正しく見つけるポイントは、「骨」です。ツボは神経が多く集まる場所ですが、神経は骨の近くを通っています。人間の体を守る大切な神経は硬い骨に守られ、体の表面ではなくやや奥のほうに存在しています。

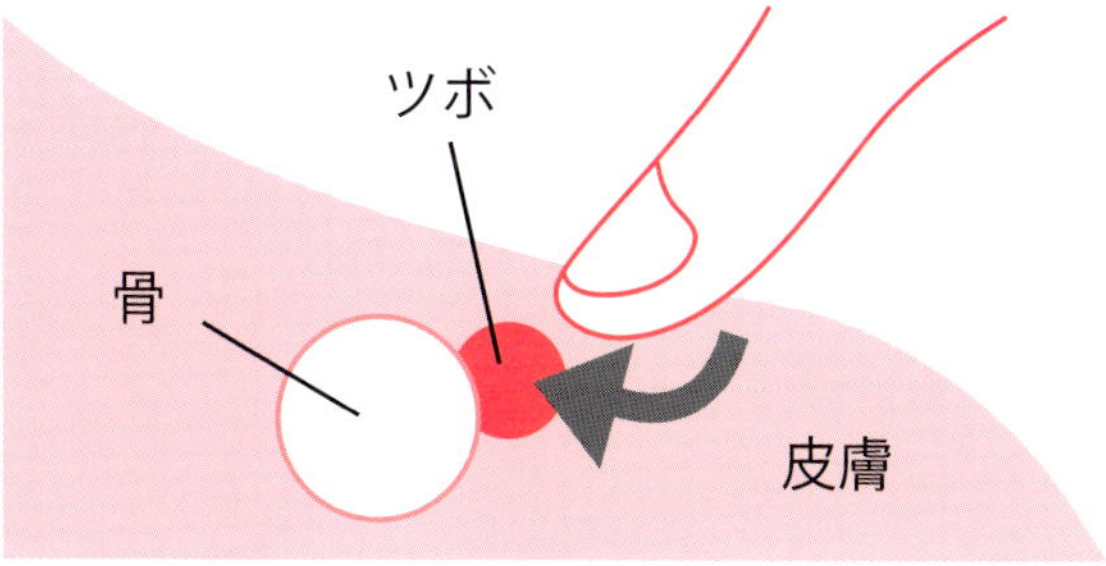

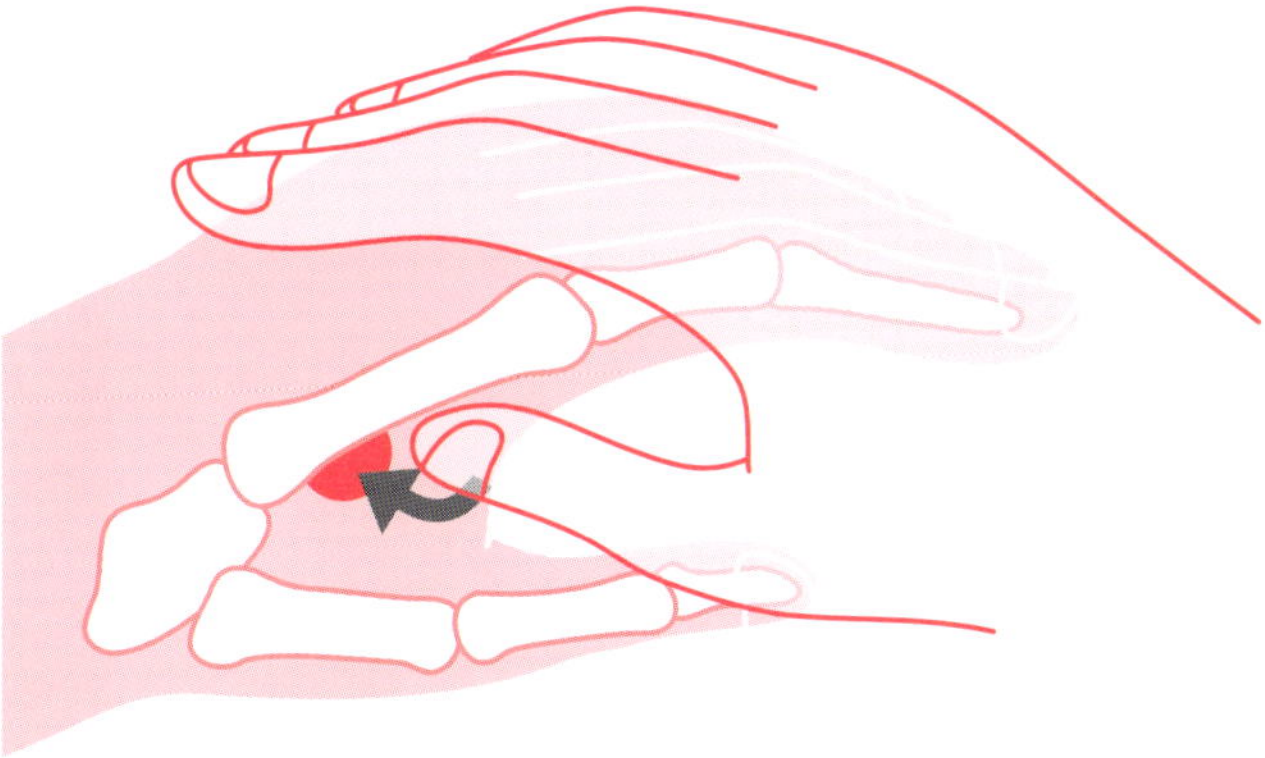

ツボは神経が集中するところにあり、神経の多くは骨の近くに沿って奥のほうに存在する。正しい位置と正しい角度でツボに届いていれば、期待する効果が得られる。

ツボの基準となる骨をたどって、骨のつけ根やくぼみといった場所にツボの位置が見つかったら、骨の内側に指をもぐらせるようにして押してみましょう。正しい位置であれば、ツーンとくる独特の「痛み」と「気持ちよさ」があります。脳の真ん中を突き抜けるような、体の奥深い場所に響くようなツボ特有の感覚です。

押す角度も変えながら「ツーン」の位置を見つける

位置と同じくらい重要なのが押す角度です。「ツーン」とくる場所を見つけるポイントは、ただ上から下に向かって押すだけではなかなかツーンの感覚はつかめません。まずは骨のキワに指を押し込み、そこから押し上げるようにして刺激するのがポイントです。

ツボ押しのコツ2

正しいツボの押し方

「正しい場所」を「正しく押す」ことができれば、ツボ押しにそれほど強い力は必要ありません。押しにくい足裏に適した道具や、「押す」以外に温めることで効果を発揮する刺激法も紹介します。

指やさまざまな道具を使って自分のやりやすいツボ刺激を

ツボ押しで使う指は、安定して力が入りやすい「親指」が基本です。部位によっては、人差し指や中指を使う場合もあるでしょう。

押し方は前ページでも述べたように、骨のキワに指を押し込み、そこから押し上げるようにして刺激します。もし握力が弱く、あまり力が出ないという方は、押す以外にも、「もむ」「たたく」「さする」「なでる」といったやり方でも同様の効果が得られます。

道具を使うなら、ツボを蒸しタオル

ツボの刺激法

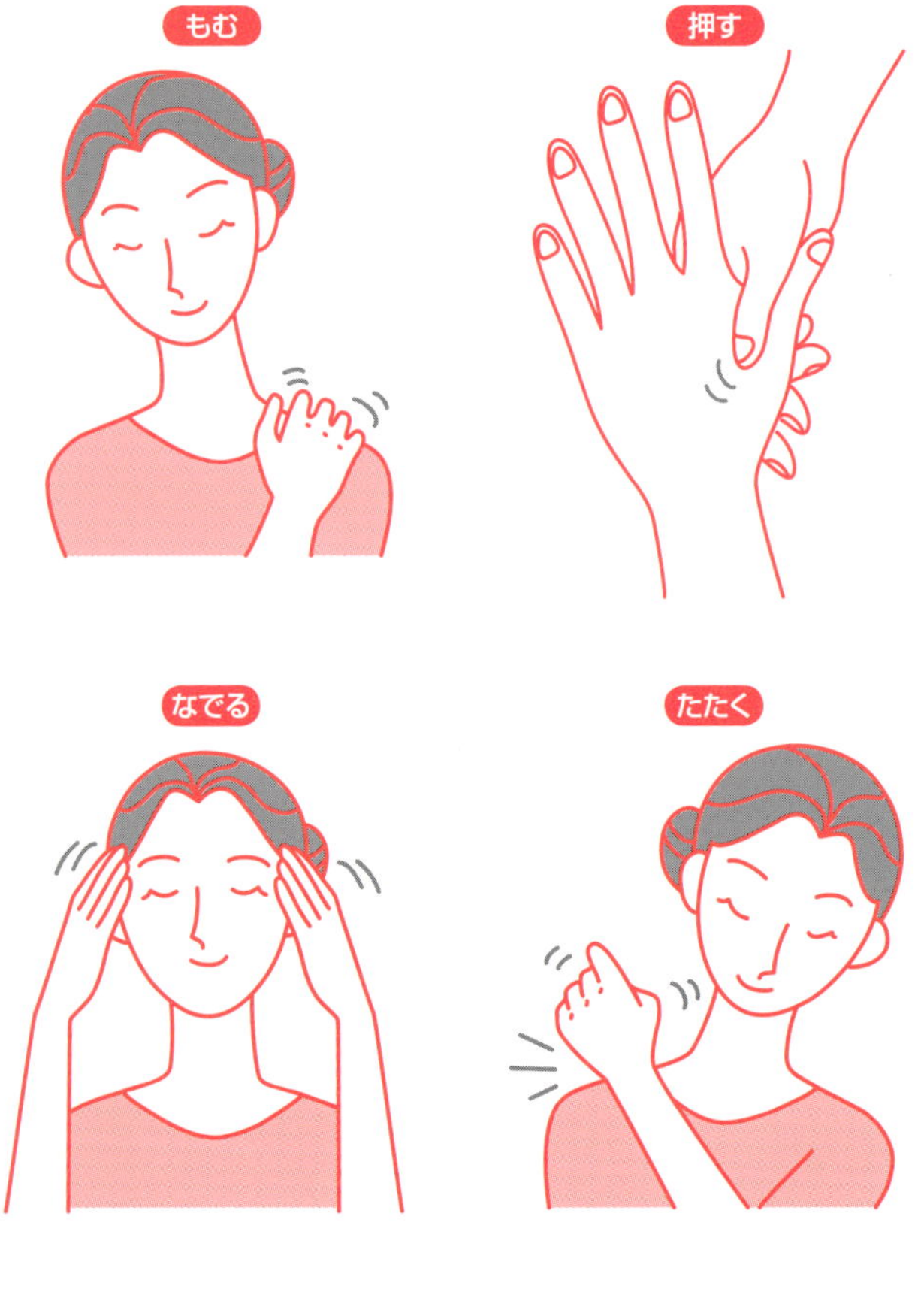

ツボを温める身近な道具

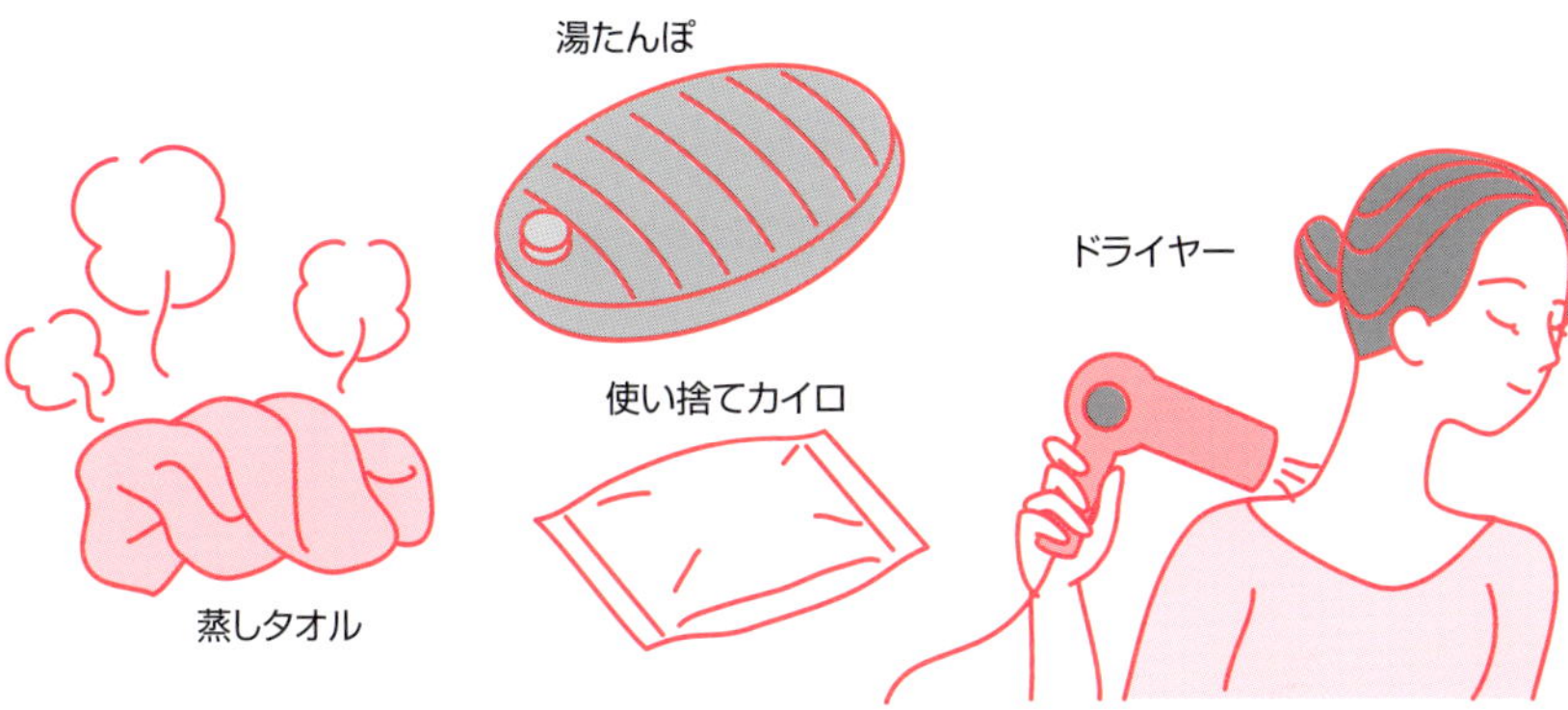

ツボ刺激に便利な身近な道具

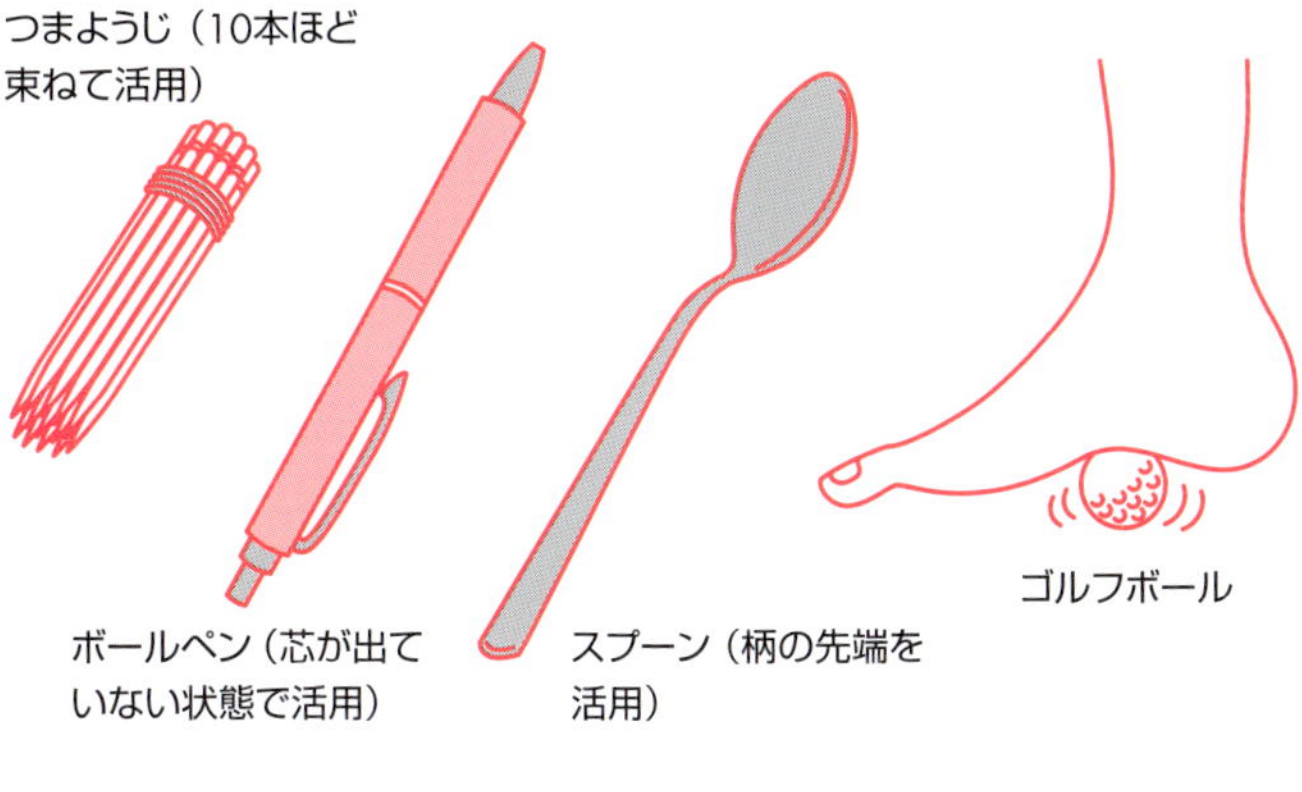

や湯たんぽ、使い捨てカイロ、ドライヤー、シャワーなどで温めるのでもOKです。あるいは、指ではなく、ボールペンやスプーン、束ねたつまようじでの刺激もよいでしょう。足裏の刺激などには、ゴルフボールが最適です。

力加減は「気持ちよさ」が基準 押す回数は3〜5回でOK

押し方は、強ければ効果が高いというものではありません。肝心なのは、「自分が気持ちいいと感じる強さ」です。強すぎる刺激は、筋肉を緊張させて硬くさせ、ツボへの刺激が伝わりにくくなります。ひどい場合だと患部が炎症を起こし、悪化してしまうこともあります。「正しい位置」を「正しく押す」ことができていれば、強い力は必要ありません。

ツボを押す回数は、1箇所につき3〜5回、1回約5秒が目安です。何度も押すと、感覚がマヒして効果が薄れます。

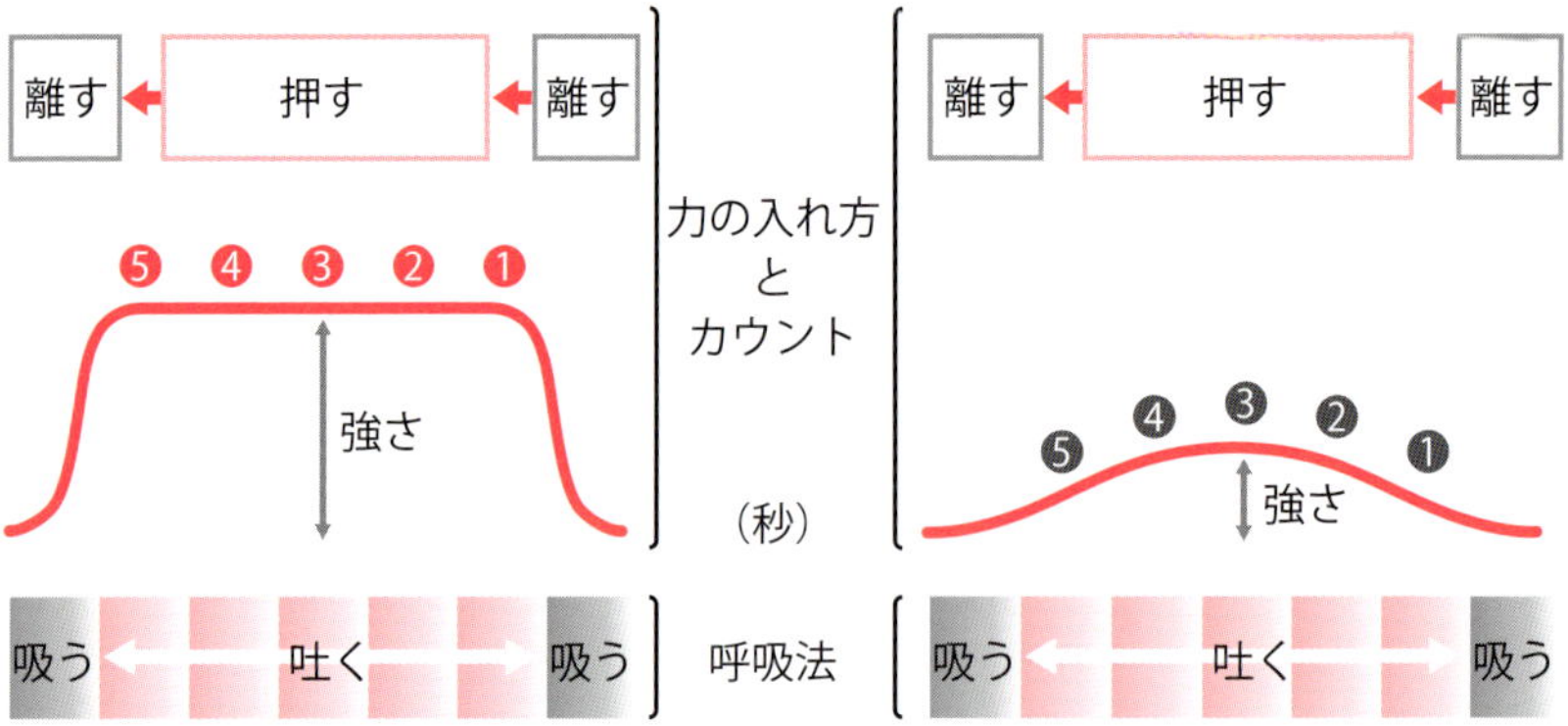

不調解消　大きく息を吸い込み、細く吐きながら少しずつ力を入れ、気持ちいいと感じる強さまで達したらそのまま5秒キープ

リラクセーション　大きく息を吸い込み、細く吐きながら、1、2で少しずつ力を入れ、3で気持ちいいと感じる強さまで押し、4、5で徐々に力を抜く

目的に合わせて刺激する2種類のツボ押し法

　同じツボでも、刺激の仕方によって効果は少し異なります。ひとつは、やさしく押す方法。リラクセーション効果があり、疲れが溜まってきた、あるいは体がだるいといったような症状には、セルフケアの目的でやさしく押す「リラクセーション押し」が効果的です。

　もうひとつ、やや強めに押す方法があります。これは不調解消と痛みやこりをほぐす効果があります。

ツボ押し効果が高まり全身を癒すバスタイム活用法

　自宅でくつろぎながら、あるいは電車のなか、オフィスで机に座りながらなど、いつでもどこでもできるのがツボ押しの魅力です。

　ただ、同じツボ押しでも効果が高いのは入浴時、または入浴後です。体が温まって筋肉がほぐれ、副交感神経が優位の状態なので、効果は絶大です。

　湯船に浸かってリラックスしながらのツボ押しは、一日の疲れを癒す最高のバスタイムになるでしょう。その際は、熱すぎる湯温より、40℃前後のぬるめがおすすめです。ツボ押し後は、白湯（ぬるめのお湯）を飲むと老廃物のデトックスを促進します。

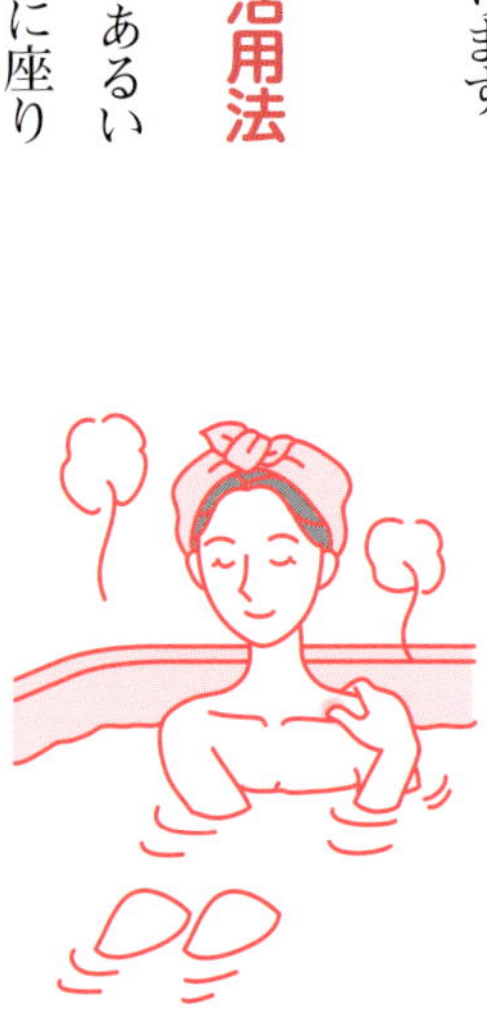

第2章

日常のつらい症状に効くツボ●

体のあちらこちらに感じるこりや疲れ、鼻水がとまらない……。日常生活で頻繁に起こりがちな不快症状に、ツボ療法がおすすめです。疲れや不調を翌日まで残さないように、早めのケアが肝心です。

全身の疲れ

朝になってもなかなか抜けずに、何日も続く全身のだるさ・疲れに。

疲れをとる質の高い睡眠 自律神経を整えるのがカギ

疲れの対処法は、「その日の疲れはその日のうちに解消！」が鉄則です。それを実現させるためには、夜の過ごし方と質の高い睡眠が非常に重要となります。

疲れが何日も続くなら、疲労物質を処理する体の機能が弱っている証拠です。原因として考えられるのは、自律神経系やホルモンバランスの乱れ。緊張した暮らしや交感神経を酷使するストレスの多い日々が続くと、副交感神経にうまく切り替えられず、夜は十分な睡眠がとれないうえ、朝も起きられなくなります。

体力や抵抗力を高める**足三里**と**行間**、自律神経の働きを整える**養老**を刺激することで、交感神経と副交感神経との切り替えがスムーズになります。

足三里 あしさんり

内臓の調子を整えて排泄をコントロール

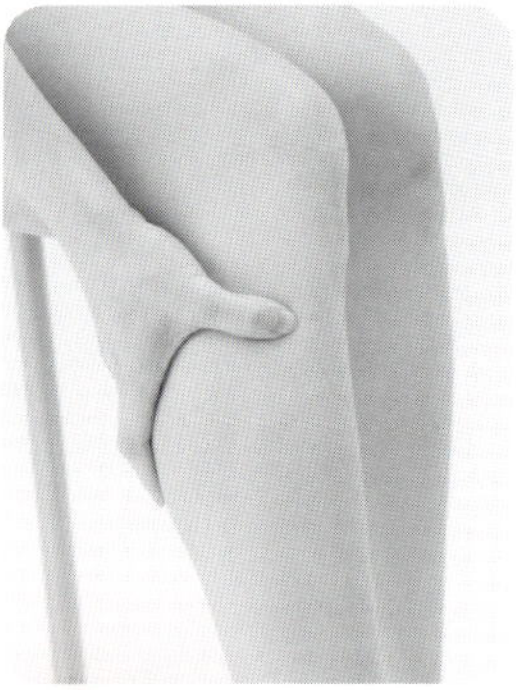

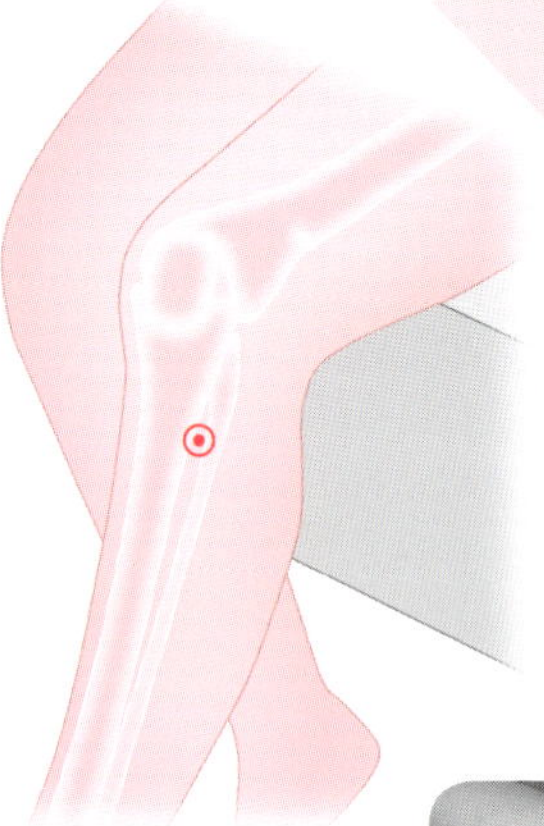

見つけ方

向こうずねの外側で、ひざのお皿のすぐ下から指幅4本分下にある、ひざ下の2本の骨が接しているV字のくぼみ。お皿の下に人差し指の端を合わせ、つま先方向に指4本を当てるとわかりやすい。

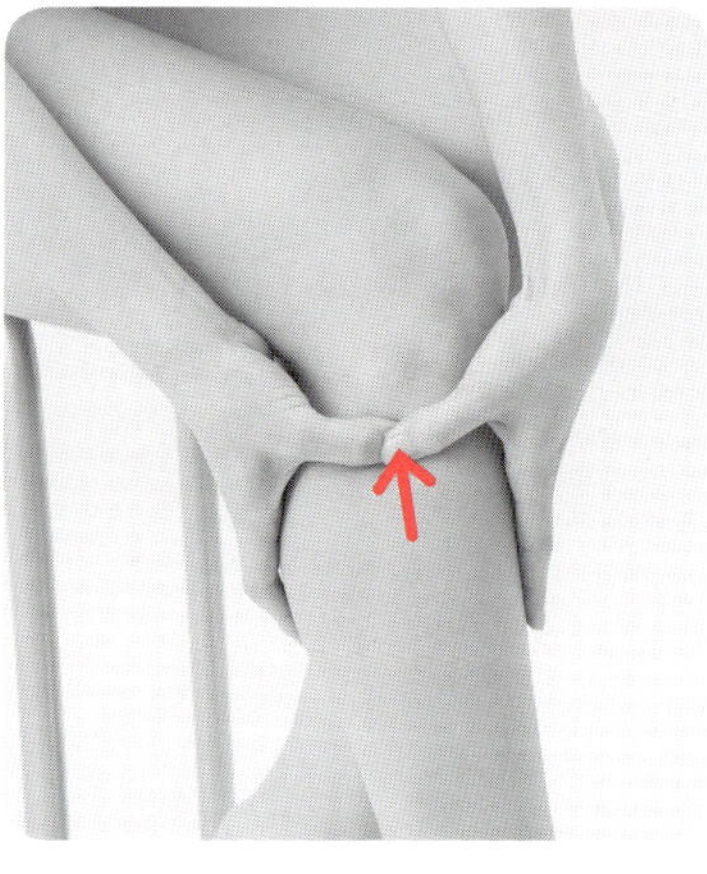

押し方

ふくらはぎを両手のひらで包み、親指の腹を重ねてツボに当て、ひざのほうに引き寄せるようにして力を入れてやや強めに押す。左右同様に。

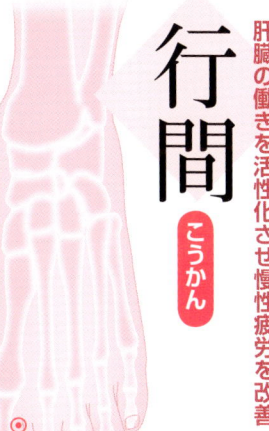

行間《こうかん》

肝臓の働きを活性化させ慢性疲労を改善

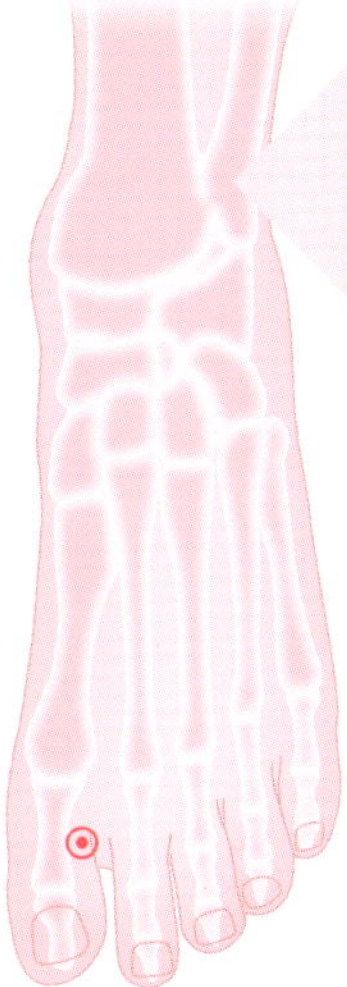

見つけ方

足の甲側で、親指と人差し指のあいだにある、いわゆる水かきの部分でくぼんでいるところ。

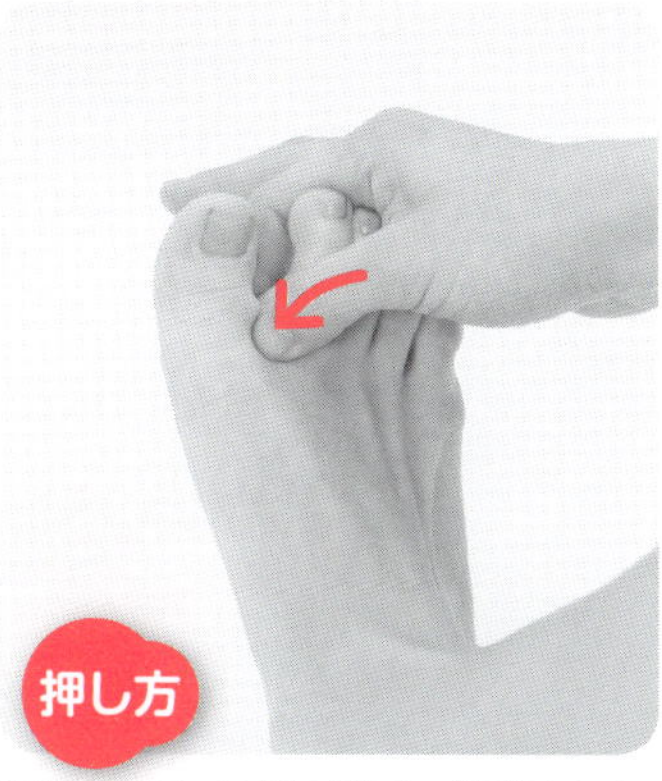

押し方

親指の腹をツボに当て、気持ちいいと感じる強さで押す。あるいは、水かき部分を親指と人差し指でつまむようにして、もみほぐす。左右同様に。

養老《ようろう》

精神をリラックスさせ神経疲労を解消

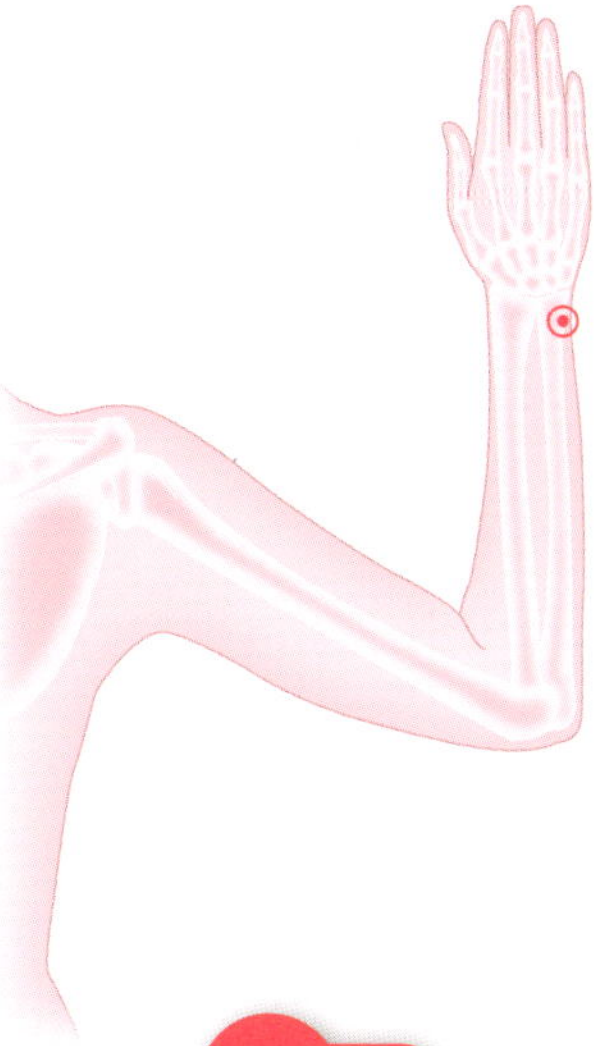

見つけ方

手首の関節の小指側にある小さな骨の出っ張りのキワで、ひじ寄りのくぼみ。

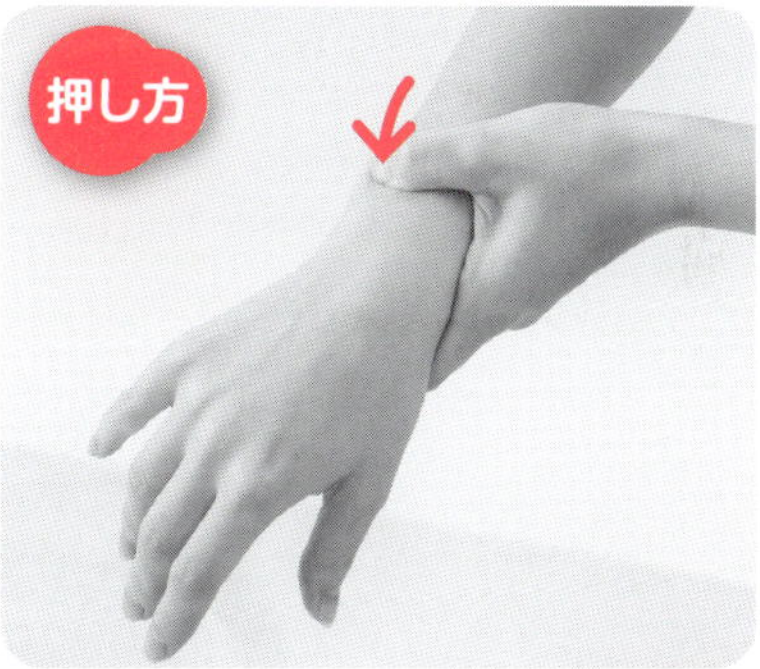

押し方

ツボに親指の腹を当てて残りの4本の指で手首を支え、親指に力を入れて押しもむ。左右同様に。

プラス1アドバイス

ぐっすり眠れるお風呂活用法

副交感神経にうまく切り替えるための最高のアイテムが「お風呂」です。

お湯の温度が43℃以上は、血管を収縮させて交感神経を刺激します。熟睡のための適温は40℃。入浴時間は15分。はじめは首まで浸かって5分、残りの10分はみぞおちまでの半身浴がおすすめです。

足の疲れ・痛み

第二の心臓ともいわれる足への血行を促進し、むくみや筋肉のこりも解消。

足は疲れのバロメーター
全身の疲れも足から解消

一日の疲れは、足の痛みやだるさ、むくみといった症状で足に出やすくなります。足の疲れの原因は、主に血行不良や冷え、筋肉のこり、デトックス機能をもつ肝機能の低下などが考えられます。疲れのバロメーターといえる足をやさしくいたわってあげましょう。

有効なのが、特効ツボともいわれる**湧泉**への刺激です。足の疲れをほぐすだけではなく、全身の血行を促進する作用があります。押しているうちに体がぽかぽか温まってくるのがわかるはずです。

水泉には、腎臓の機能を高める作用もあるため、余分な水分や老廃物が排出されて、足のむくみだけではなく、全身の疲れも解消してくれるものです。

湧泉 ゆうせん

神経のバランスを整えて全身の血行を改善

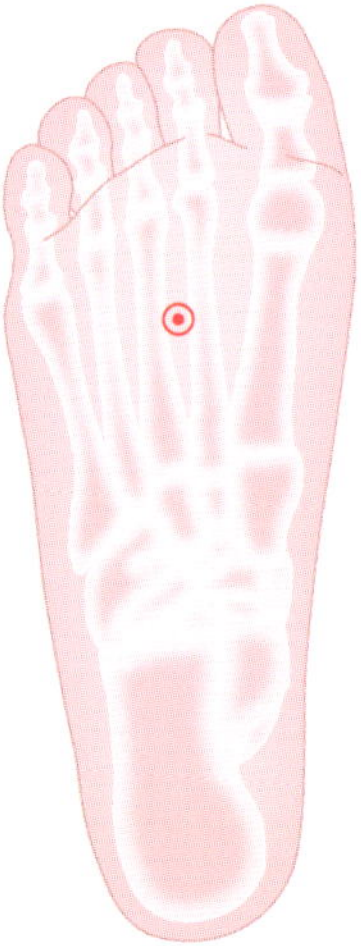

見つけ方

足裏の中央より指寄りで、親指側のつけ根のふくらみと小指側のふくらみのあいだにできる「人」の字の交わるところ。足の指を曲げると、2つのふくらみの交わりが出やすくなる。

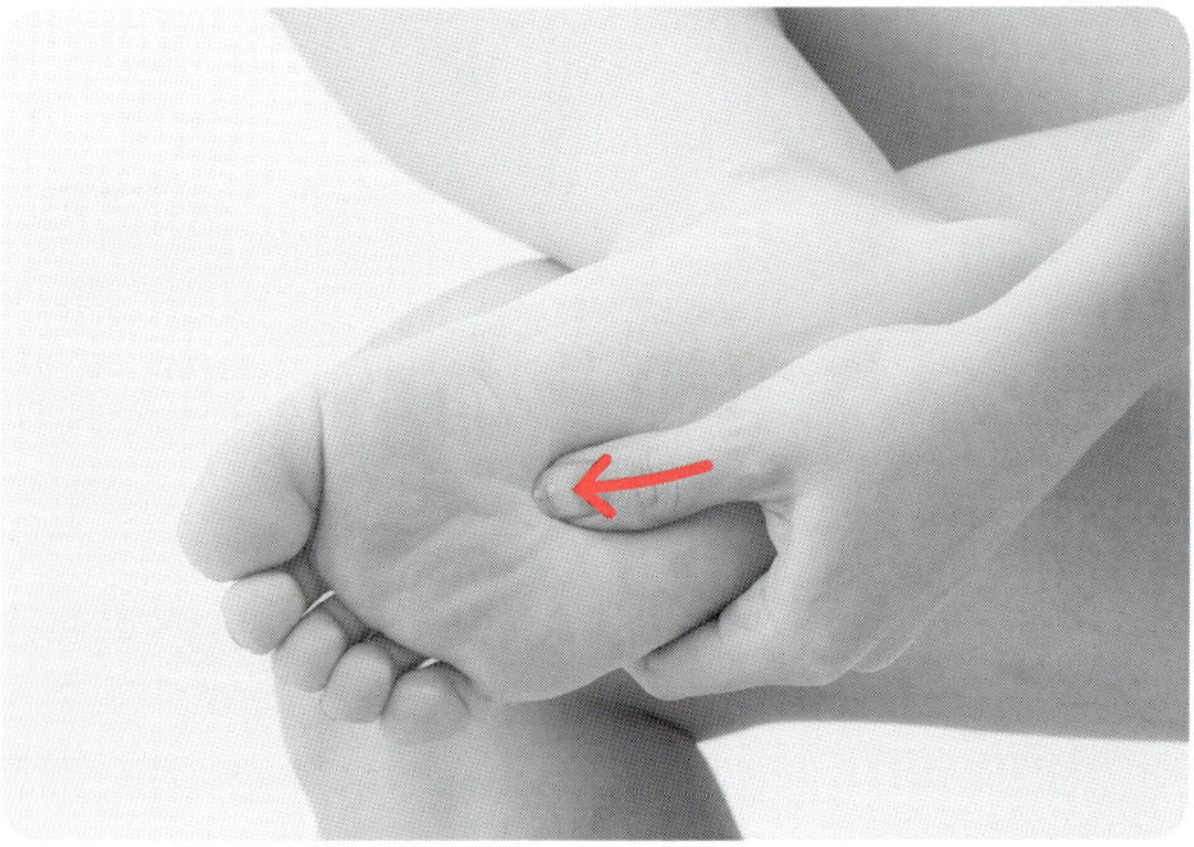

押し方

足の甲を手のひらで抱えて親指の腹をツボに当て、くぼみの縁を足先に向かって少し強めに押し上げる。両手の親指を重ねて押してもよい。左右同様に。

水泉
すいせん

腎臓の機能を高めて体内の水分代謝を助ける

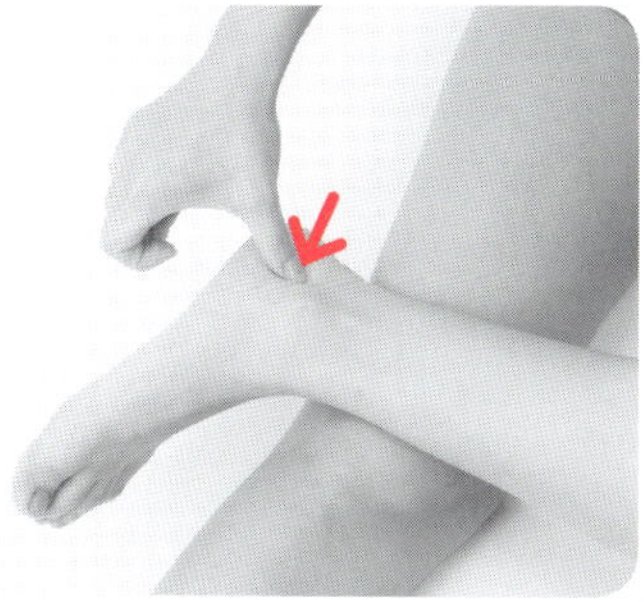

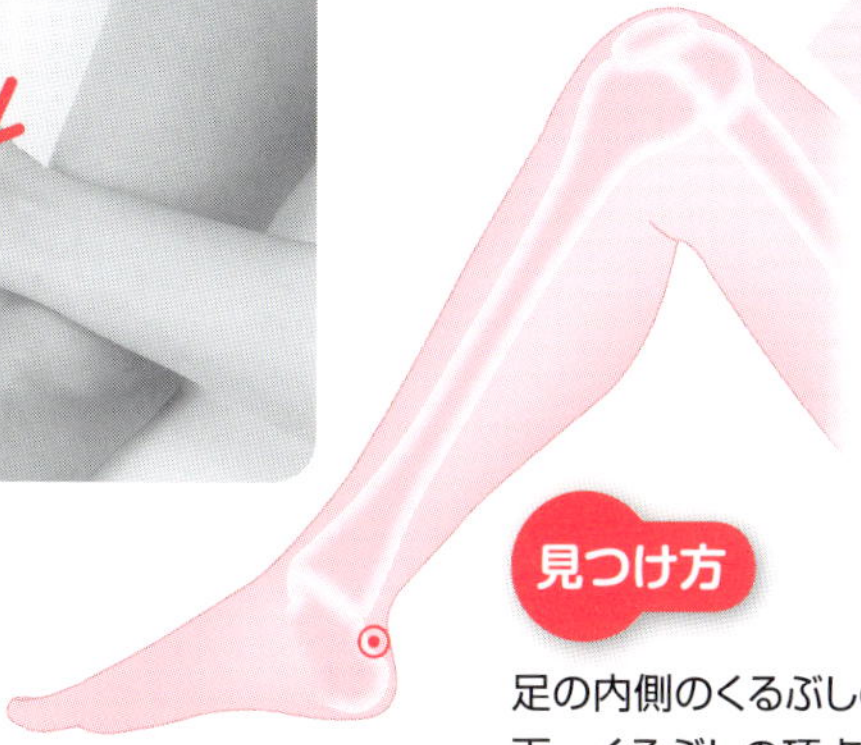

押し方

親指の腹をツボに当て、垂直方向に少し強く集中的に押す。かかとをつかみながら押すと力が入りやすい。左右同様に。

見つけ方

足の内側のくるぶしの斜め後ろの下。くるぶしの頂点から人差し指と中指の指幅2本分外側にある。

肩井
けんせい

全身の血行をよくして足の冷えをとる

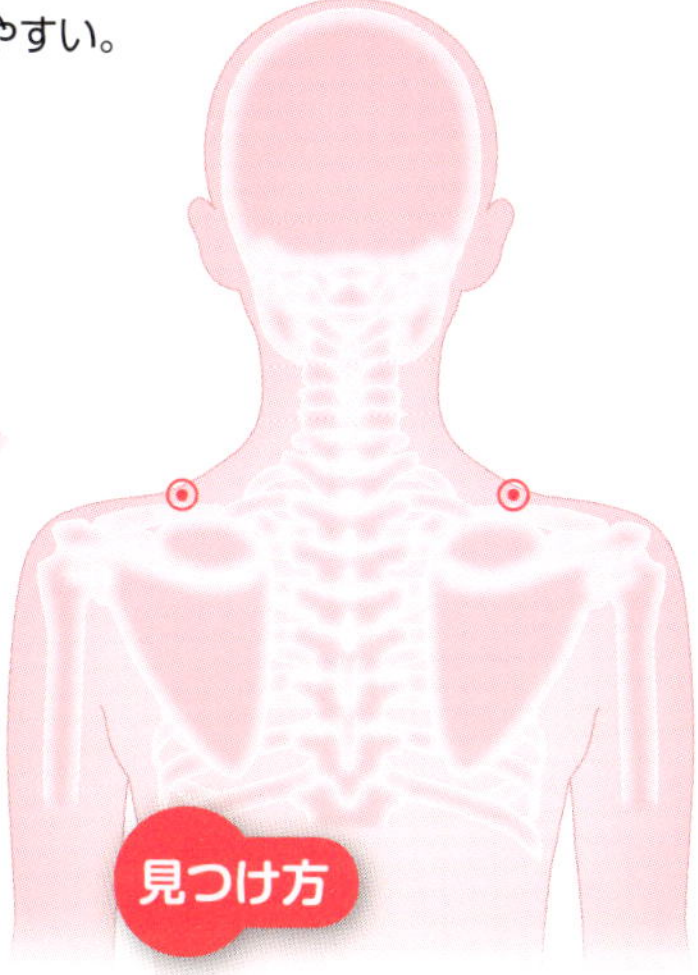

見つけ方

肩の上部中央のくぼんだところ。頭を前に倒してできる、首のつけ根の出っ張りと肩先を結ぶ線の中心部をイメージすると探しやすい。

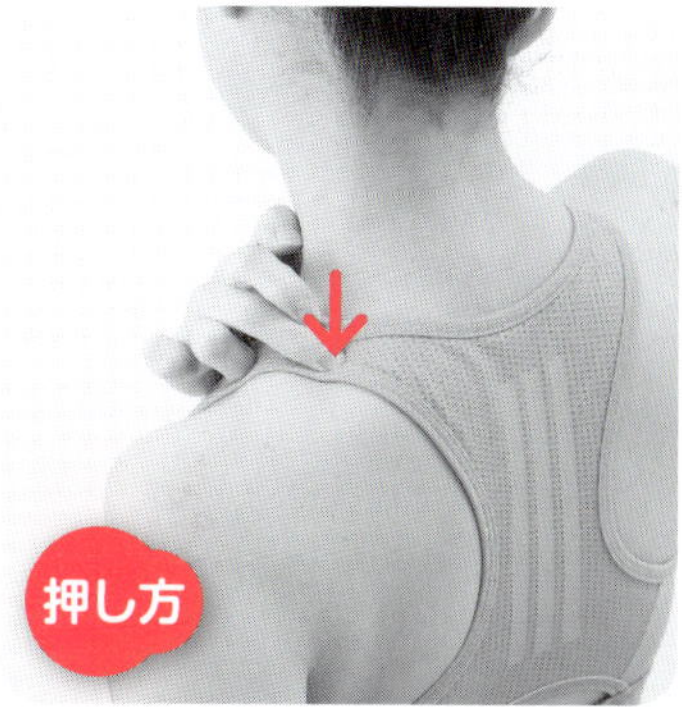

押し方

中指をツボに当て、下に向かって、垂直方向に引き下ろすような感じで押す。左右同様に。

プラス1アドバイス

冷えをとる足のトレーニング

足は第二の心臓ともいわれ、心臓へ血液を押し戻すポンプ役をするのがふくらはぎの筋肉です。ふくらはぎの筋肉を鍛えると、全身の血行を促進します。

ウォーキング以外にも、屈伸などでふくらはぎの筋肉を伸ばしたり縮めたりするだけでも効果があります。

手の疲れ・痛み

ホルモンバランスの乱れが原因ともいわれる腱鞘炎や手の痛みに作用。

手から肩・首のこりも緩和 痛みを元から改善

手は日常生活のなかで、細やかで繊細な動きがつねに求められます。そのため多数の関節を形成する骨や筋肉、腱《けん》、靭《じん》帯《たい》、神経が複雑に入り組んでできています。編み物やパソコンなど、長時間にわたる作業は手への負担が大きく、ずっと同じ姿勢で行うため、目の疲れや首のこりなどにもつながります。ときには手を休めて、背伸びをしましょう。

首や肩のこりからくる手の痛みには、たくさんの神経が集まる**外関**、**曲池**への刺激が効果的です。**曲池**は、四十肩の痛みや歯痛などにも効果があります。女性に多い腱鞘炎は、手指の使いすぎ以外にも、女性ホルモンのバランスの乱れも大きな原因のひとつとされています。

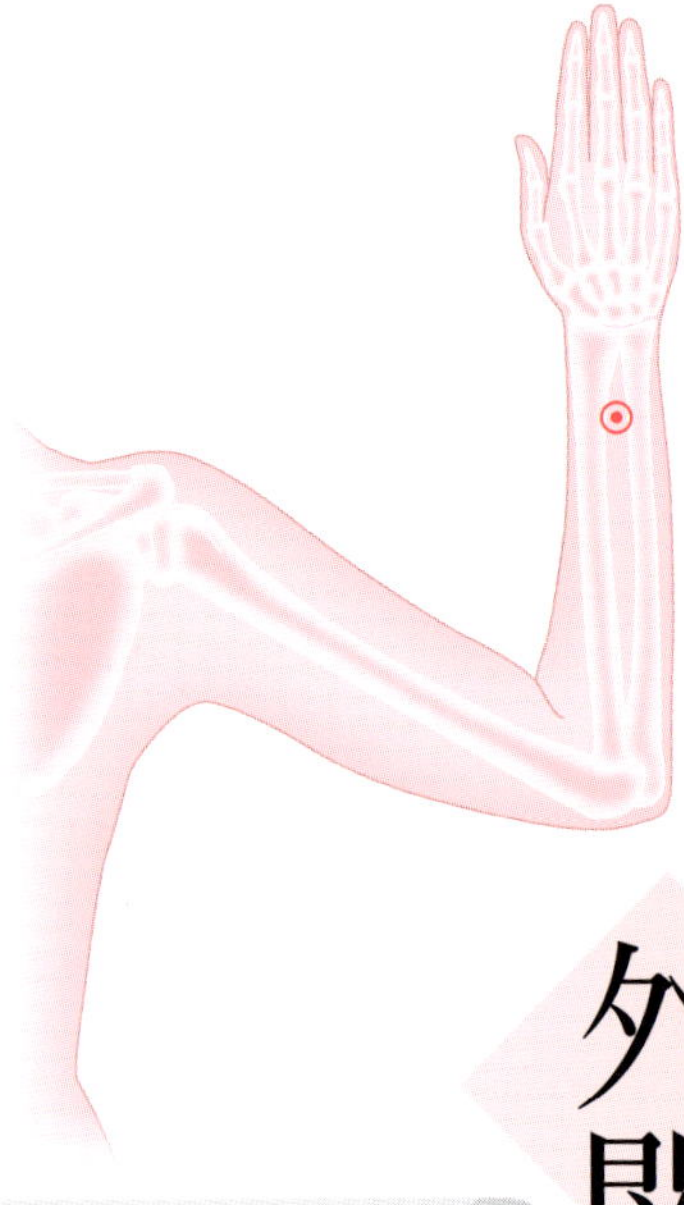

外関《がいかん》

体の調節力を整えて腕の疲労を回復

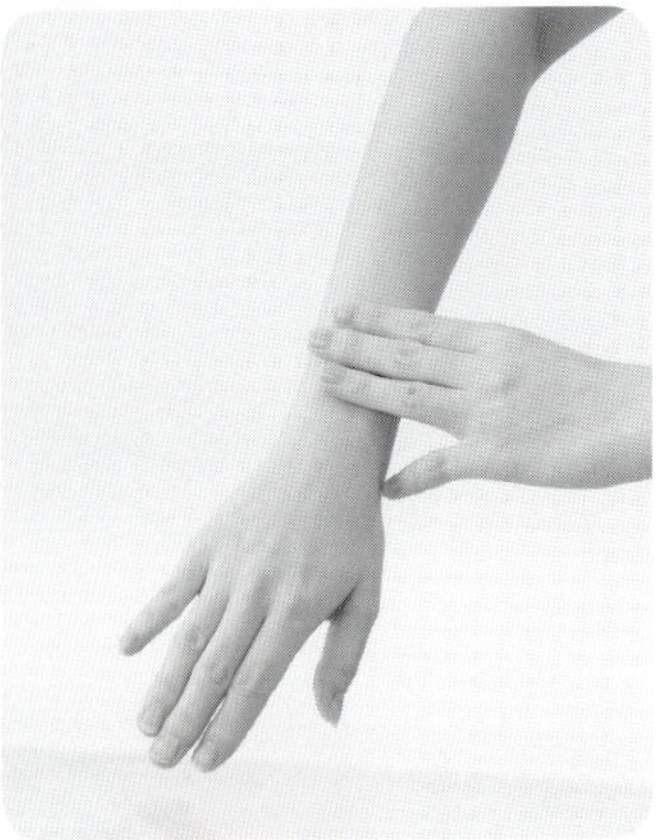

見つけ方

手首を甲側へ反らしてできる横ジワの中央から、指幅3本分ひじ方向へ進んだ、骨のあいだの少しくぼんだ部分。

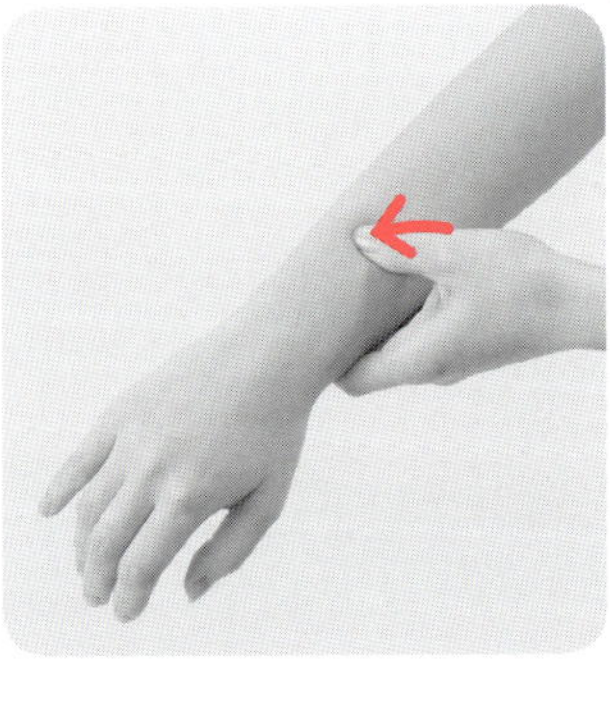

押し方

反対側の手で腕をつかむようにして親指の腹をツボに当て、ゆっくりと数回押し込む。左右同様に。

曲池《きょくち》

血流をよくして腕の筋肉の代謝を上げる

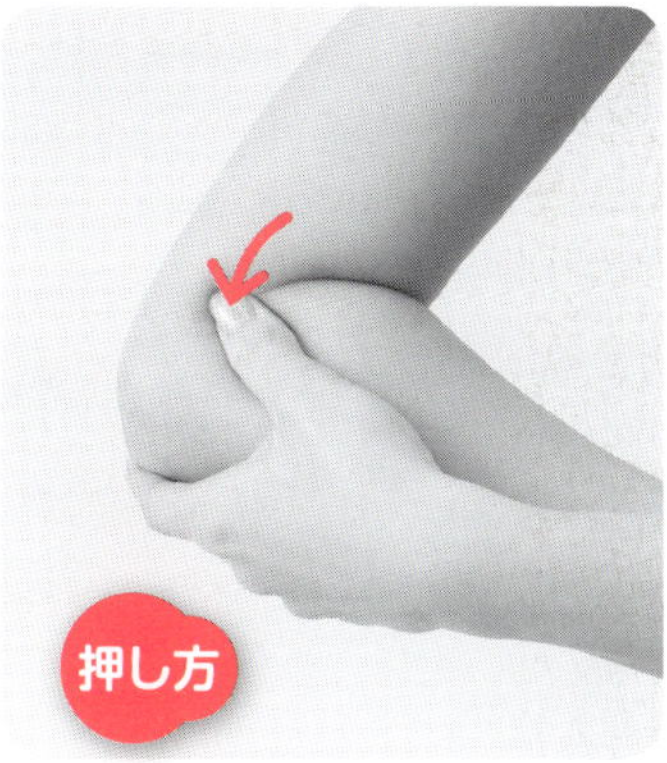

押し方

ひじを曲げて、反対側の手でひじをつかむようにして親指の腹をツボに当て、骨のキワを少し強めに押しもむ。左右同様に。

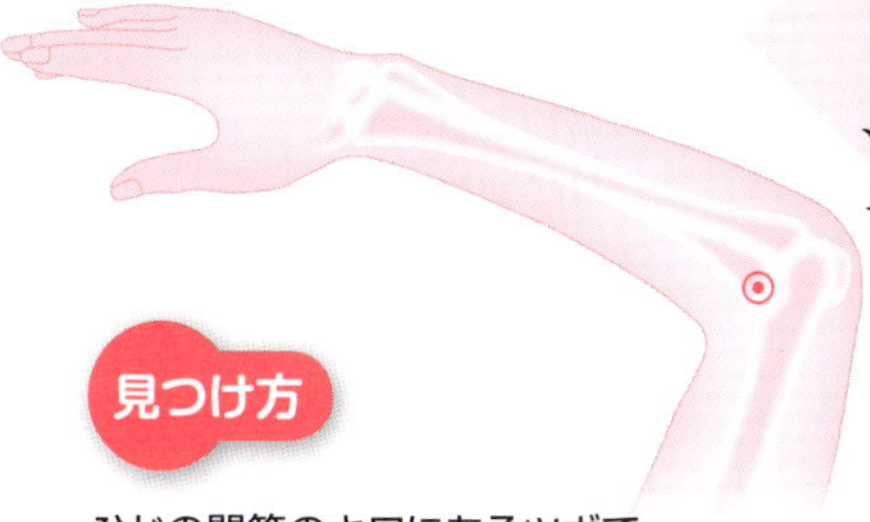

見つけ方

ひじの関節のキワにあるツボで、ひじを曲げたときにできる横ジワの、外側（親指側）の端にあるくぼみ。

合谷《ごうこく》

さまざまな痛みによく効く便利なツボ

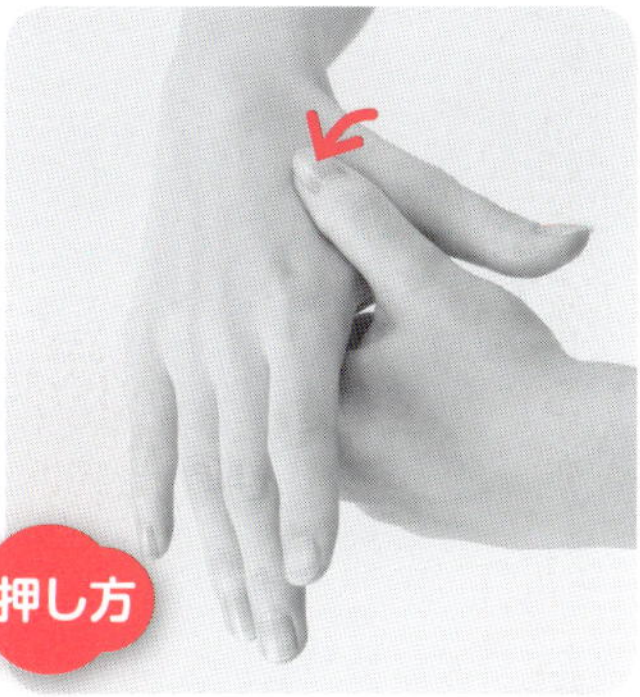

押し方

手の甲をつかむように親指の先をツボに当て、人差し指の骨に向けて押す。少し痛みを感じるくらいの刺激が効果的。左右同様に。

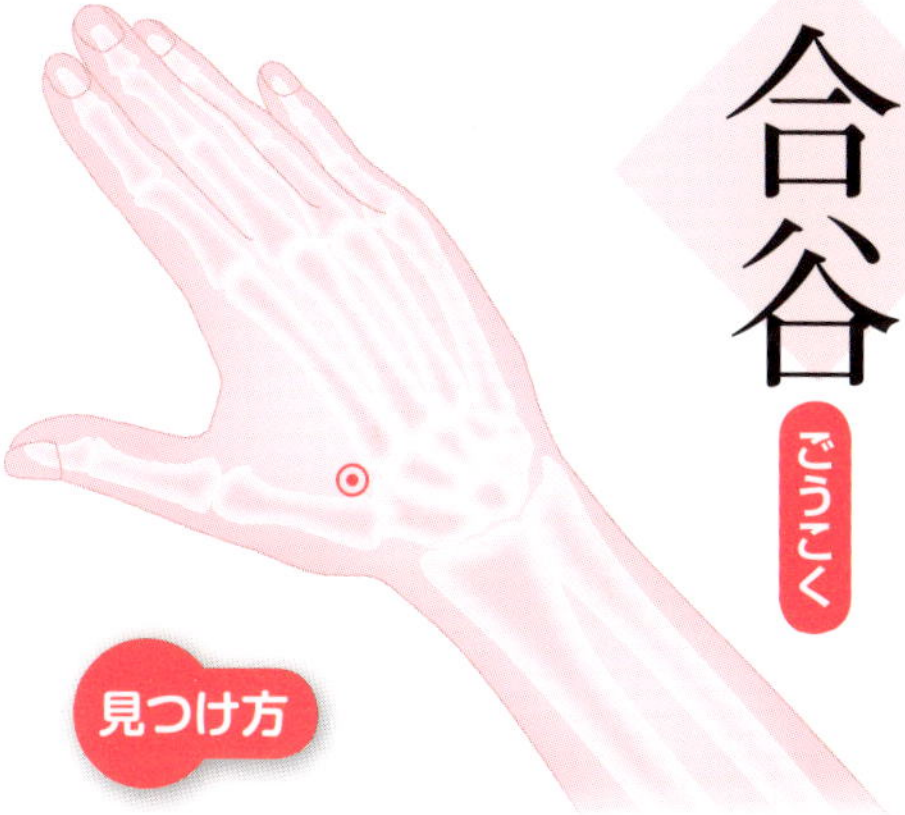

見つけ方

手の甲側の親指と人差し指のつけ根の少し手前のくぼみ。手の甲を上にして指を自然に広げ、親指と人差し指の骨が接する部分をたどっていくとわかりやすい。

プラス1アドバイス

腱鞘炎になるのはほぼ女性

腱鞘炎は、20代後半から50代の女性に飛び抜けて多くみられます。原因は、妊娠や更年期など、女性ホルモンの変化が大きいようです。腱や腱鞘の柔軟性を保つのが女性ホルモンのエストロゲン。閉経後に減少して腱鞘炎になるのではないかと考えられています。

目の疲れ

目のかすみから痛みや充血・ドライアイ・まぶしい・涙目・頭痛などに。

客主人

きゃくしゅじん

眼精疲労や仮性近視、老眼予防にも効果あり

疲れ目やドライアイ自律神経も整える

わたしたちは、情報の約9割を目から得ているといわれています。目から得た情報は脳で処理されるため、目の疲れ＝脳の疲れとなって、さまざまな症状を引き起こします。

目がぼやける、かすむ、痛い、充血する、まぶしい、涙が出るといった症状から、放っておくと肩こり、倦怠感、頭痛、めまい、吐き気へと重症化しがちです。

ドライアイは、目の酷使が原因といわれますが、自律神経の交感神経が過剰に興奮して、涙が分泌されにくくなって起こるストレス性のものです。1時間に1回は目をつぶって5分ほど休み、目に作用する万能のツボ「**客主人**」を刺激しましょう。

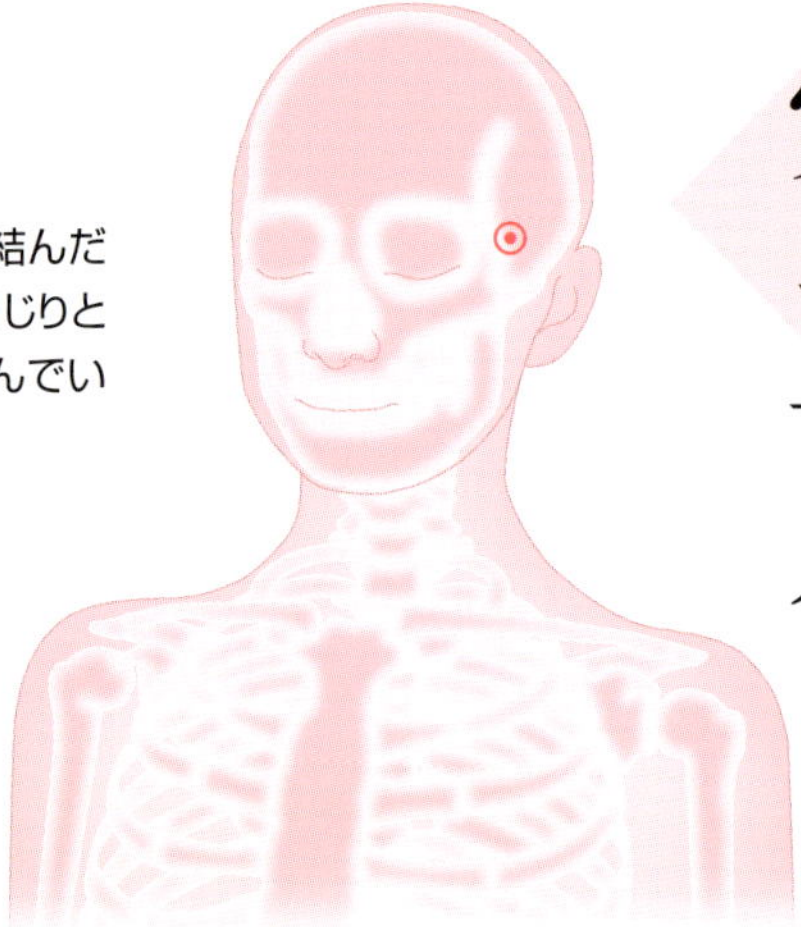

見つけ方

目尻ともみあげを結んだ線の中央部分。目じりと耳のあいだのくぼんでいるところ。

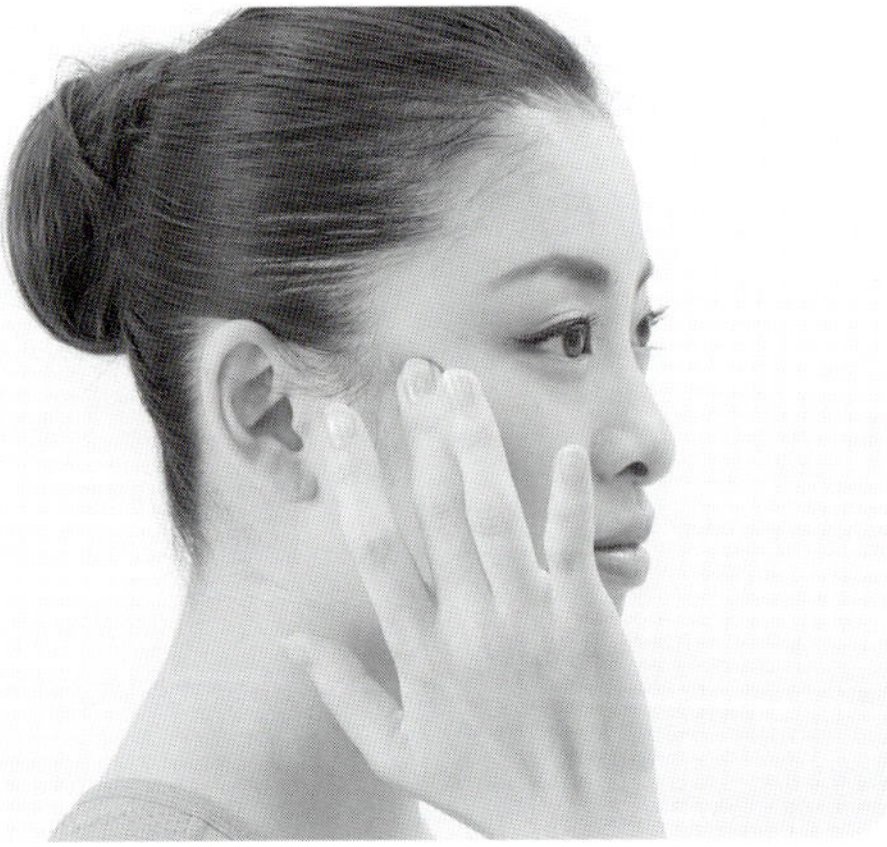

押し方

中指をツボに当て、指を置いたまま圧迫をしながらゆっくり円を描くように刺激する。左右同様に。もし、左右一緒に押す場合には、目が近いので力を入れすぎないように注意する。

養老

ようろう

目のまわりの血行を促し眼精疲労を緩和

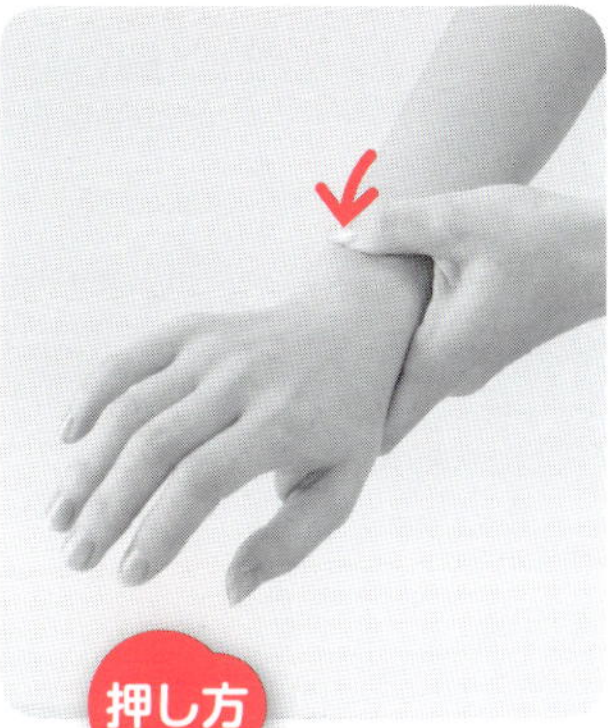

見つけ方

手首の小指側にある、突き出た骨の縁を指で押しながら探ると割れ目があり、この割れ目のなかにある。

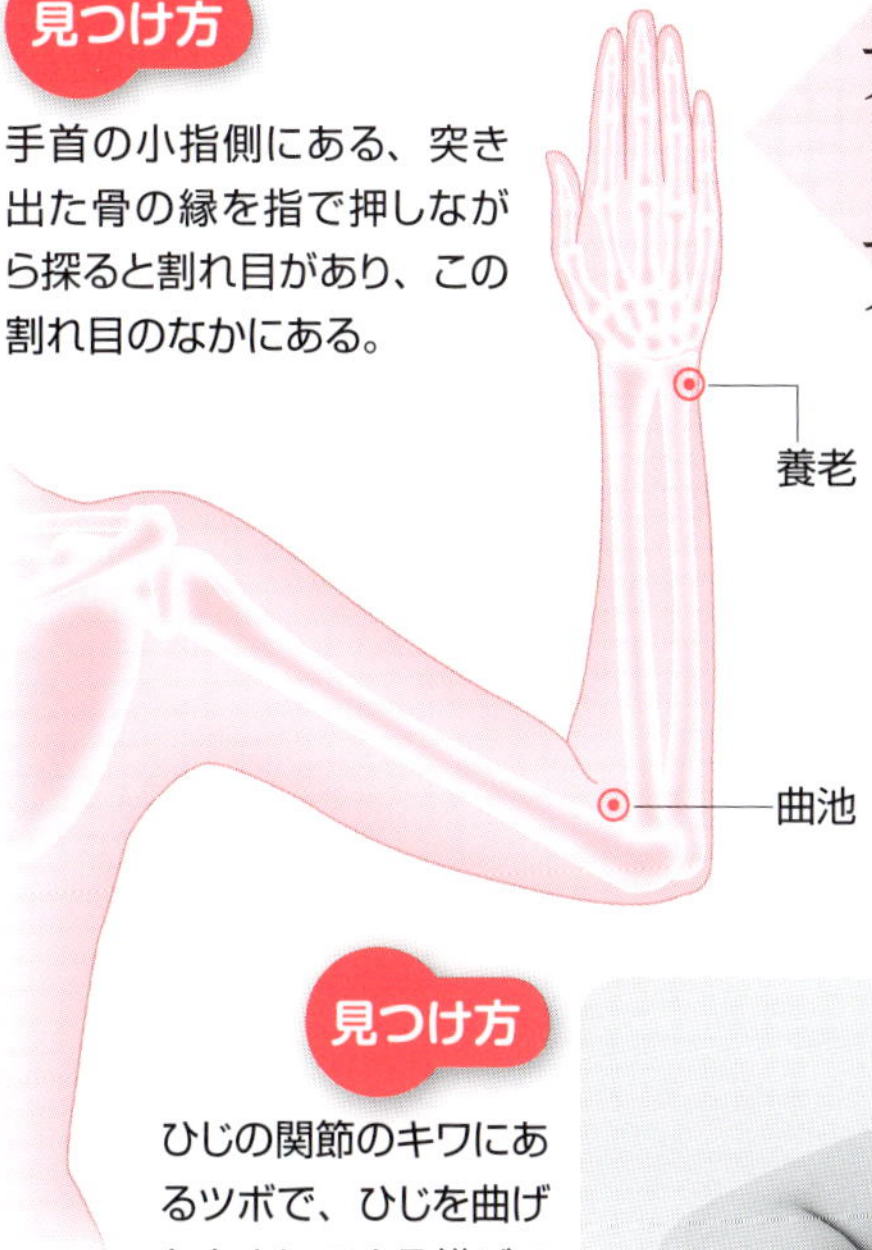

押し方

ツボに親指の腹を当てて残りの4本の指で手首を支え、親指に力を入れて押しもむ。左右同様に。

曲池

きょくち

目のまわりの筋肉をほぐし視界をスッキリ

見つけ方

ひじの関節のキワにあるツボで、ひじを曲げたときにできる横ジワの、外側（親指側）の端にあるくぼみ。

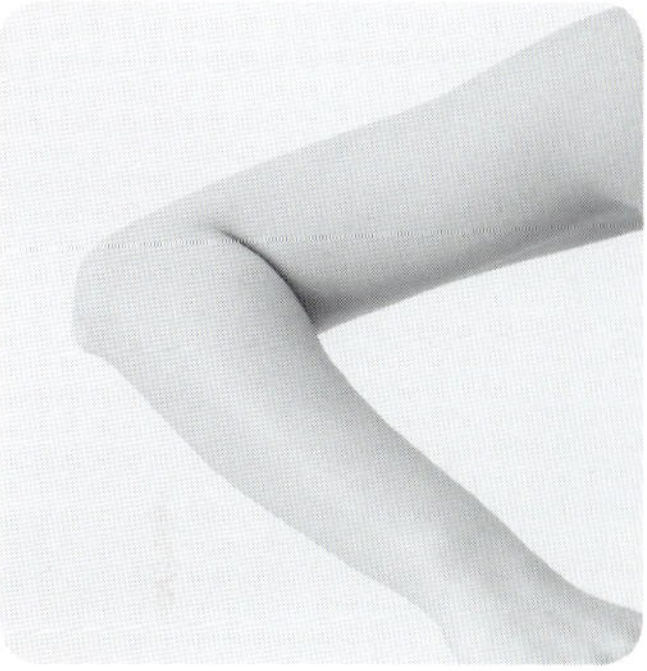

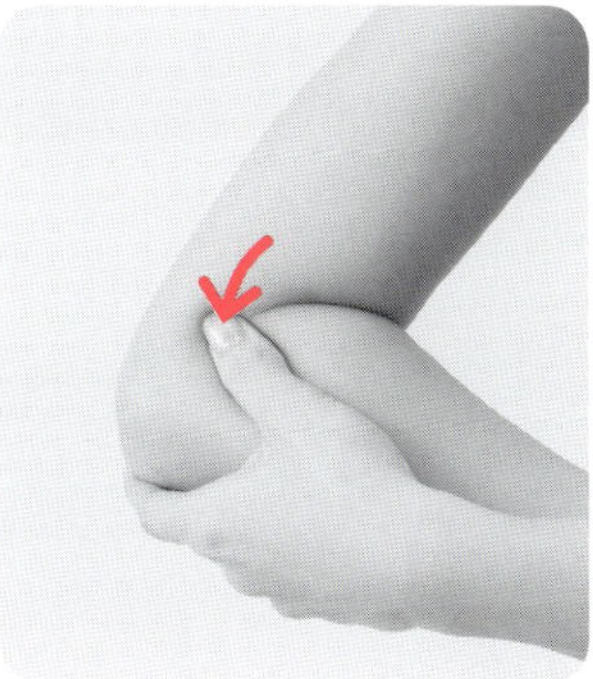

押し方

ひじを曲げて、反対側の手でひじをつかむようにして親指の腹をツボに当て、骨のキワを少し強めに押しもむ。左右同様に。

プラス1アドバイス

疲れ目に聞く食べ物を積極的に

　ビタミンAは、角膜や網膜の働きを助け、涙の量を一定に保つ働きをもっています。発展途上国では、年間何十万人もの子どもたちがビタミンA不足が原因で失明しています。ビタミンAが多く含まれるレバー、にんじん、うなぎなどを食事にとり入れましょう。

だるさ

倦怠感や無気力に。新陳代謝を活性化してスタミナをつけ、心身の疲れを癒す。

心身のだるさを解消 毎日押したい2つのツボ

だるさは疲れとも少し違って、慢性的に体がだるく、精神的にもやる気が伴わないつらい状態です。原因に、腎臓が弱っている可能性が考えられます。腎臓といえば尿をつくる場所ですが、老廃物や塩分、水分など余分なものを体外に排出し、その排出量をコントロールすることで血圧の調整も行います。

腎臓が元気になれば、すべての内臓機能も調整されて強健になる、というのが東洋医学の考え方。**湧泉**は「生命力の泉が湧くツボ」ともいわれ、腎機能を高め、新陳代謝を活性化してスタミナをつけ、精神的な疲れも癒す作用があります。健脚のツボとして知られる**足三里**も、倦怠感や無気力を解消するツボです。

湧泉（ゆうせん）

血行をよくし、腎臓の働きを助ける

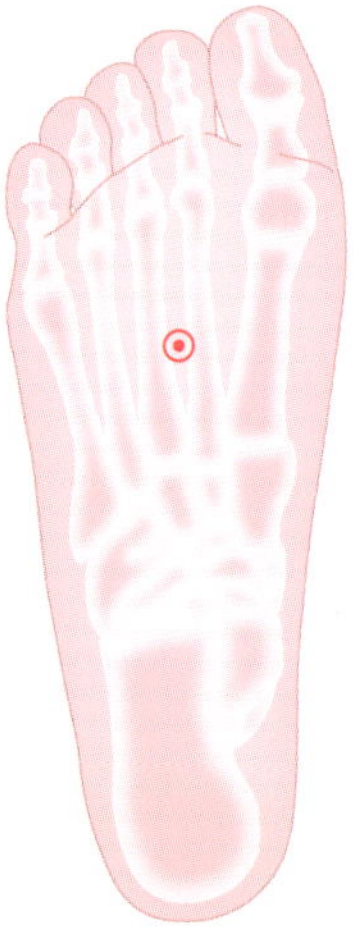

見つけ方

足裏の中央より指寄りで、親指側のつけ根のふくらみと小指側のふくらみのあいだにできる「人」の字の交わるところ。足の指を曲げると、2つのふくらみの交わりが出やすくなる。

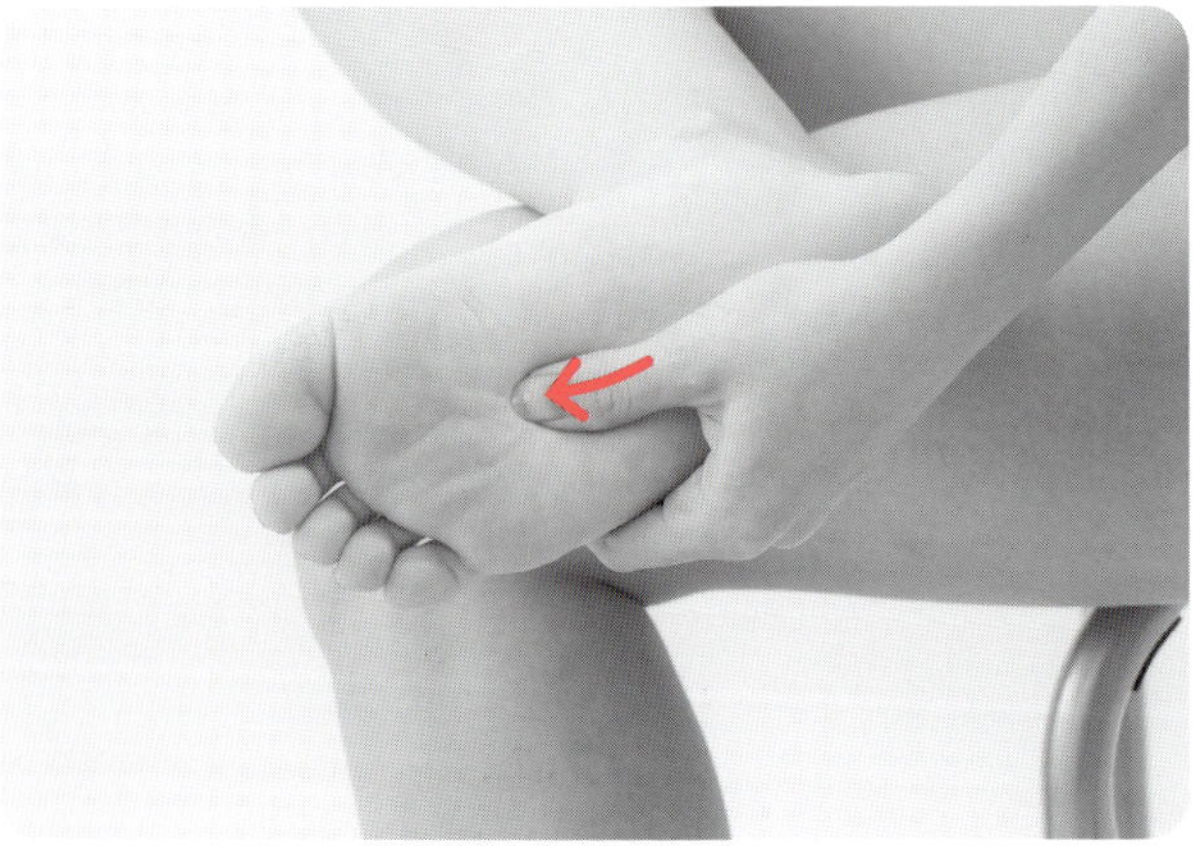

押し方

足の甲を手のひらで抱えて親指の腹をツボに当て、くぼみの縁を足先に向かって少し強めに押し上げる。両手の親指を重ねて押してもよい。左右同様に。

足三里《あしさんり》

内臓の調子を整え消化と排泄の機能を活性化

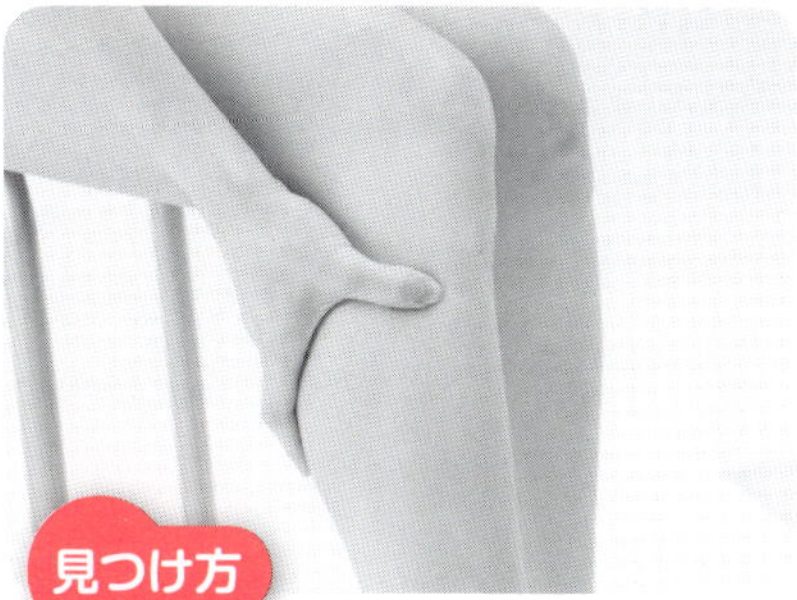

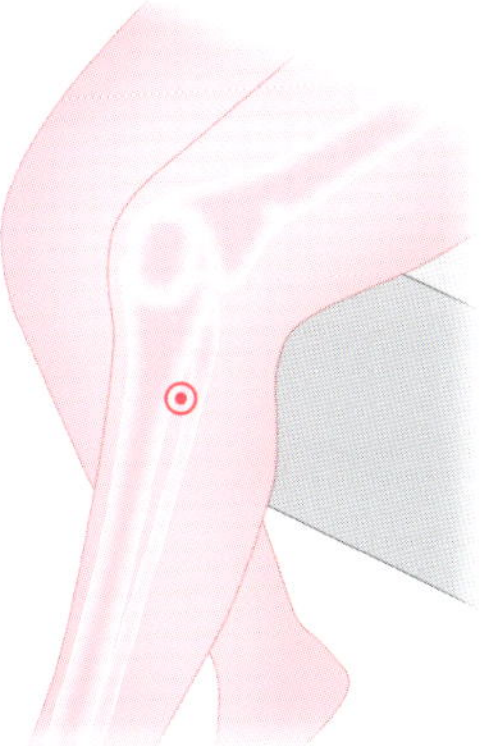

見つけ方

向こうずねの外側で、ひざのお皿のすぐ外側下のくぼみから、指4本分つま先方向に下がったところ。

押し方

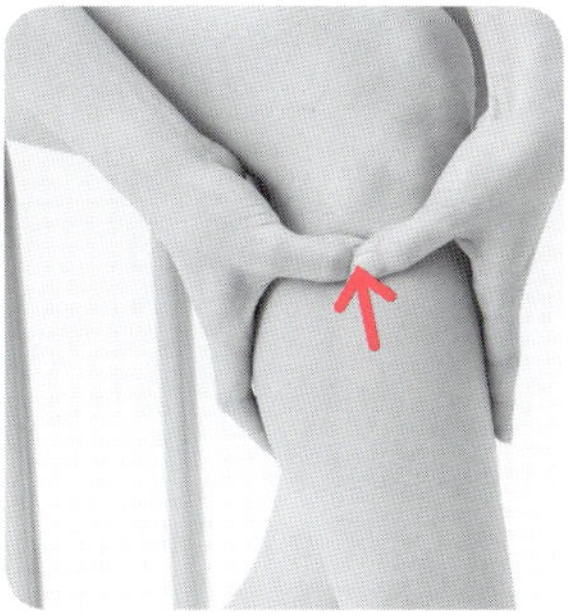

ふくらはぎを両手のひらで包み、親指の腹を重ねてツボに当て、ひざのほうに引き寄せるようにして力を入れてやや強めに押す。左右同様に。

行間《こうかん》

心を和らげ、血液の新陳代謝を促す

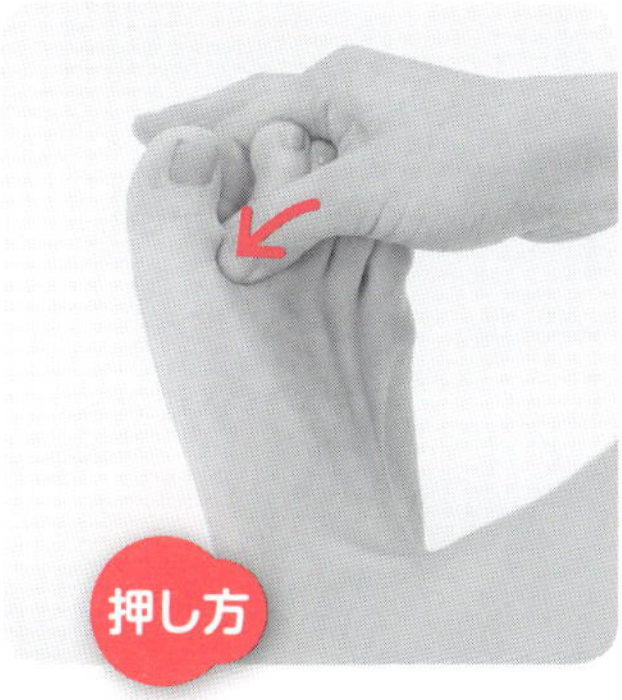

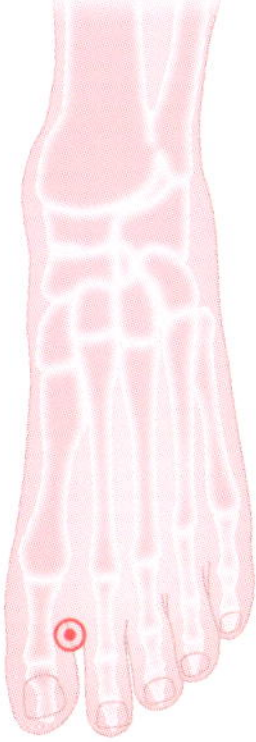

見つけ方

足の甲側で、親指と人差し指のあいだにある、いわゆる水かきの部分でくぼんでいるところ。

押し方

親指の腹をツボに当て、心地よい強さで押す。あるいは、水かき部分を親指と人差し指でつまむようにして、もみほぐす。左右同様に。

プラス1アドバイス

一番早く老化するのが腎臓

腎臓は体のクリーニング工場。ろ過時に活性酸素が大量に発生し、汗の量が減る秋頃に腎臓への負担が大きくなって老化を早めます。ポリフェノールを含むウーロン茶に抗酸化作用があり、一日２杯で慢性腎炎患者89％に改善効果があったという報告も（日本腎臓学会）。

肩のこり、四十肩・五十肩

肩の疲労が湧き出すツボで血液中に発生した発痛物質をシャットアウト。

痛みの化学物質の解消にツボ刺激が非常に有効

デスクワークや家事、テレビを見る、運転など、同じ姿勢でいると筋肉が硬直して、血流障害を起こします。

これに対し、四十肩・五十肩は肩を酷使した人に多く起こるわけではありません。発症後に痛みが軽くなっても、軟部組織が癒着して、肩の可動域が制限されるのが一般的な傾向です。

血液の流れが滞ると、血液中に発痛物質という痛みを呼ぶ化学物質が発生し、これが慢性化すると四十肩・五十肩の原因にもなります。痛みを解消するのに非常に有効なのが、ツボ刺激です。肩をめぐるエネルギー源の**肩井**は、肩の疲労や老廃物が湧き出す場所で、肩こりの解消の要所となります。

肩に直接刺激して筋肉の疲労物質をとる

肩井《けんせい》

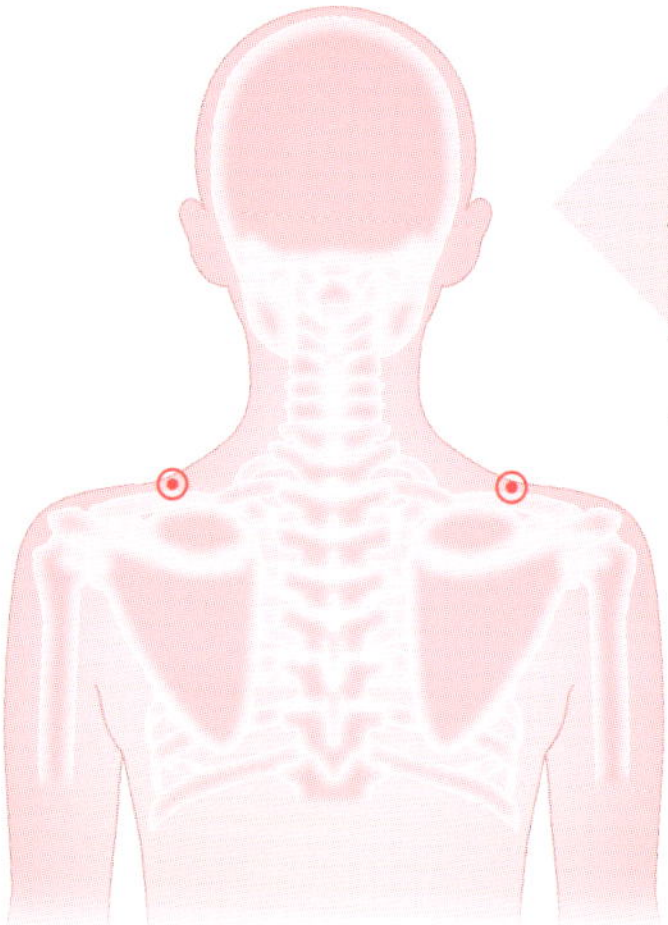

見つけ方

肩の上部中央のくぼんだところ。頭を前に倒してできる、首のつけ根の出っ張りと肩先を結ぶ線の中心部をイメージすると探しやすい。

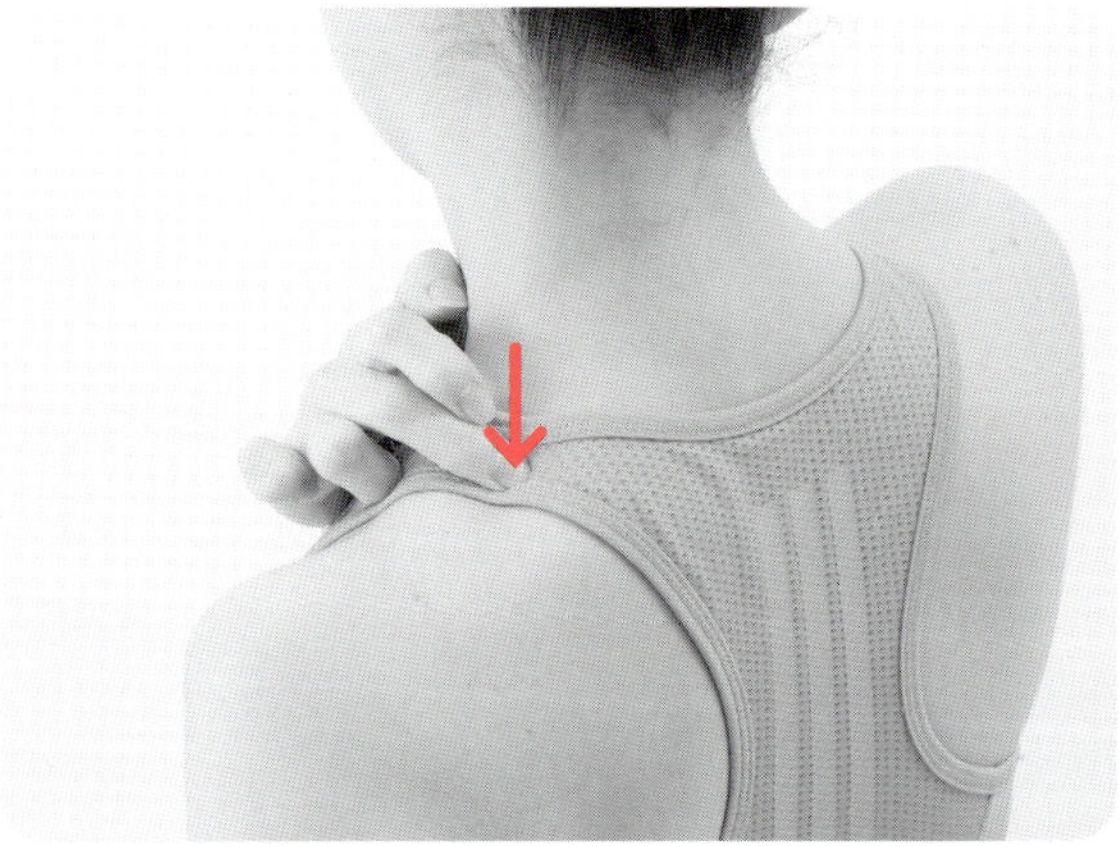

押し方

中指をツボに当て、下に向かって、痛気持ちいい程度の強さで押す。こりがひどいときは、押しながら首を左右交互に倒すと効果的。左右同様に。

曲池

血流をよくし肩の筋肉の疲れをとる

きょくち

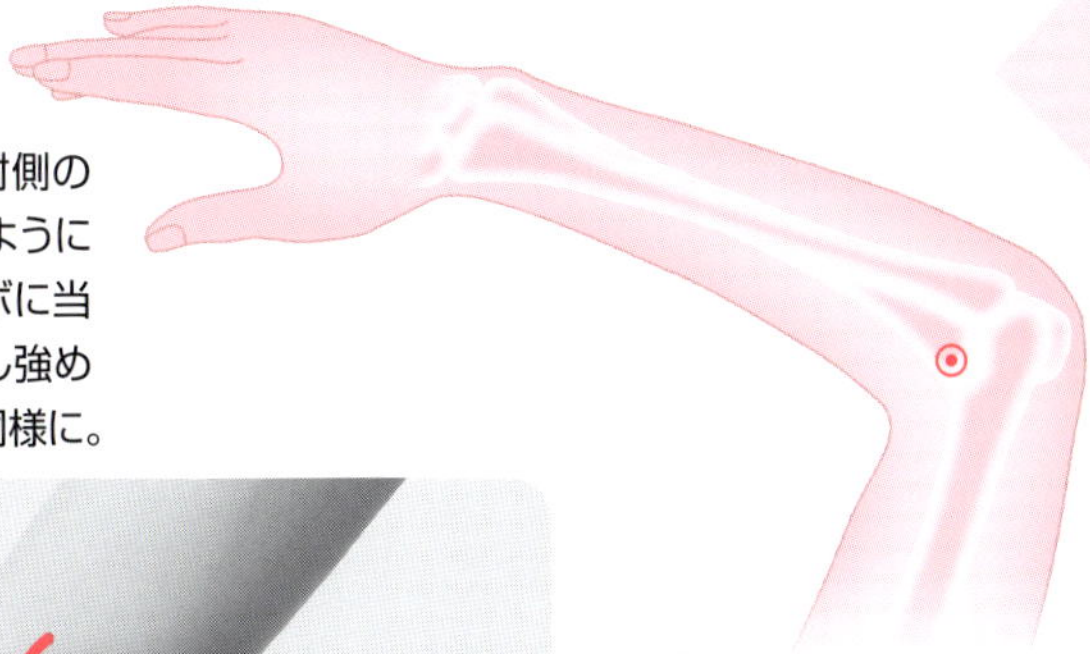

押し方

ひじを曲げて、反対側の手でひじをつかむようにして親指の腹をツボに当て、骨のキワを少し強めに押しもむ。左右同様に。

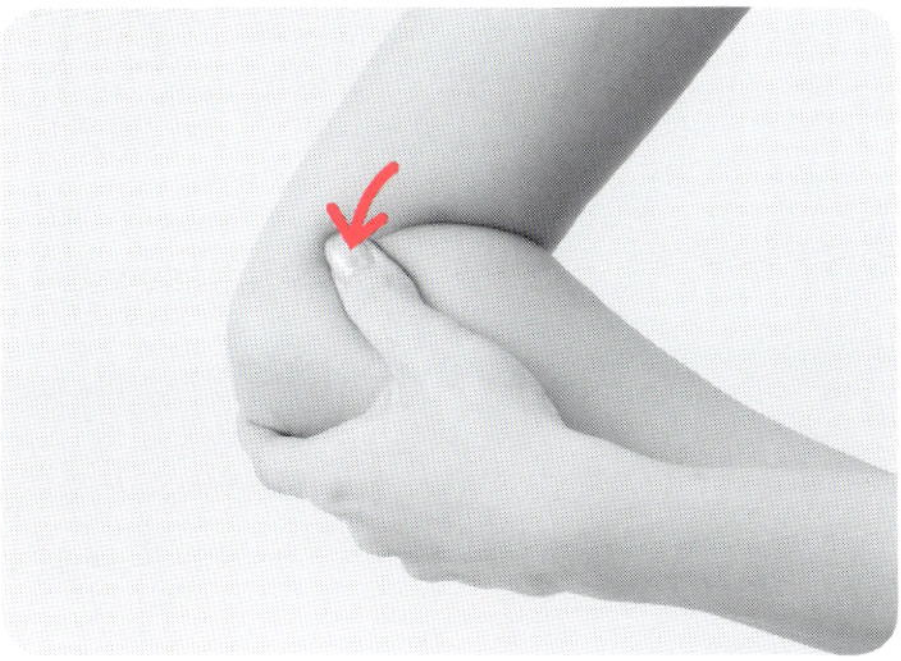

見つけ方

ひじの関節のキワにあるツボで、ひじを曲げたときにできる横ジワの、外側（親指側）の端にあるくぼみ。

合谷

血行を促して痛みや炎症を鎮める

ごうこく

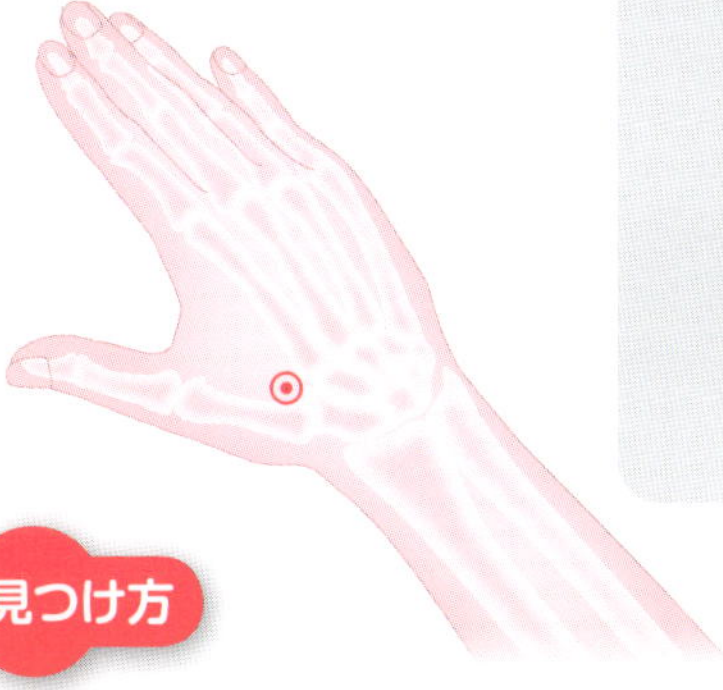

見つけ方

手の甲側の親指と人差し指のつけ根の少し手前のくぼみ。手の甲を上にして指を自然に広げ、親指と人差し指の骨が接する部分をたどっていくとわかりやすい。

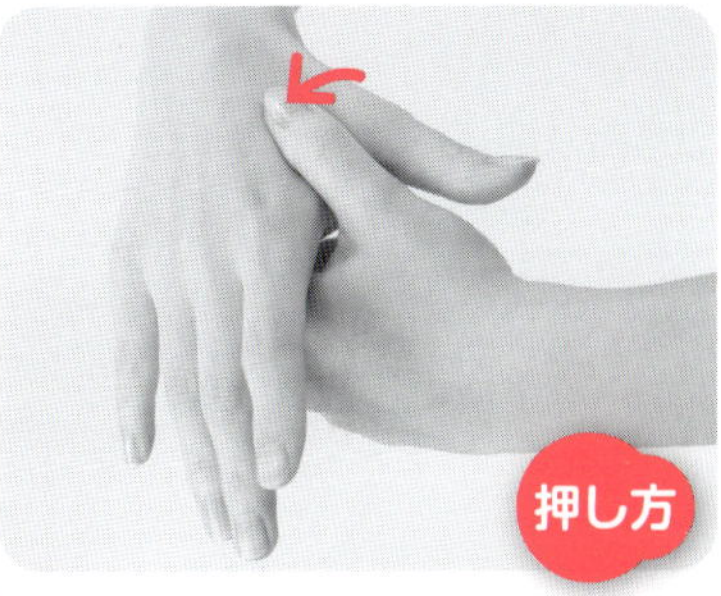

押し方

手の甲をつかむように親指の先をツボに当て、人差し指の骨に向けて押す。少し痛みを感じるくらいの刺激が効果的。左右同様に。

プラス1アドバイス

四十肩と五十肩を予防・改善する体操

炎症が治まる過程で起こる組織の癒着を防ぎ、肩の可動域が狭くなるのを防止するには、体操も効果的です。無理のない程度に肩を動かします。肩体操の前には必ず、使い捨てカイロか蒸しタオルで肩周辺を10分ほど温め、血流がよくなってから行いましょう。

首のこり

頭痛や手のしびれなどを伴う
ひどい首のこりを軽減し、内臓疾患も改善。

内臓の働きと関係
高血圧も解消するツボ

首はつねに、重さ3～5kgの頭を支えています。デスクワークなど、前かがみで同じ姿勢を長時間続けていると、本来緩やかに曲がっている首がストレートネックになりがちです。これは首の骨がまっすぐになる症状で、頭痛や手のしびれなども伴います。

また、腎臓や肝臓など、内臓がうまく機能していないと、血液の循環が悪くなり、筋肉に酸素が行きわたらないこともあります。内臓自体は痛みを感じることが少ないので、首や肩などに痛みとして症状が出てくるのです。また、高血圧などが原因で首がこるケースもあります。**天柱**は僧帽筋のすぐ外側にあるツボなので、首のこりへ直接作用します。

首の筋肉をほぐして頭への血流をよくする

天柱

てんちゅう

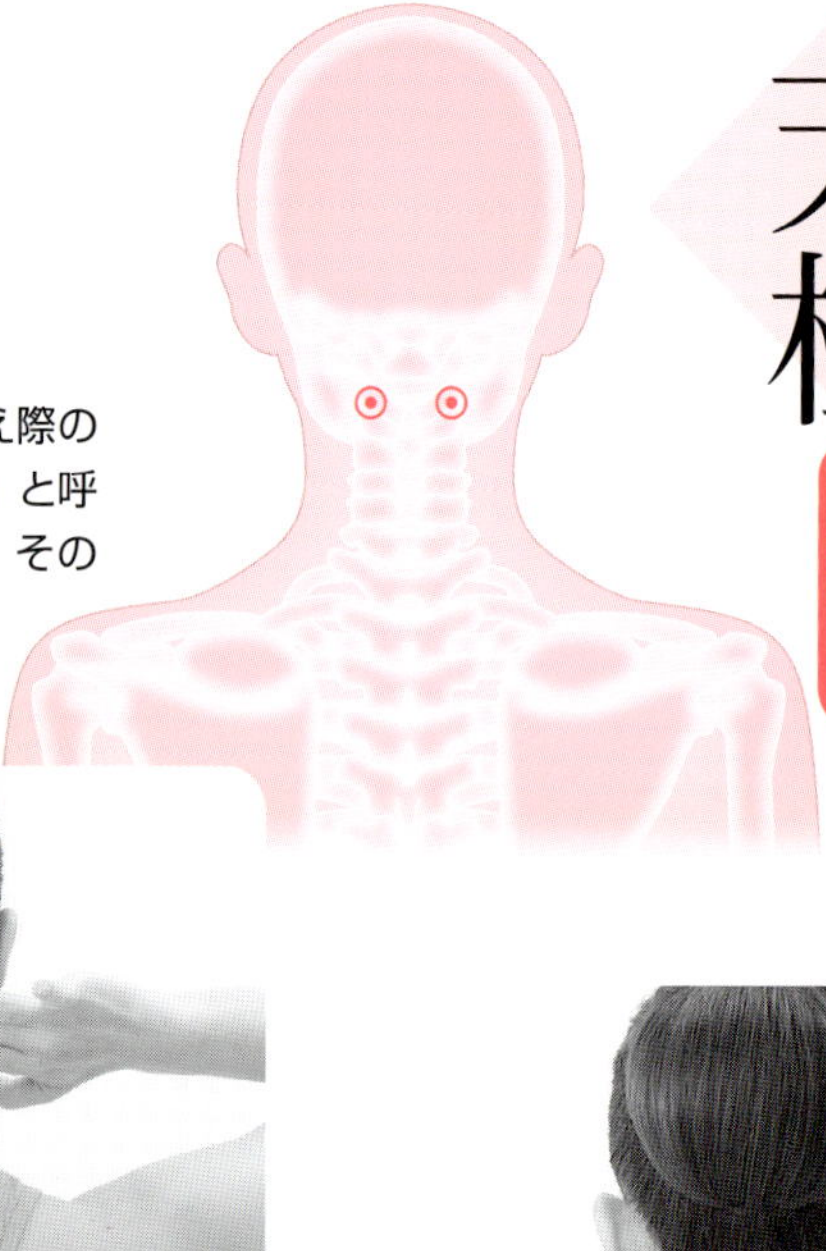

見つけ方

後頭部のうなじの生え際の中央に「ぼんのくぼ」と呼ばれるくぼみがあり、そのすぐ左右にある。

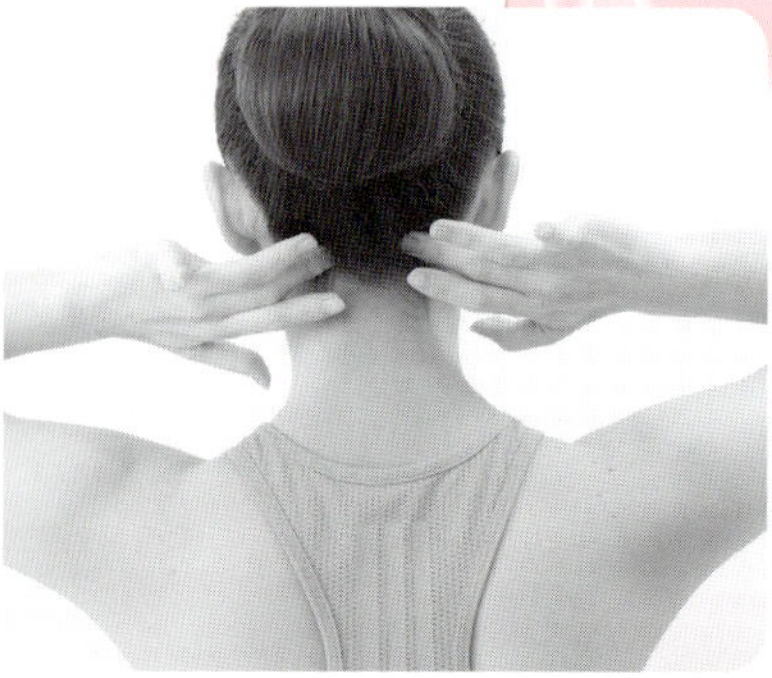

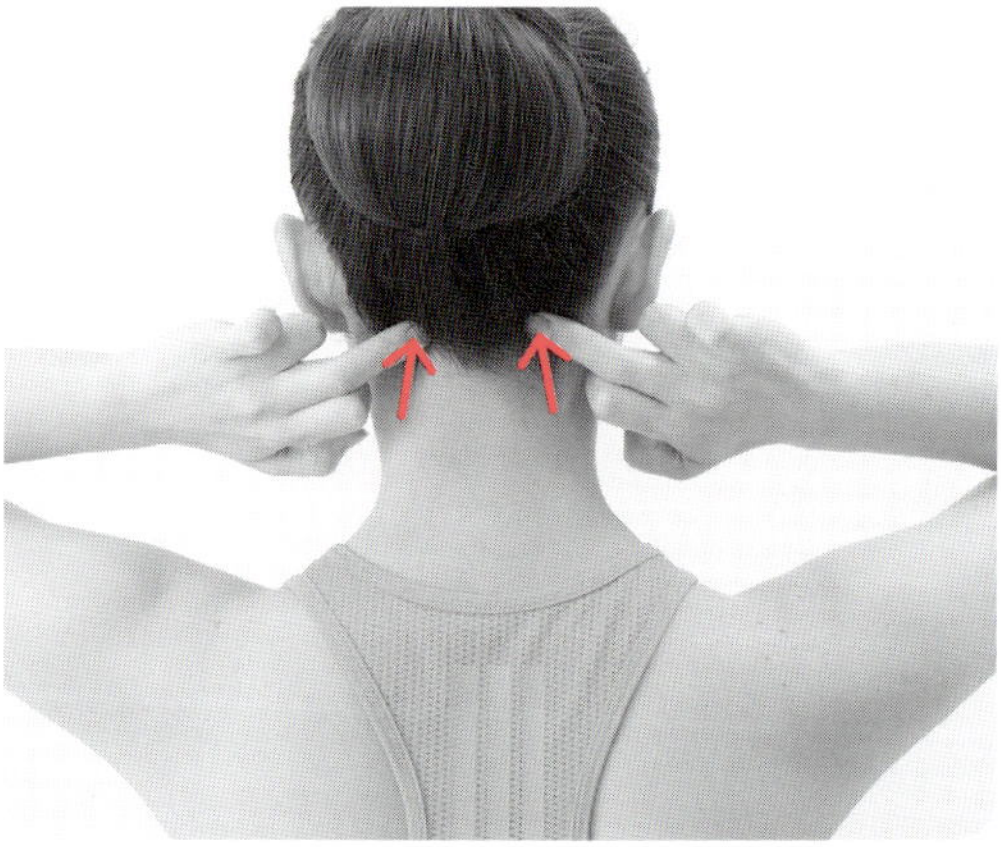

押し方

後ろに両手まわして両手中指の腹をツボに当て、痛気持ちのいい程度に頭の中心に向かって押しもむ。左右同時に。

風池（ふうち）

首の筋肉の緊張や疲労をとり、血行を改善

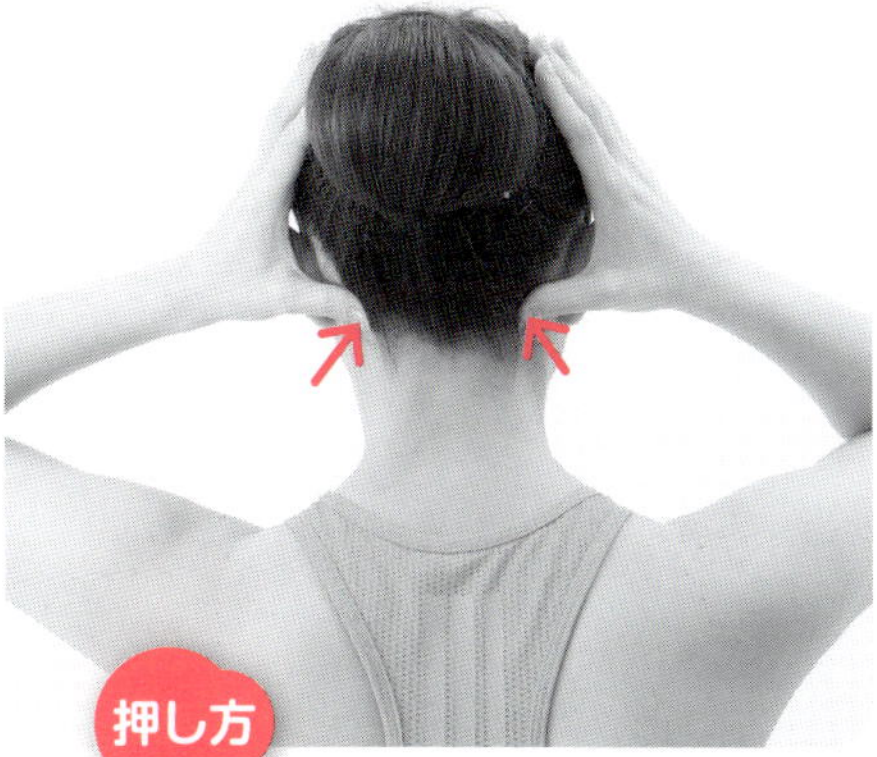

押し方

頭を抱えるようにして両手の親指をくぼみの縁に当て、痛気持ちのいい程度に頭の中心に向かってやや強めに押しもむ。左右同時に。

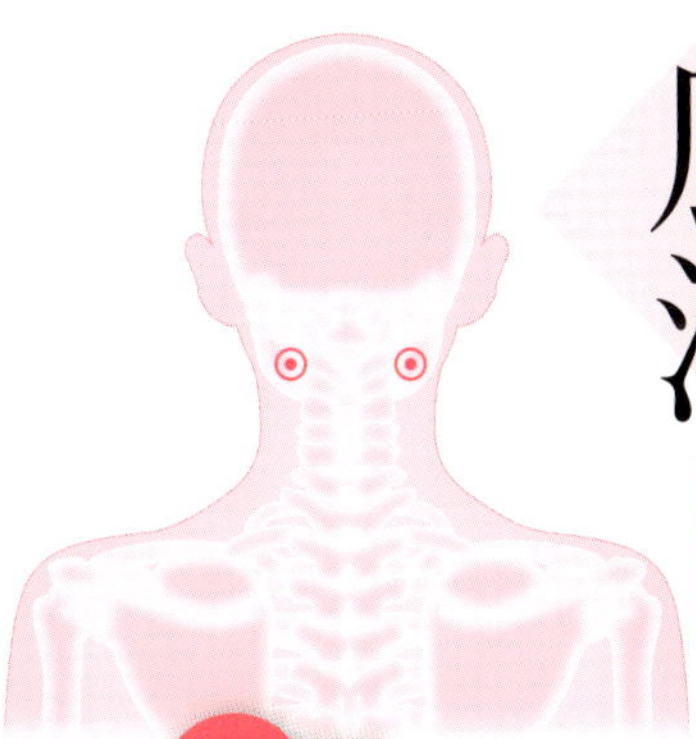

見つけ方

後頭部中央の「ぼんのくぼ」と呼ばれるくぼみから、左右それぞれ親指2本分外側に離れたくぼみ。

曲池（きょくち）

血流をよくし首の筋肉の疲れをとる

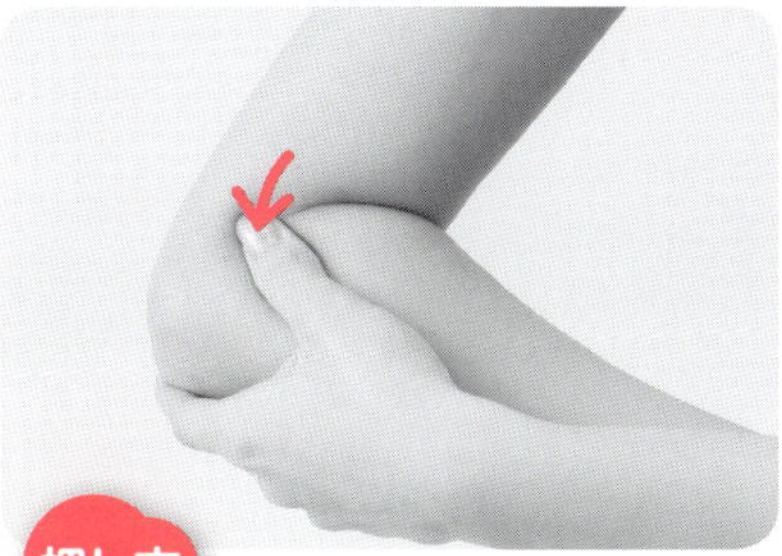

押し方

ひじを曲げて、反対側の手でひじをつかむようにして親指の腹をツボに当て、骨のキワを少し強めに押しもむ。左右同様に。

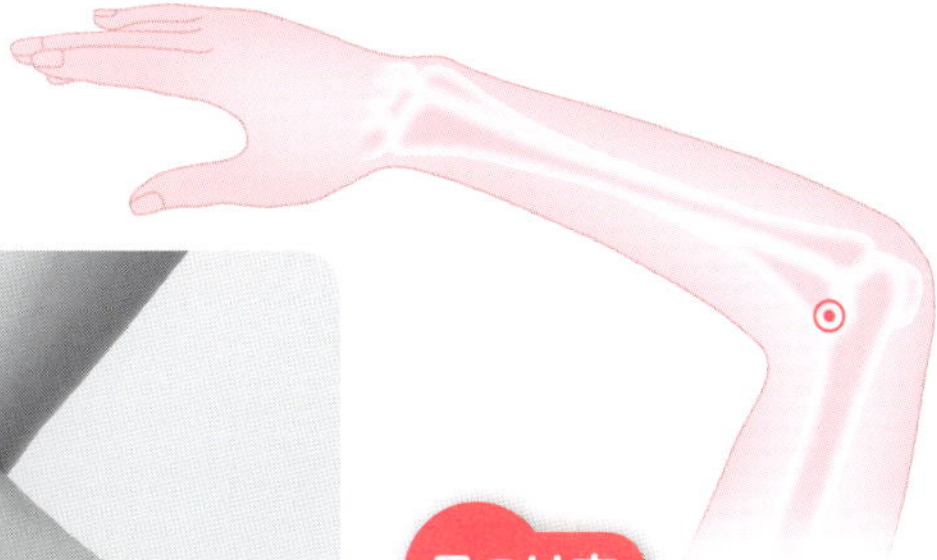

見つけ方

ひじの関節のキワにあるツボで、ひじを曲げたときにできる横ジワの、外側（親指側）の端にあるくぼみ。

プラス1アドバイス

スカーフ１枚で全身ぽかぽか

首の左右には、星のような形をした交感神経の塊があり、頭や肩、腕などの血流を調節しています。首を温めると交感神経の緊張が緩んで、末梢の血管が拡張して血行がよくなります。首に１枚スカーフを巻くと冷えと緊張を防ぎます。

頭痛、頭の疲れ

薬でもなかなか改善されない緊張性頭痛や片頭痛、慢性頭痛に。

考えすぎも頭痛の原因に 薬より効果が高いツボ押し

日本人の7割は頭痛の経験者で、そのうちの3人に1人は「緊張性頭痛」か「片頭痛」の症状が占めるといわれています。

頭の両側から締めつけられる痛みが出る緊張性頭痛の原因は、頭や首、肩のこり、筋肉のこわばりなどの身体的なものと、心配ごとや不安によって頭部の筋肉が過度に緊張して起こる場合もあります。

片頭痛は、頭を使いすぎて神経が高ぶり、神経伝達物質であるセロトニンが大量に出るのが原因のひとつです。セロトニンが血管を収縮させ、その後必要以上に膨張して片頭痛になってしまうのです。

西洋医学では、筋弛緩剤などが使用されますが、慢性的な頭痛には指圧のほうが効果を発揮する場合があります。

瘂門

あもん

頭の血行を促して脳内を活性化

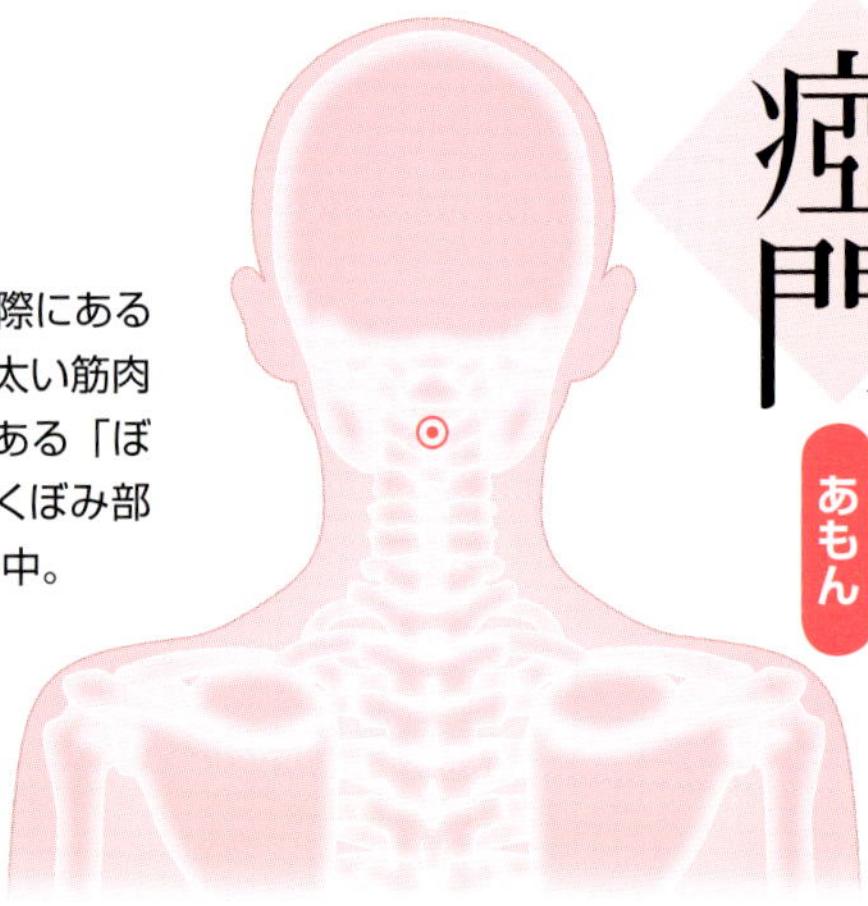

見つけ方

うなじの髪の毛の生え際にある中央のくぼみ。2本の太い筋肉（僧帽筋）のあいだにある「ぼんのくぼ」と呼ばれるくぼみ部分。天柱のツボの真ん中。

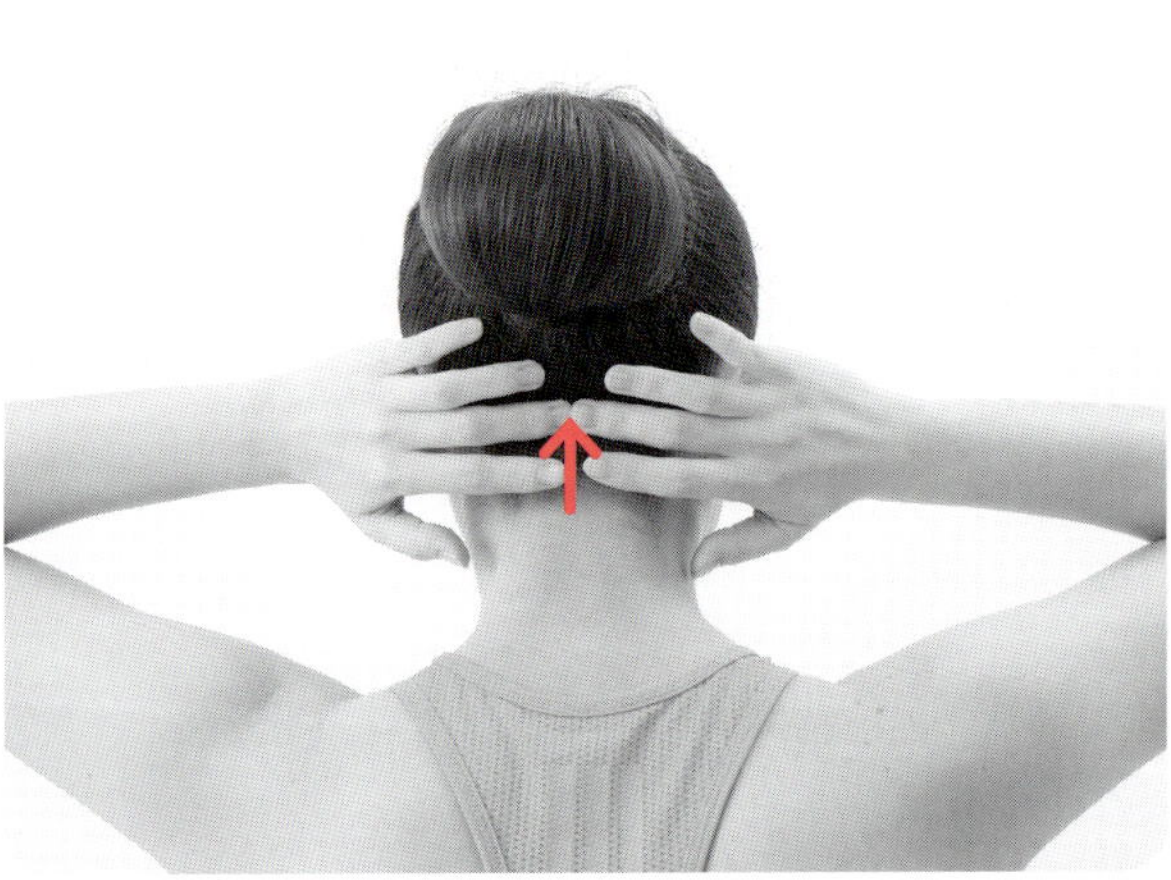

押し方

後頭部を支えるようにして両手中指の先をツボに当て、そこに頭の重みをかけるようなイメージで刺激する。

天柱

てんちゅう

ズキズキとした痛みに効果を発揮

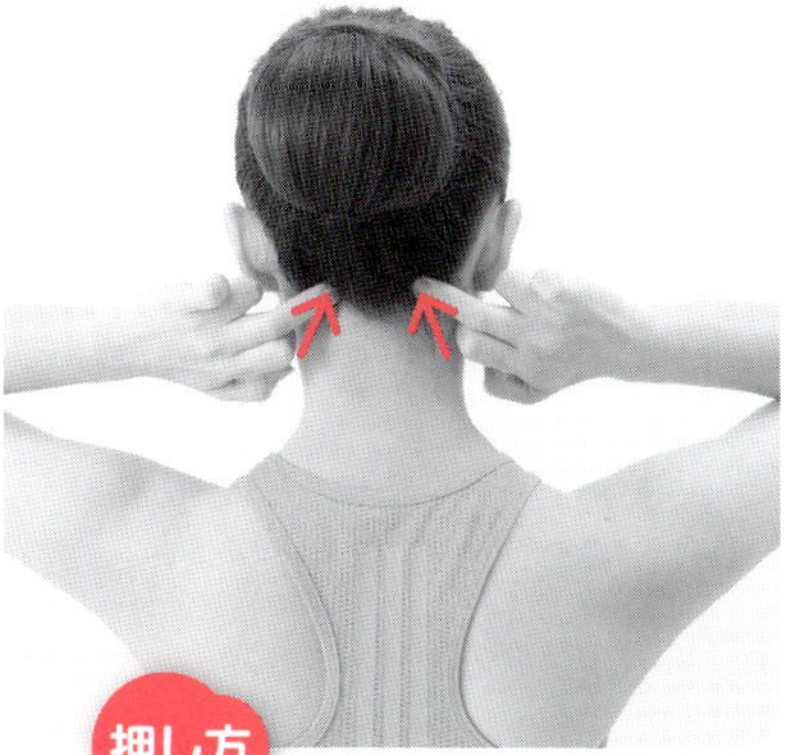

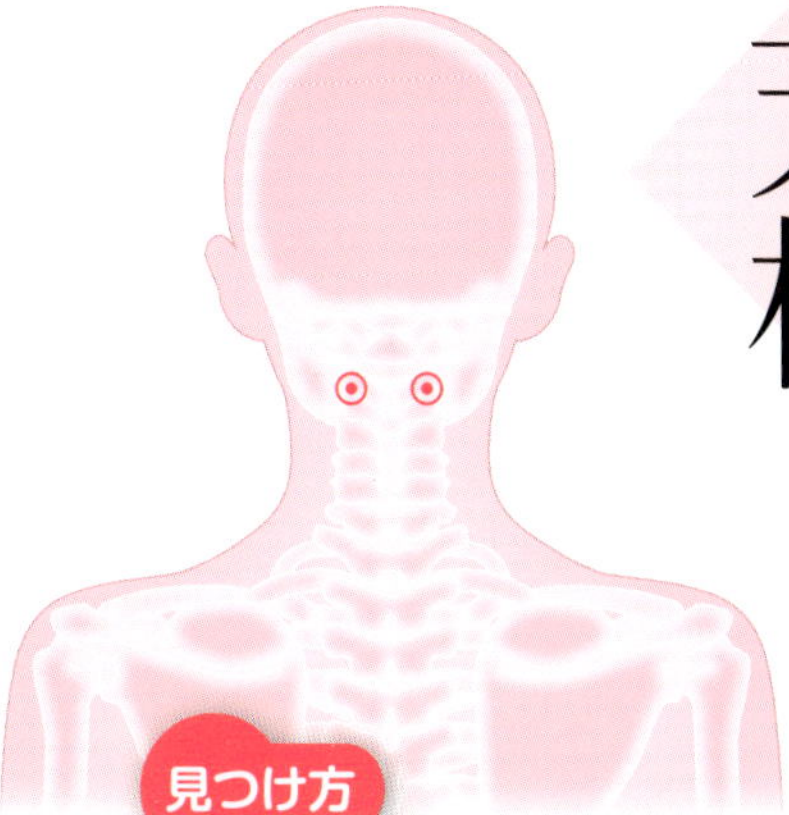

押し方

後ろに両手まわして両手中指の腹をツボに当て、痛気持ちのいい程度に頭の中心に向かって押しもむ。左右同時に。

見つけ方

後頭部のうなじの生え際の中央に「ぼんのくぼ」と呼ばれるくぼみがあり、そのすぐ左右にある。

百会

ひゃくえ

自律神経を刺激して重い痛みを和らげる

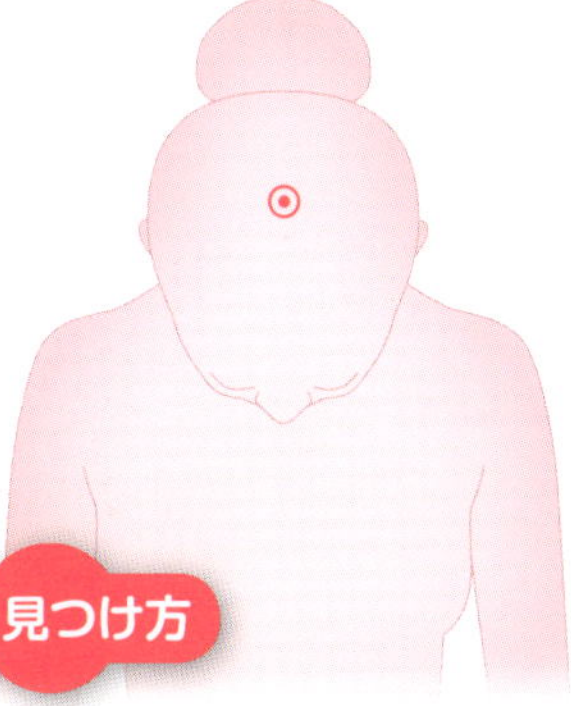

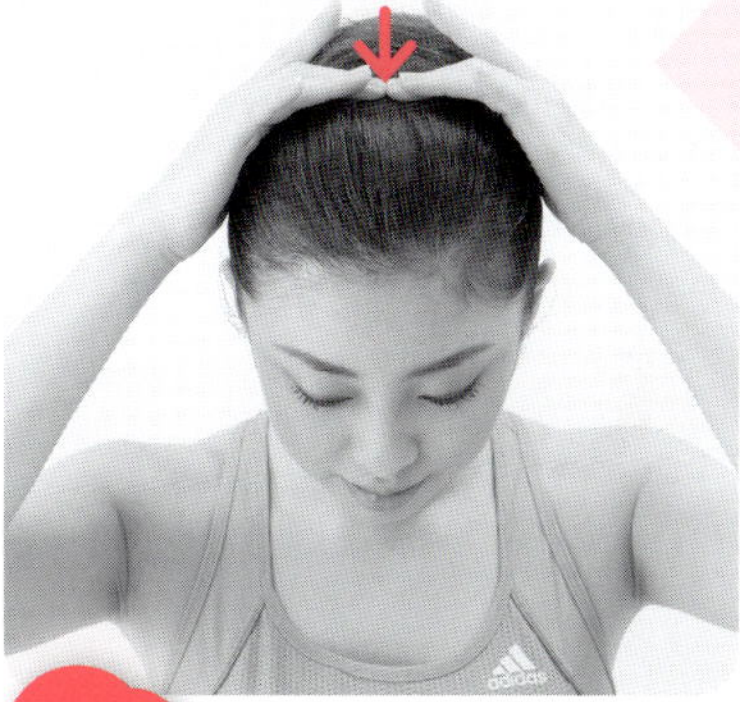

見つけ方

左右の耳の上端を結んだ線と、鼻の先端から頭頂部にまっすぐ伸ばした線が交わるところ。耳の上端を両手の親指で押さえ、頭頂部のほうへ中指を伸ばし、両手の中指の先がつながる部分。

押し方

両手の中指をツボに当て、頭の中心に向かってたたくようにやや強めに押す。

プラス1アドバイス

片頭痛はお風呂で悪化

　片頭痛は痛み以外にも、便秘や無気力が伴うつらい症状です。緊張性頭痛には、リラックス作用のあるお風呂が有効ですが、片頭痛は体を温めると逆効果です。コーヒーなど、痛みを抑える作用があるカフェインの入った飲み物を飲むようにしましょう。

歯痛

虫歯や歯ぐきの化膿などへの
鎮痛効果の高いツボで痛みをブロック。

歯痛は体調不良のサイン
鎮痛作用のあるツボでケアを

気圧が変化したり、体調が悪いときなど、急にズキズキと歯が痛くなることがあります。ふだんは痛くなかった歯が、風邪などによる免疫力の低下で、血流が悪くなり、痛みの誘発物質への感受性が高まって、もともとあった歯の疾患が発症してしまうからです。

虫歯や歯ぐきの化膿が、歯のなかやその周辺の神経を刺激して痛みとして感じるのが歯痛です。虫歯は、歯医者さんで根本的に治療するしかありませんが、鎮痛作用のあるツボで痛みを緩和させることができます。

人は、精神的に不安になると痛みに対して過敏になります。**合谷**は、歯痛以外に肩こり、慢性胃炎にも作用します。

歯痛にとっておき。鎮痛効果に優れたツボ

合谷《ごうこく》

見つけ方

手の甲側の親指と人差し指のつけ根の少し手前のくぼみ。手の甲を上にして指を自然に広げ、親指と人差し指の骨が接する部分をたどっていくとわかりやすい。

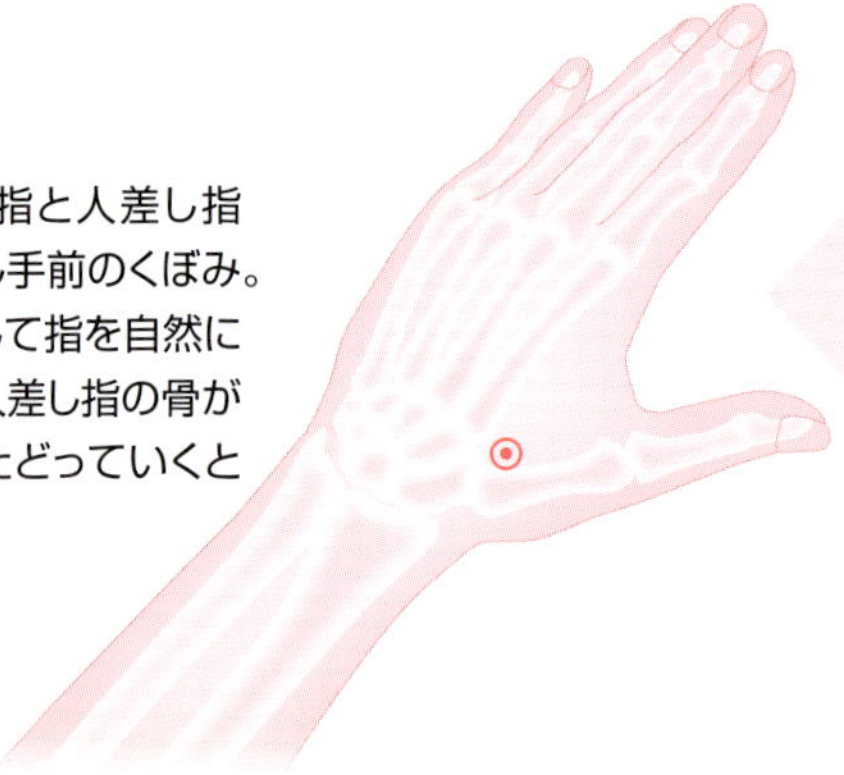

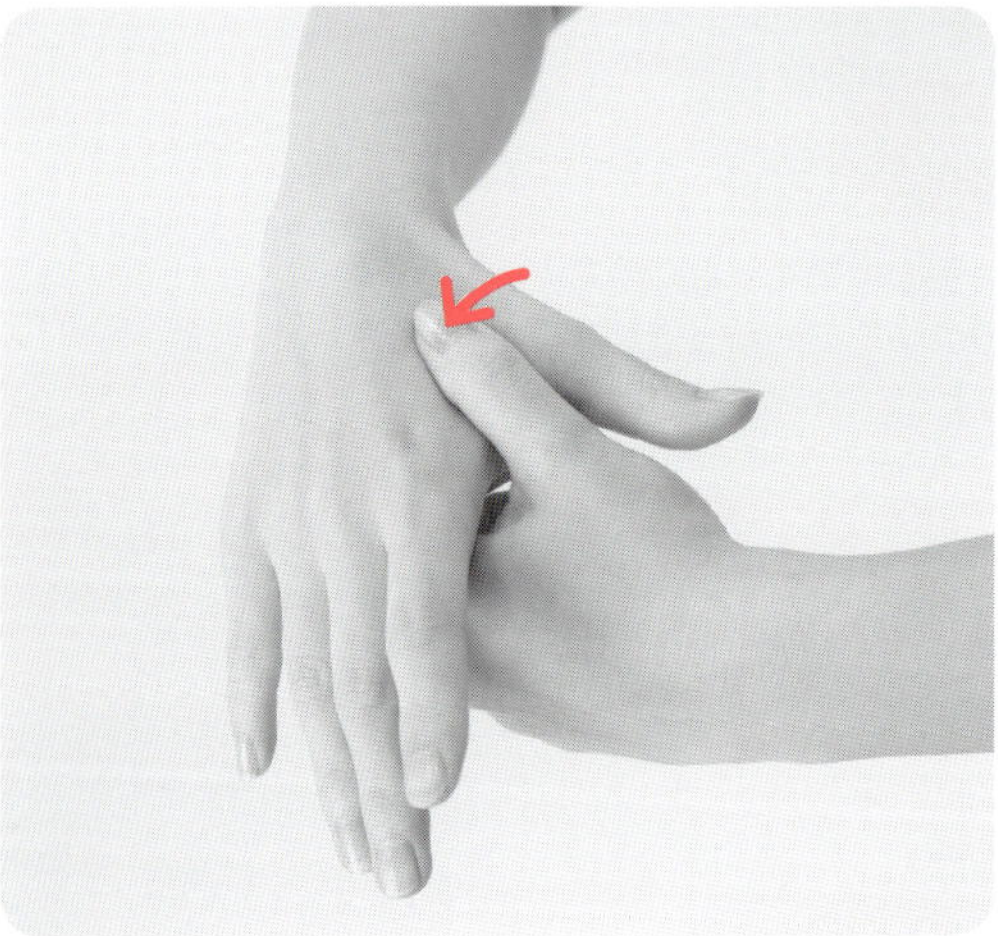

押し方

手の甲をつかむように親指の先をツボに当て、人差し指の骨に向けて押す。少し痛みを感じるくらいの刺激が効果的。左右同様に。

曲池《きょくち》

ズキズキとうずく痛みも和らげる

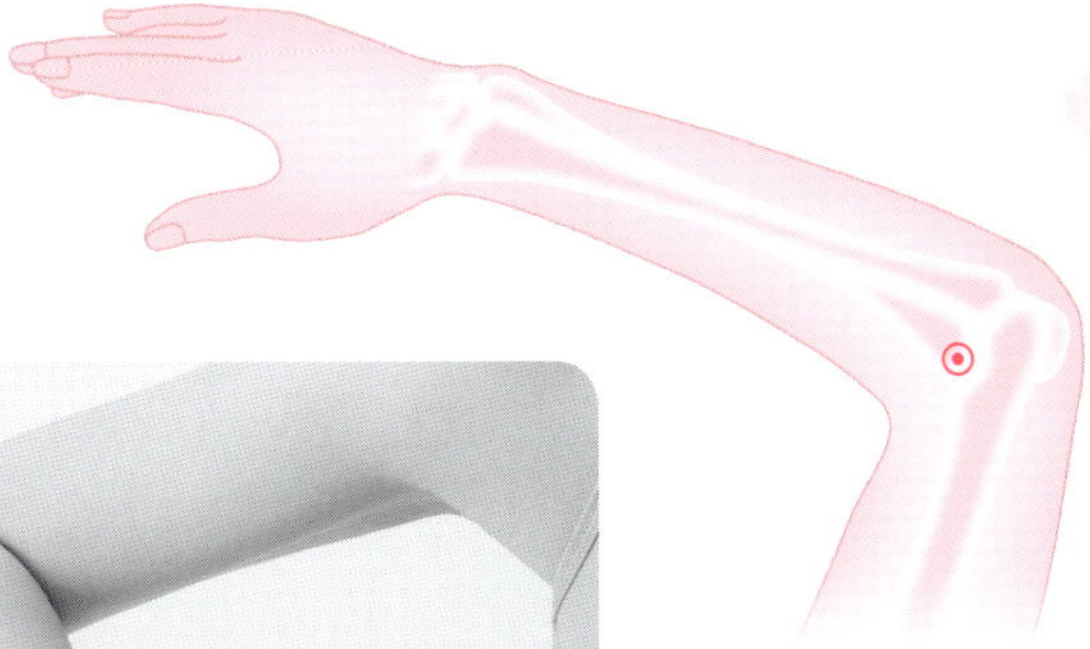

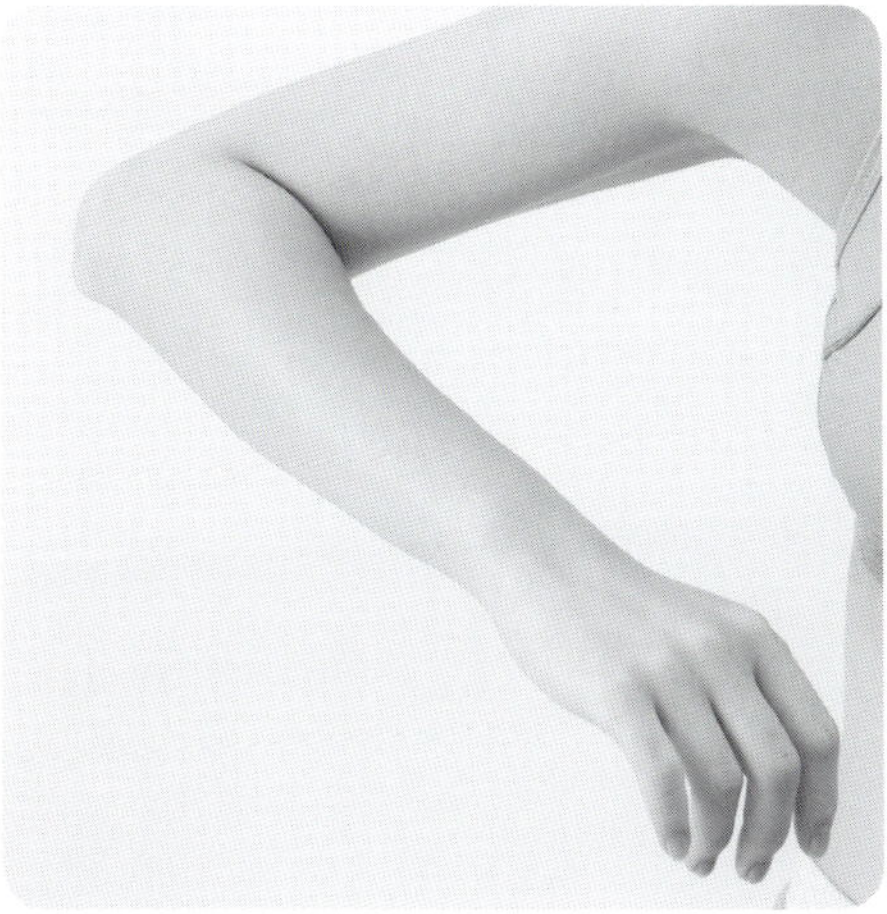

見つけ方

ひじの関節のキワにあるツボで、ひじを曲げたときにできる横ジワの、外側（親指側）の端にあるくぼみ。

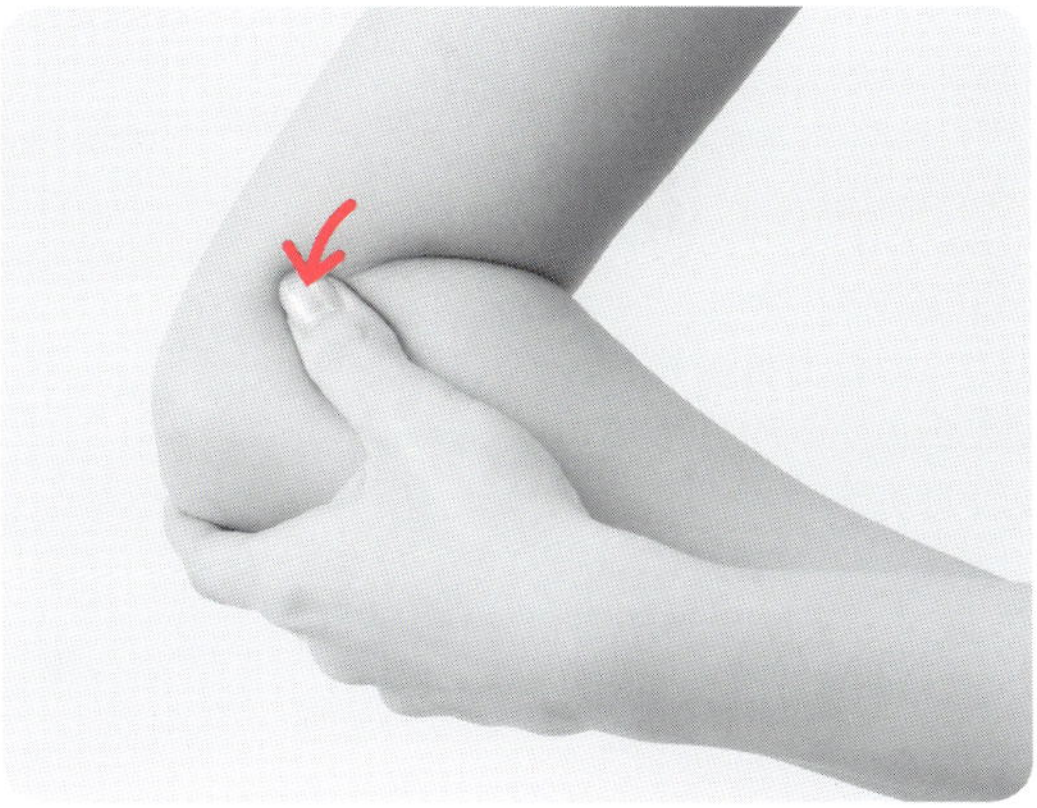

押し方

ひじを曲げて、反対側の手でひじをつかむようにして親指の腹をツボに当て、骨のキワを少し強めに押しもむ。左右同様に。

プラス1アドバイス

奥歯を噛むと胃腸が張る

力を込めるとぐっと奥歯にも力が入りますが、ストレスであごが緊張した状態になると、舌が上あごにくっついた反動で空気も飲み込まれます。通常の空気量50ccが300ccに達することもあり、胃もたれや膨満感の原因となります。意識して奥歯を緩めましょう。

二日酔い

吐き気やむかむか、頭痛など、二日酔いを改善して肝機能をアップ。

飲みすぎは禁物 自分の適量を知ること

アルコールを分解する能力を超えた量のお酒を飲むと、頭痛や嘔吐、喉の渇き、体の震えなどの症状が起こります。これが二日酔いですが、胃が空っぽの状態で大量のお酒を飲むと、アルコールが胃の粘膜を刺激して胃酸過多になり、胃炎も引き起こします。

足三里は胃の不調と疲労回復にも作用するツボです。肉体的には脱水症状を起こしている状態なので、まずはしっかり水分補給し、**足三里**と肝機能を高めて二日酔いに作用する**行間**を刺激してみましょう。肝臓でのアルコール分解には糖分も必要になるので、水分は利尿作用のあるカフェインを含むお茶などよりも、スポーツドリンクがおすすめです。

足三里 あしさんり

胃の働きを調整して吐き気やむかむかを解消

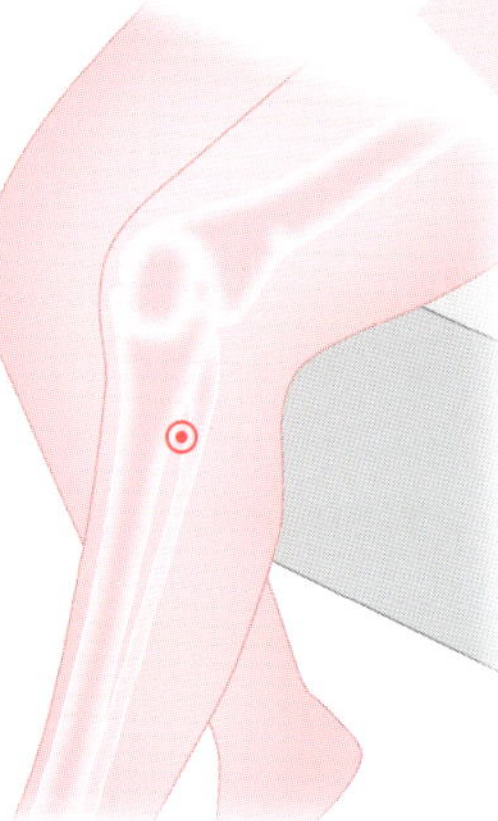

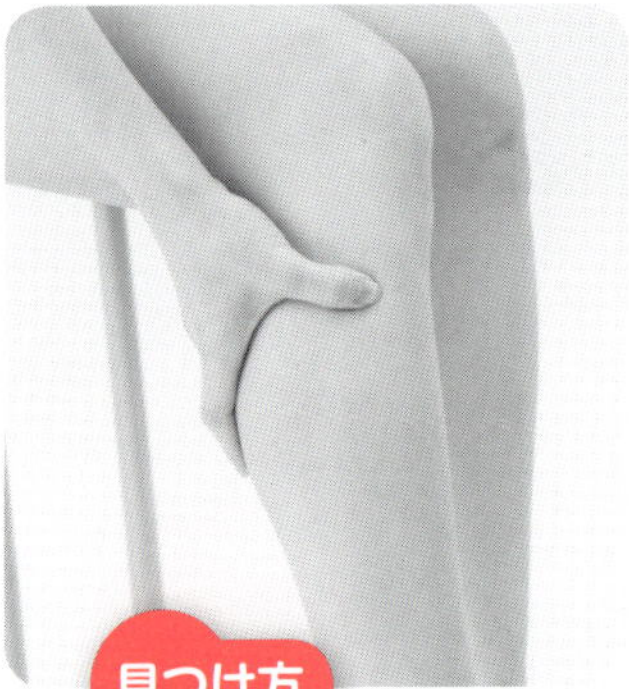

見つけ方

向こうずねの外側で、ひざのお皿のすぐ下から指幅4本分下にある、ひざ下の2本の骨が接しているV字のくぼみ。お皿の下に人差し指の端を合わせ、つま先方向に指4本を当てるとわかりやすい。

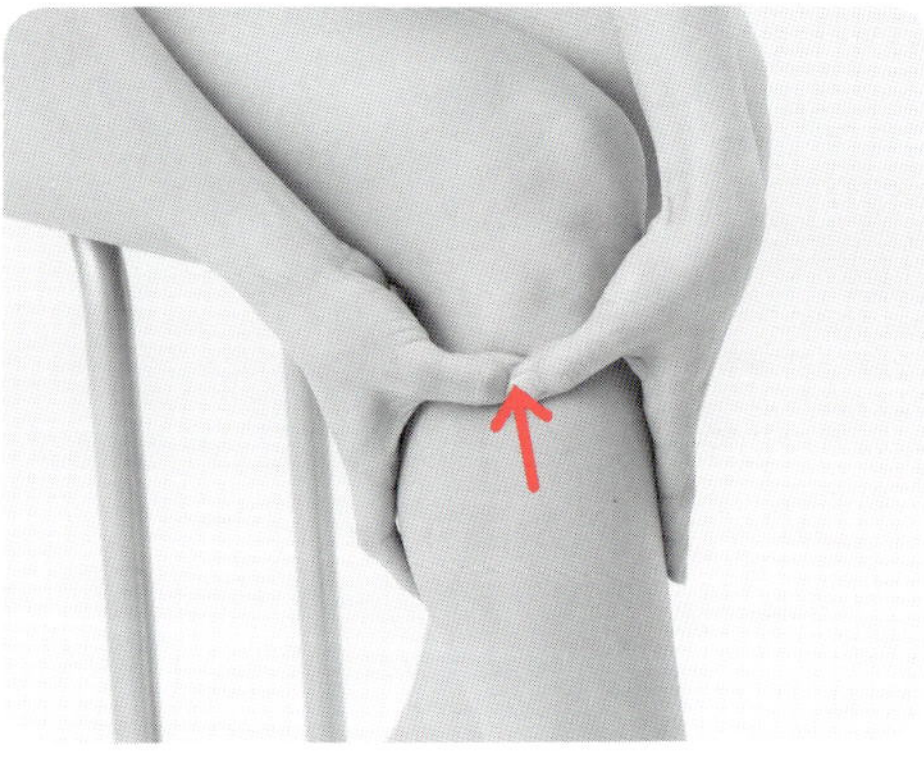

押し方

ふくらはぎを両手のひらで包み、親指の腹を重ねてツボに当て、ひざのほうに引き寄せるようにして力を入れてやや強めに押す。左右同様に。

行間《こうかん》

解毒作用を高めて疲れた肝臓を助ける

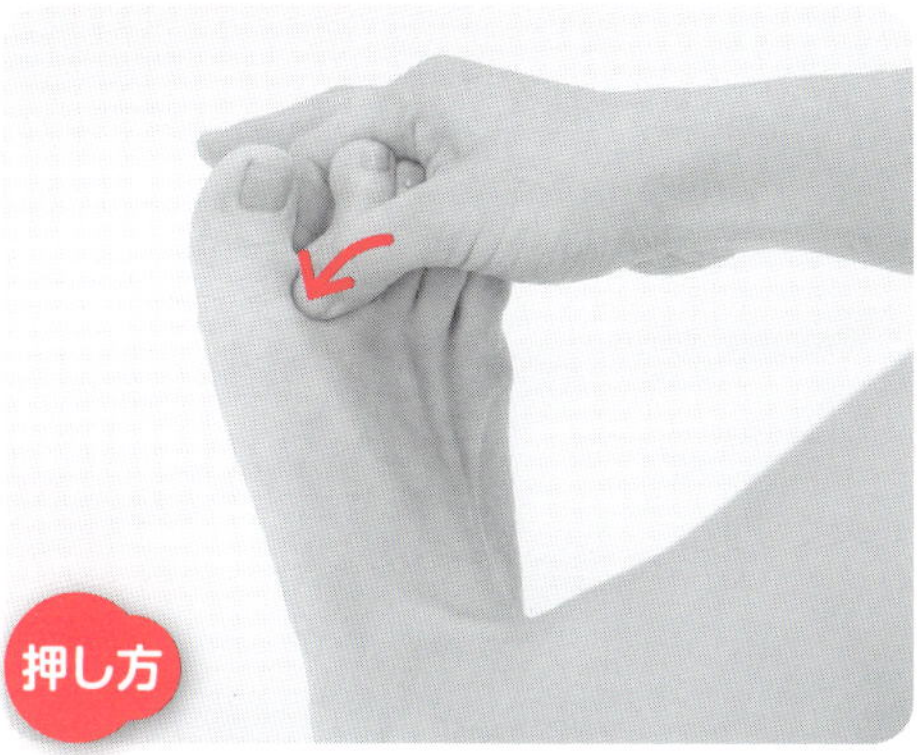

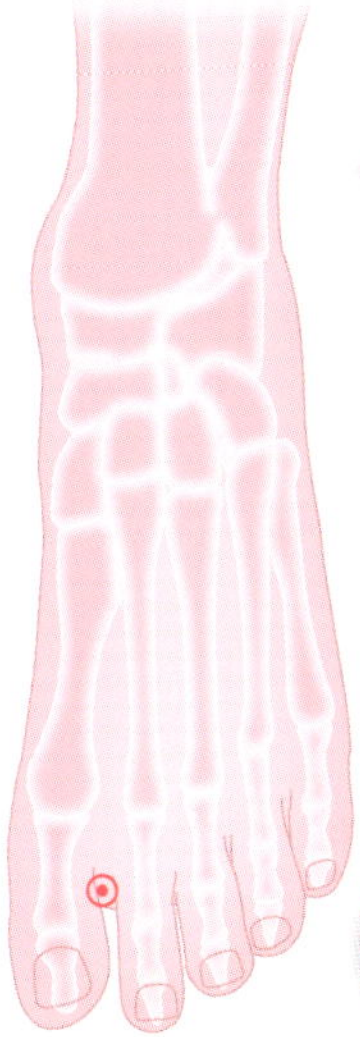

押し方

親指の腹をツボに当て、気持ちいいと感じる強さで押す。あるいは、水かき部分を親指と人差し指でつまむようにして、もみほぐす。左右同様に。

見つけ方

足の甲側で、親指と人差し指のあいだにある、いわゆる水かきの部分でくぼんでいるところ。

湧泉《ゆうせん》

全身の血行を促進し、胃と肝臓の機能を改善

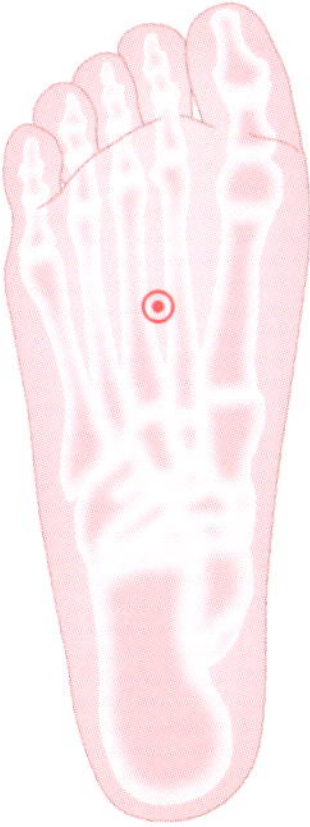

見つけ方

足裏の中央より指寄りで、親指側のつけ根のふくらみと小指側のふくらみのあいだにできる「人」の字の交わるところ。足の指を曲げると、2つのふくらみの交わりが出やすくなる。

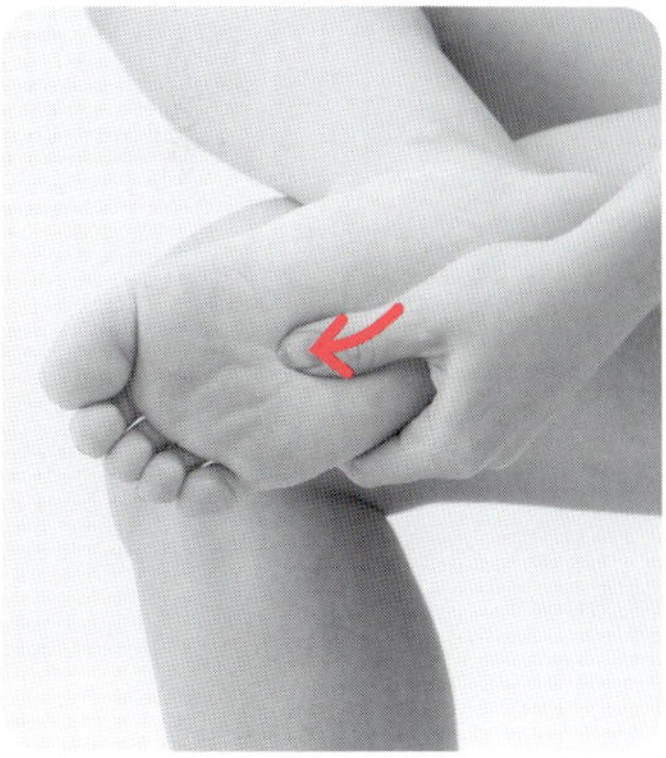

押し方

足の甲を手のひらで抱えて親指の腹をツボに当て、くぼみの縁を足先に向かって少し強めに押し上げる。両手の親指を重ねて押してもよい。左右同様に。

プラス1アドバイス

上手にお酒を飲むポイント

良質なたんぱく質は、アルコール処理能力を高めます。アルコールを飲む前におすすめなのが、胃壁に脂肪膜をつくってアルコール吸収を穏やかにする乳製品。また、アルコール分解を助けるウコン。梅干しなどのクエン酸も肝機能がアップします。

風邪、喉の痛み

鼻水、咳、痰、熱など、ウイルスに対する感染防御システムを向上。

感染への防御機能をUP 全身の疲労回復を促す

風邪は、鼻や喉に粘膜が微生物に感染したことによって起こる急性の炎症です。原因の約9割がウイルスによるもので、その数は200種類以上ともいわれています。ウイルスに感染すると、体は異物を出そうとしてくしゃみ、鼻水、咳、痰を、そして、ウイルスと戦うために炎症を起こすのが鼻づまりや喉の痛みです。

これらの症状は、感染防御システムによる反応ですが、空気が乾燥したり、ストレスが続くと、鼻や喉の粘膜が乾燥して防御機能が低下し風邪を引きやすくなります。

活力が湧き出る**湧泉**への刺激で、全身の疲労も緩和しながら、喉や気管に作用する**魚際**のツボで咳や痰を切ります。

魚際《ぎょさい》

呼吸器系のツボを刺激して痛みや炎症を抑制

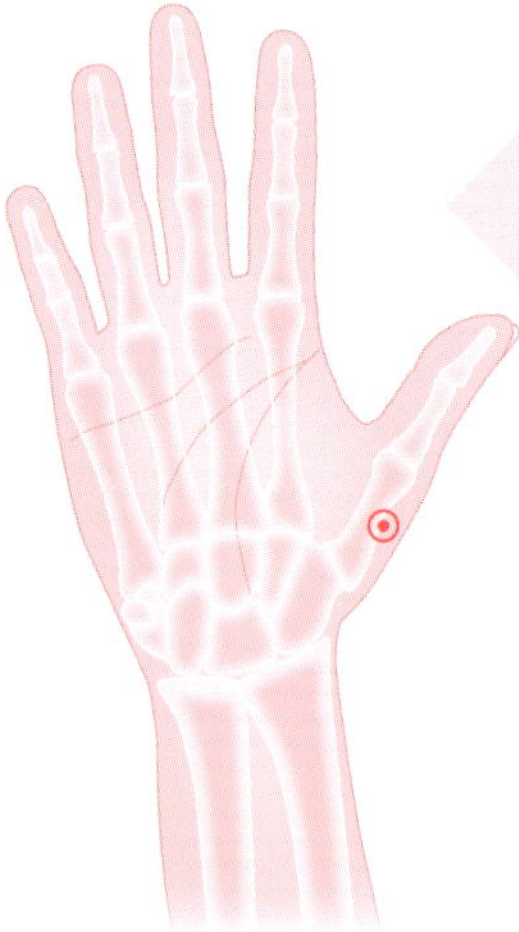

見つけ方

手のひらの親指のつけ根にあるふくらみの中央。親指の骨（第1中手骨）の下端外側の、くぼんでいるところ。

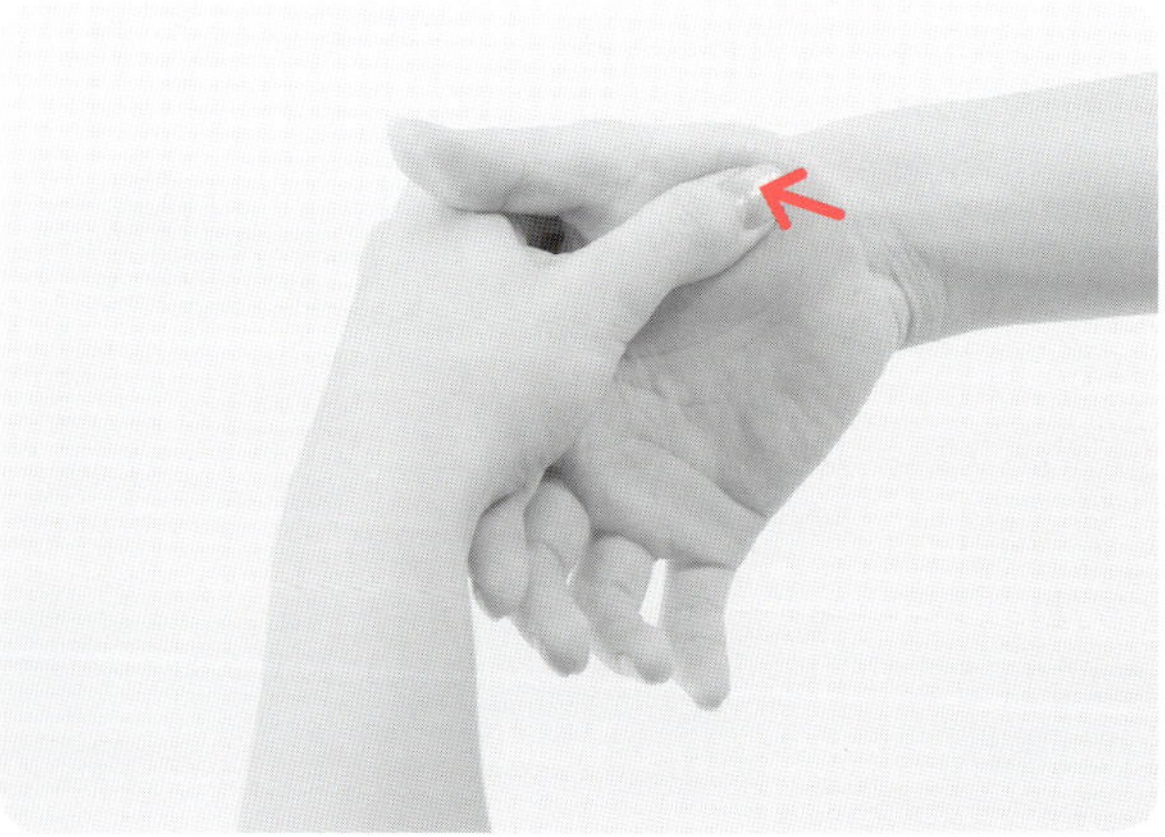

押し方

手首をつかむようにして親指の腹をツボに当て、垂直に押したり、ぐりぐりと円を描くようにして強めに押しもむ。左右同様に。

湧泉
ゆうせん

新陳代謝を促して全身の疲労を回復させる

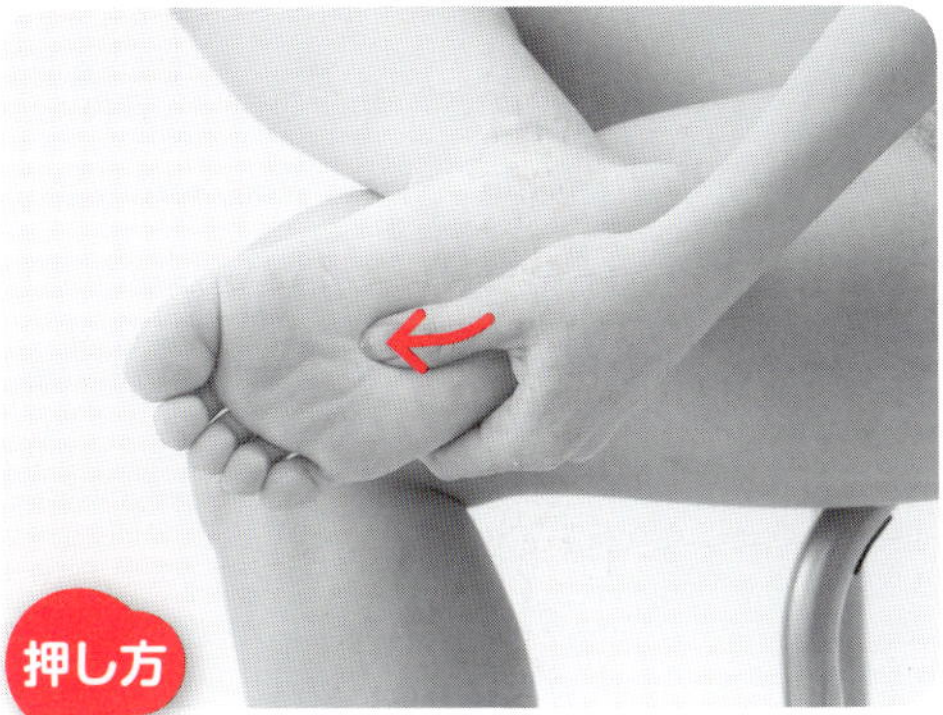

押し方

足の甲を手のひらで抱えて親指の腹をツボに当て、くぼみの縁を足先に向かって少し強めに押し上げる。両手の親指を重ねて押してもよい。左右同様に。

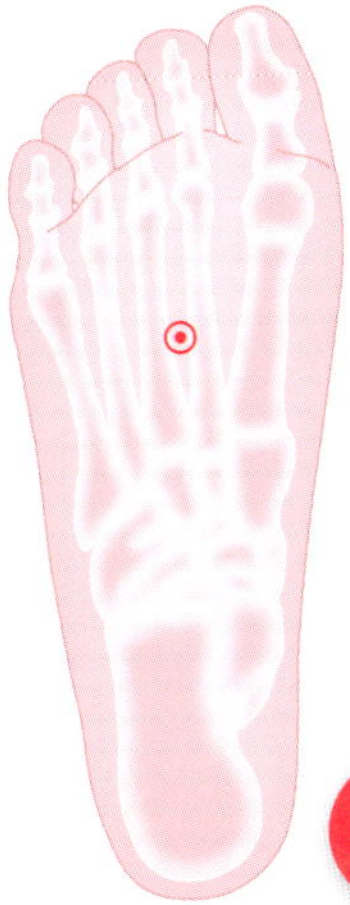

見つけ方

足裏の中央より指寄りで、親指側のつけ根のふくらみと小指側のふくらみのあいだにできる「人」の字の交わるところ。足の指を曲げると、2つのふくらみの交わりが出やすくなる。

合谷
ごうこく

抵抗力を高め、痛みや炎症を鎮める

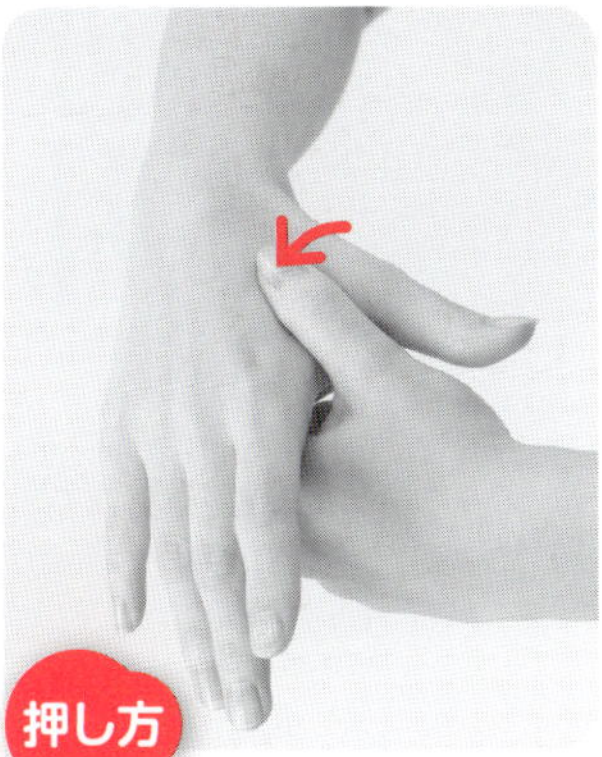

押し方

手の甲をつかむように親指の先をツボに当て、人差し指の骨に向けて押す。少し痛みを感じるくらいの刺激が効果的。左右同様に。

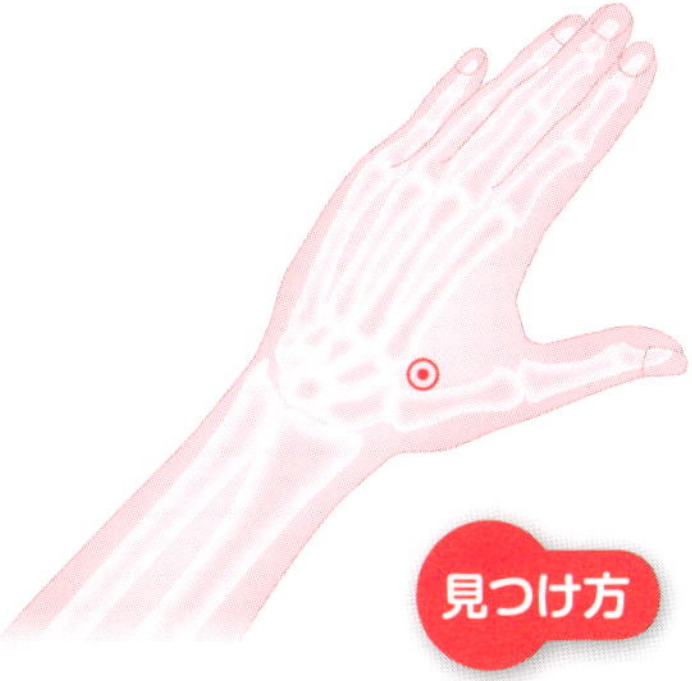

見つけ方

手の甲側の親指と人差し指のつけ根の少し手前のくぼみ。手の甲を上にして指を自然に広げ、親指と人差し指の骨が接する部分をたどっていくとわかりやすい。

プラス1アドバイス

風邪をやっつける食材

体をなかから温めると、免疫細胞が活性化してウイルスに負けない体をつくります。体を温めるしょうがは、抗炎症作用で喉の痛みを緩和します。にんにくは、風邪の予防や疲労回復、血中脂肪の燃焼促進、コレステロール値の抑制、新陳代謝の活性化と万能食材です。

鼻水、鼻づまり

自律神経系に作用し、内分泌系を調整して鼻水と鼻づまりを軽減。

病原菌を除去する鼻粘膜と鼻の機能を高めるツボ

鼻は顔の中央にあり、非常に重要な役目を果たしています。病原菌の8割は鼻の粘膜で吸着除去されます。呼吸の8割を鼻で行うのが正常といわれ、詰まっていると不快で集中力がダウンするだけではなく、口呼吸で口腔内が乾燥し、体の防衛基地といわれる扁桃腺にもダメージを与えます。

嗅覚は五感のなかでも本能と強く結びついた生命活動の要です。鼻呼吸がきちんとできれば、脳が活性化されて免疫力もアップするといわれています。

睛明への刺激で、鼻周辺の血行をよくして粘膜の炎症を改善します。**百会**は自律神経系に作用し、内分泌系を調節して、鼻の諸症状を改善するツボです。

鼻粘液の機能を高めて鼻の通りをよくする

睛明《せいめい》

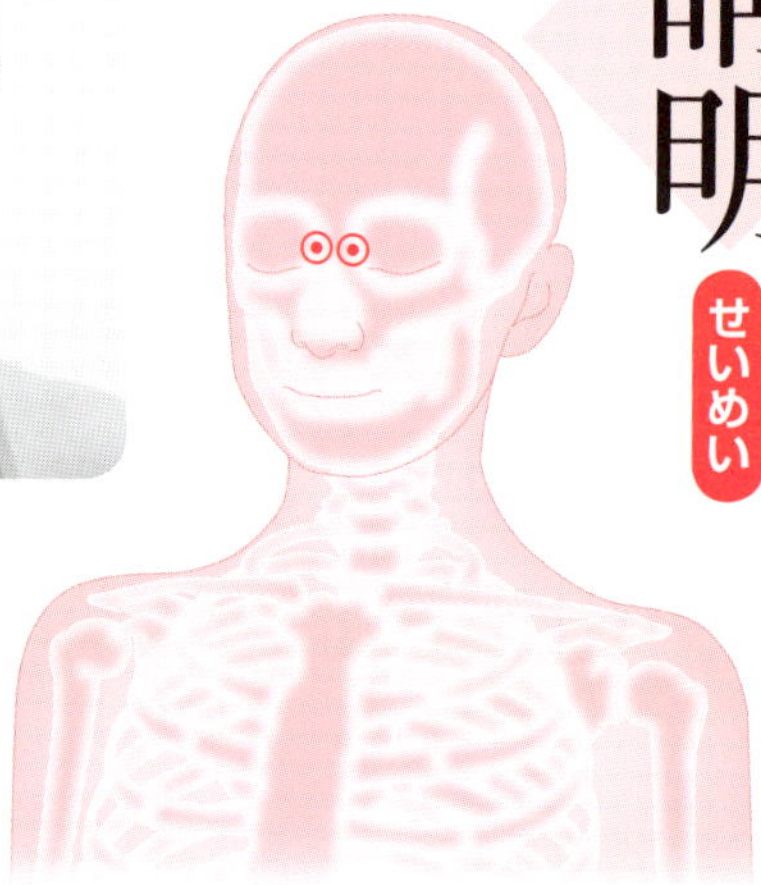

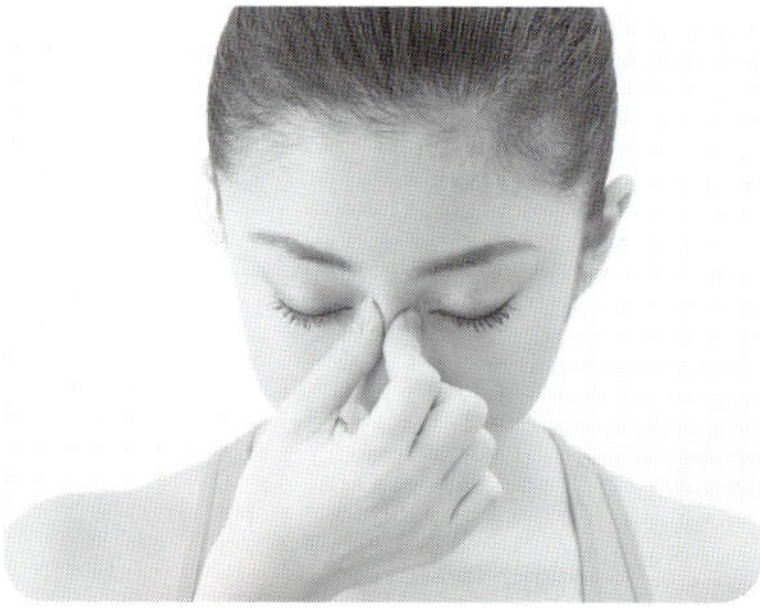

見つけ方

左右の目頭の上の、やや鼻よりのところにあるくぼみ。目頭の先端を押してみて、ツーンとしみるような鈍い「ひびき」が走る点が睛明。

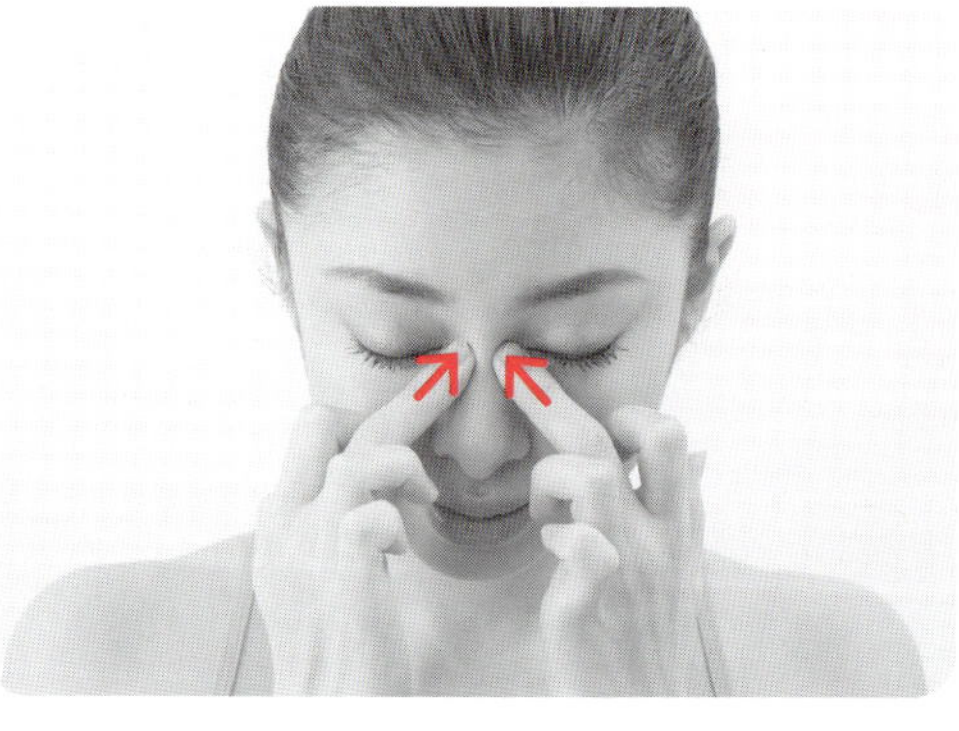

押し方

目を閉じて、両手の中指の腹をツボに当て、くぼみの奥に指が入っていくようなイメージで押す。眼球を押さないように注意。

百会《ひゃくえ》

自律神経に働きかけ、鼻まわりの血行不良を解消

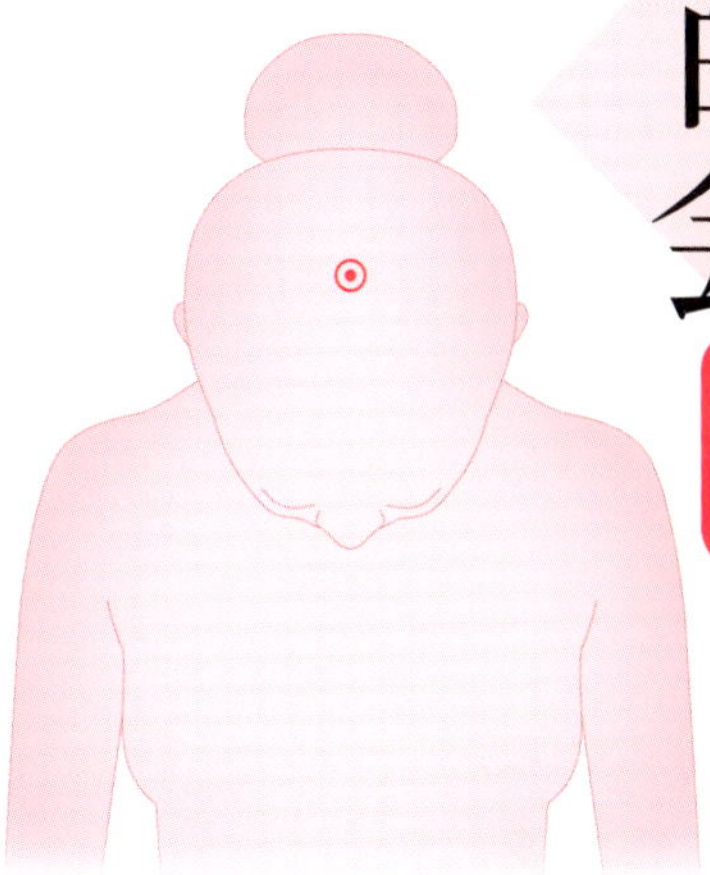

見つけ方

左右の耳の上端を結んだ線と、鼻の先端から頭頂部にまっすぐ伸ばした線が交わるところ。耳の上端を両手の親指で押さえ、頭頂部のほうへ中指を伸ばし、両手の中指の先がつながる部分。

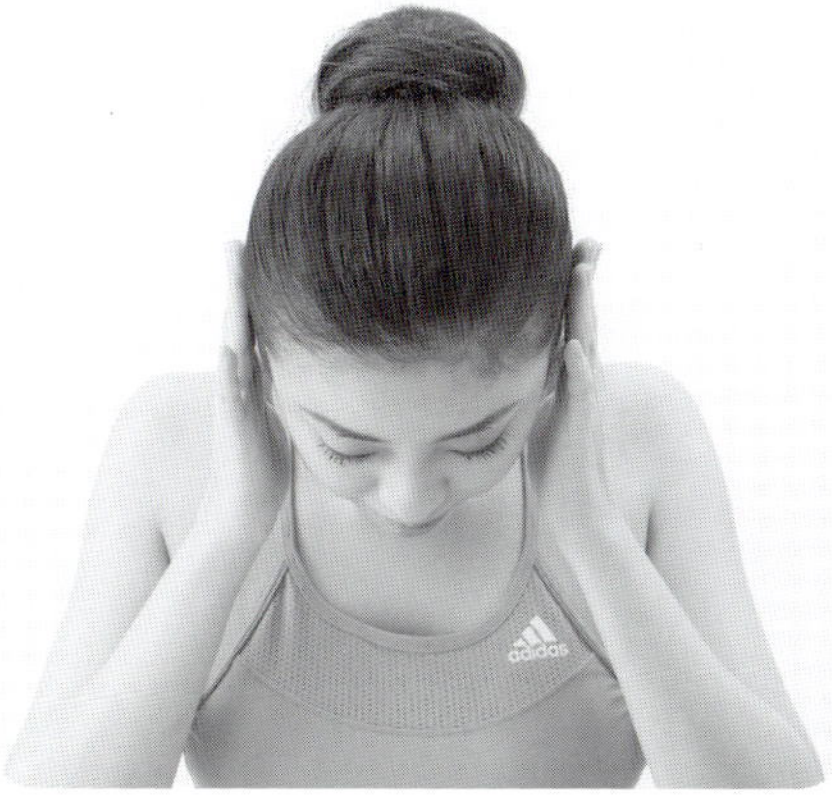

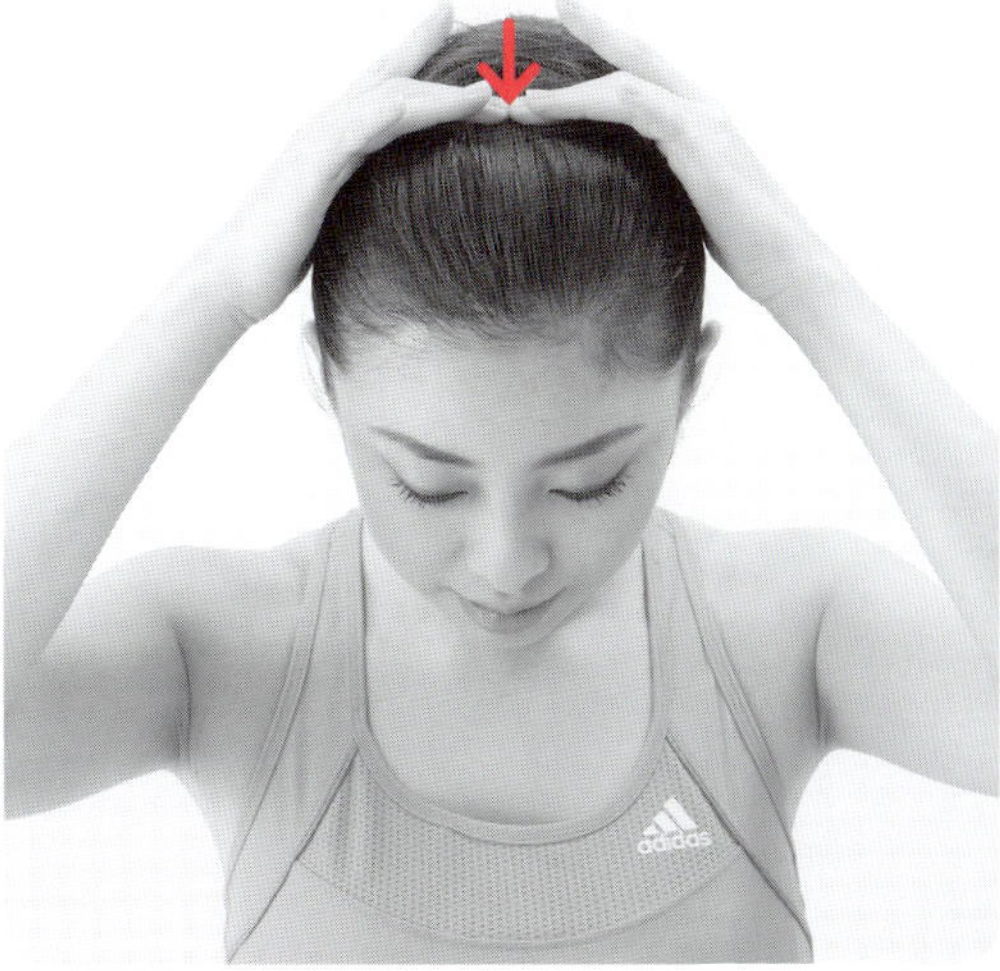

押し方

両手の中指をツボに当て、頭の中心に向かってたたくようにやや強めに押す。

プラス1アドバイス

蒸しタオルやアロマで緩和

蒸しタオルで鼻を温めると、鼻粘膜の血流を改善し、鼻炎症状を緩和します。また、応急処置にアロマも有効です。スーッとした強い清涼感のあるペパーミントは、鼻づまりを緩和するうえに鎮静効果もあり、精神的な緊張を和らげ、心身をリラックスさせます。

咳、痰

睡眠を妨害する不快な咳と痰。
喉を楽にして、ストレスなくスムーズな排出を促す。

止まらない夜の咳に鎮静作用のツボを刺激

痰は、体内に侵入してきたホコリやウイルスなどと戦った白血球の死骸にだ液が混じって吐き出されたものです。健康な人でも一日100㎖ほど分泌され、通常はストレスなく無意識に飲み込んでいます。なかなか痰が出ないのは、風邪や喘息といった病気が原因です。

咳は、粘り気のある痰が過剰に分泌されて、それを排出しようと反射的に起こる作用です。咳1回で2㎉と、非常に体力を消耗し、熟睡もできないので大きなストレスになります。気管支喘息や肺結核では、就寝後や夜明け前に咳が出やすくなります。

全身の症状に効く**合谷**と**足三里**への刺激で、咳や痰を鎮めます。

合谷

ごうこく

喉の水分を調節して痛みと炎症を抑える

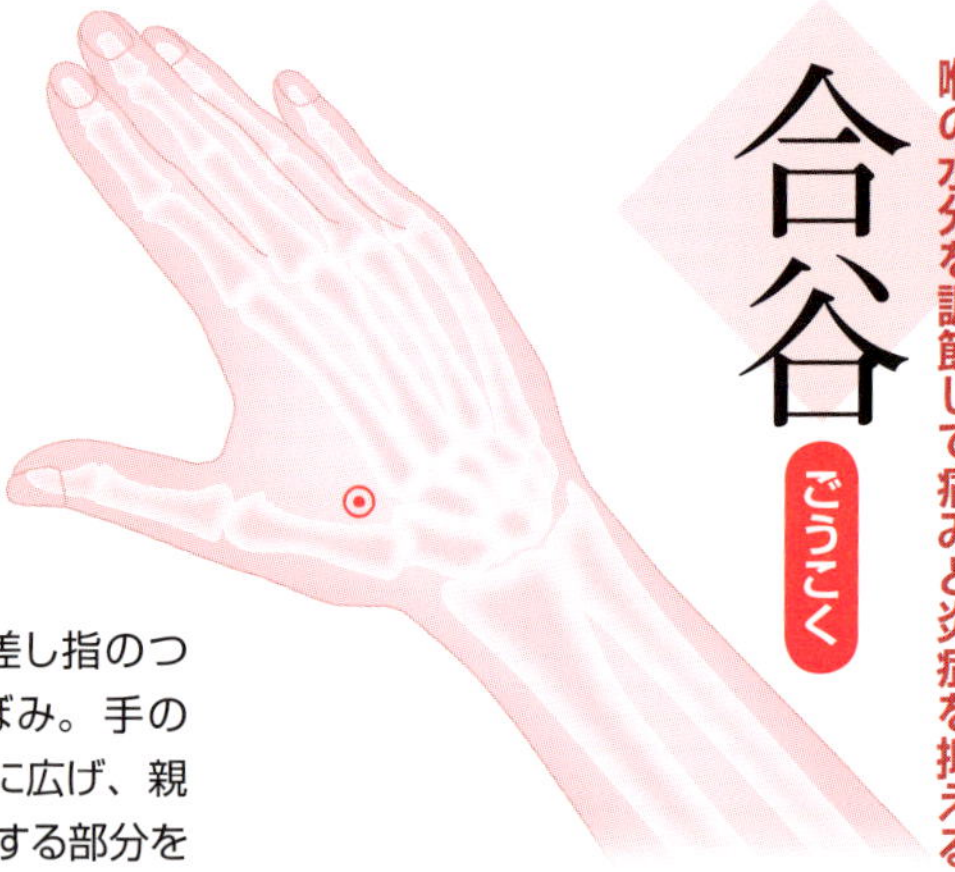

見つけ方

手の甲側の親指と人差し指のつけ根の少し手前のくぼみ。手の甲を上にして指を自然に広げ、親指と人差し指の骨が接する部分をたどっていくとわかりやすい。

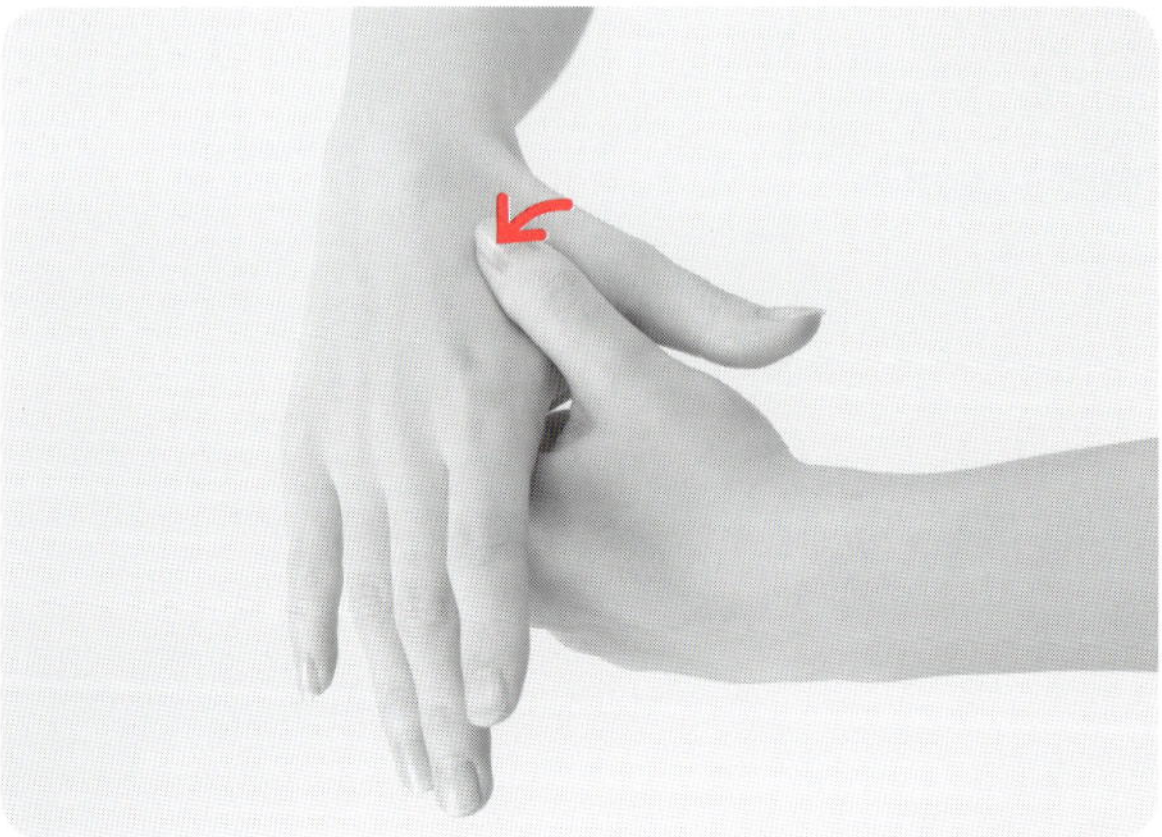

押し方

手の甲をつかむように親指の先をツボに当て、人差し指の骨に向けて押す。少し痛みを感じるくらいの刺激が効果的。左右同様に。

足三里

あしさんり

呼吸器系の症状を緩和して咳や痰を解消

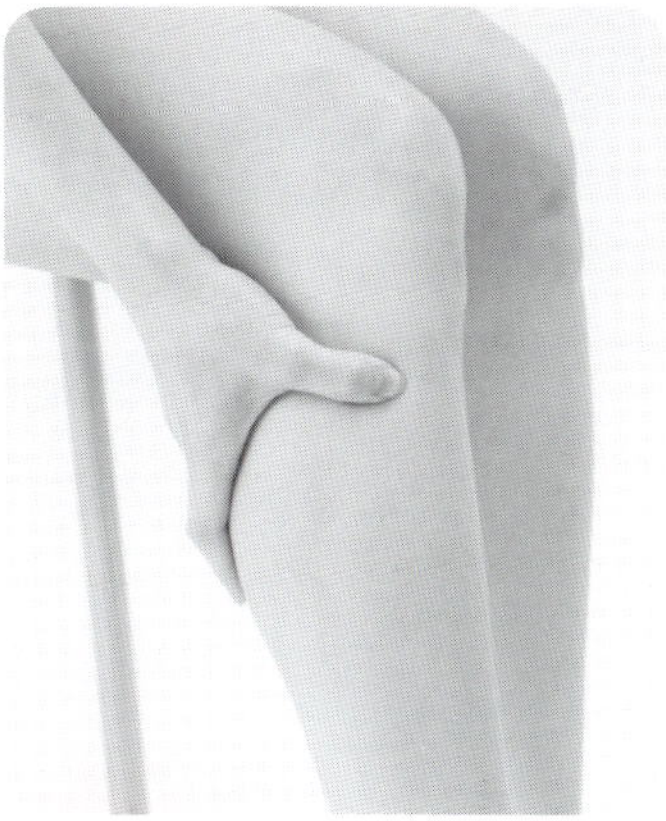

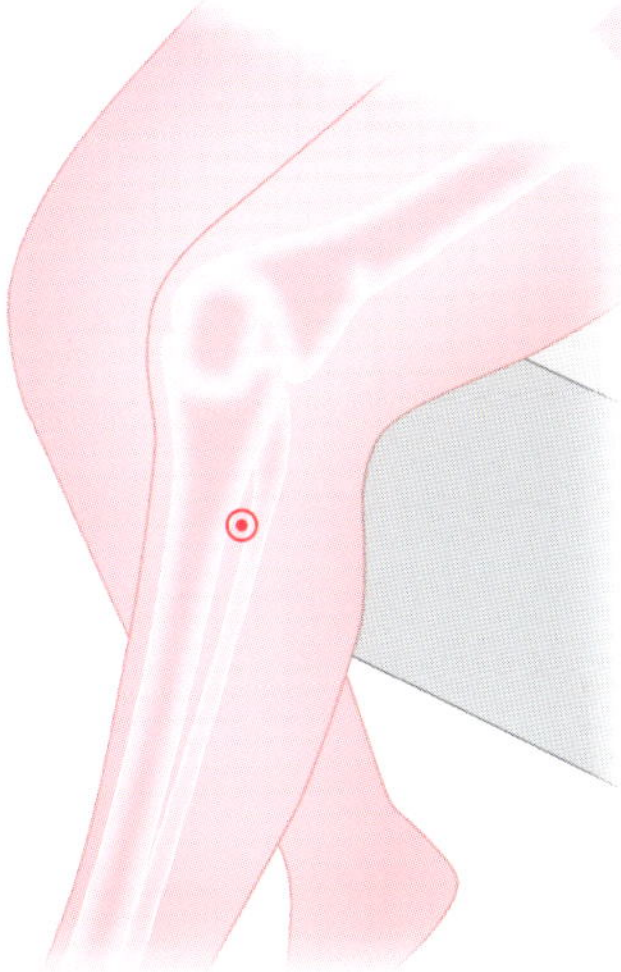

見つけ方

向こうずねの外側で、ひざのお皿のすぐ下から指幅4本分下にある、ひざ下の2本の骨が接しているV字のくぼみ。お皿の下に人差し指の端を合わせ、つま先方向に指4本を当てるとわかりやすい。

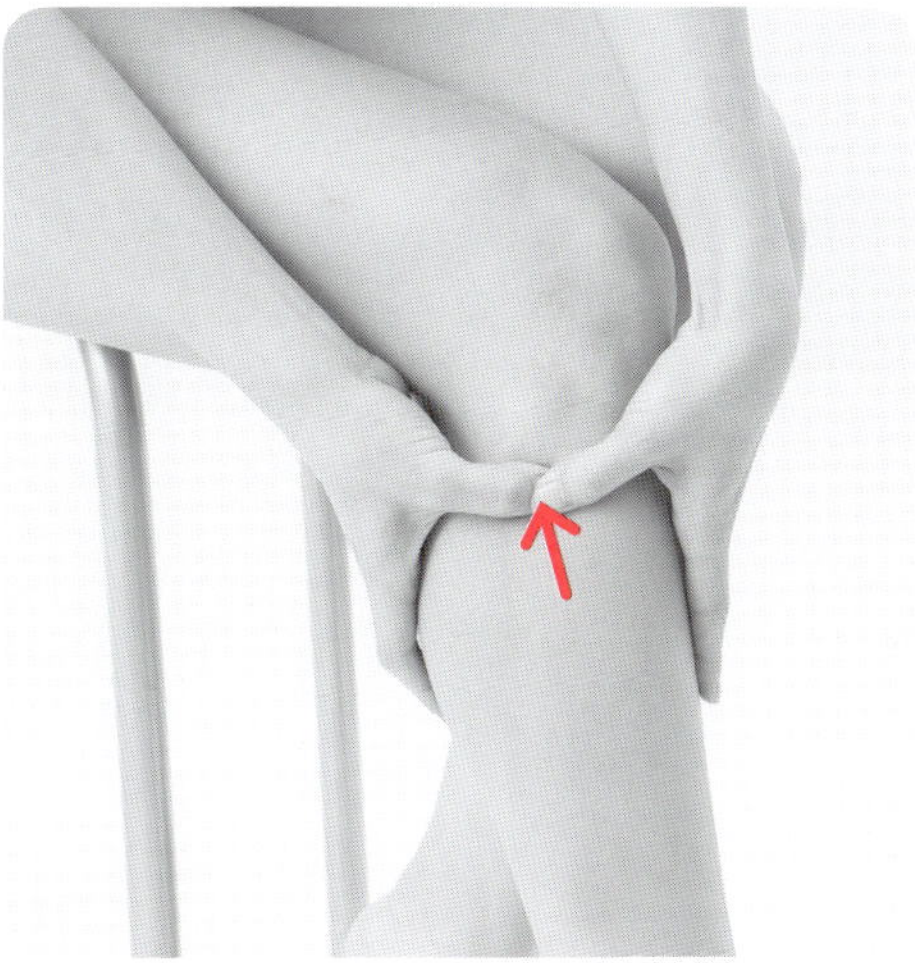

押し方

ふくらはぎを両手のひらで包み、親指の腹を重ねてツボに当て、ひざのほうに引き寄せるようにして力を入れてやや強めに押す。左右同様に。

プラス1アドバイス

民間療法のかりん咳止め

昔から咳止め、痰に、かりんが利用されてきました。種子に含まれるアミグダリンという成分が、加水分解して薬用成分に変わり、優れた効果を発揮します。かりんは生では食べられないので、砂糖漬けやジャム、かりん酒がおすすめ。疲労回復にも効果的です。

食欲不振

夏バテやうつ、更年期障害、消化器系の不調などによって起こる食欲不振に。

胃腸の調子を整え消化機能を回復させる

合谷《ごうこく》

精神的ストレスの影響大
胃腸を活性化するツボ押しを

心身ともに元気に過ごすためにも、食べることは非常に重要です。

食欲とは、脳や胃腸、ホルモン、自律神経系などによって複雑なしくみでコントロールされています。とくに副交感神経には、消化器官の働きを活発にさせる役割があります。うつ病や更年期障害になると摂食障害が出やすいのは、食欲は環境の変化やストレスによって、大きな影響を受けやすいからです。体内時計とも深く関わり、不規則な生活が続くと空腹のサインが伝わりにくくなります。

合谷は内臓の不調を回復させ、**神門**は副交感神経に作用して食欲不振だけではなく、食べすぎや不安による胸の苦しさ、イライラにも効果を発揮します。

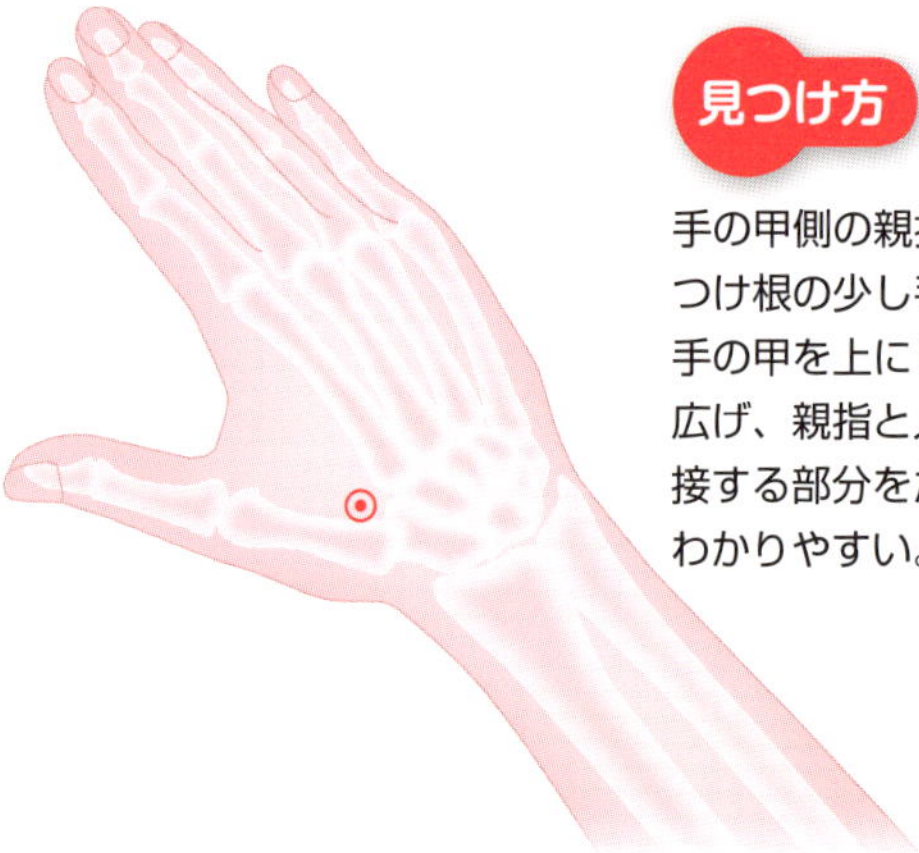

見つけ方

手の甲側の親指と人差し指のつけ根の少し手前のくぼみ。手の甲を上にして指を自然に広げ、親指と人差し指の骨が接する部分をたどっていくとわかりやすい。

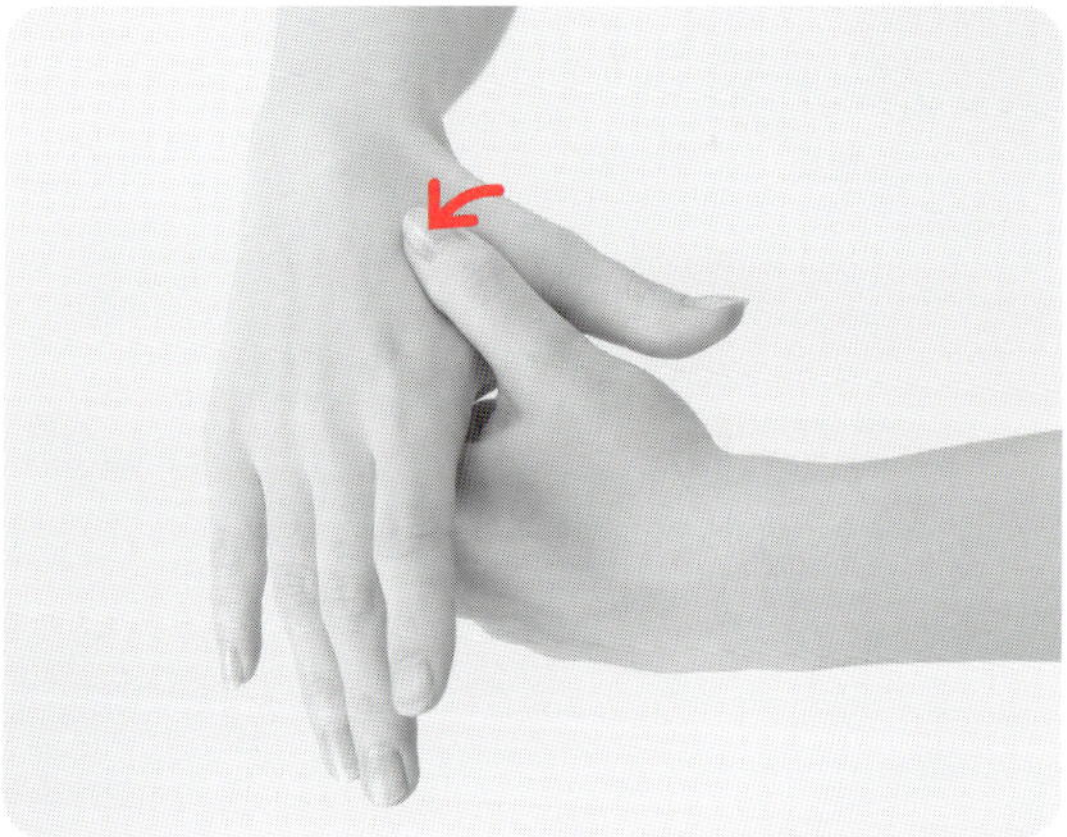

押し方

手の甲をつかむように親指の先をツボに当て、人差し指の骨に向けて押す。少し痛みを感じるくらいの刺激が効果的。左右同様に。

神門

しんもん

自律神経に作用して胃腸を元気にする

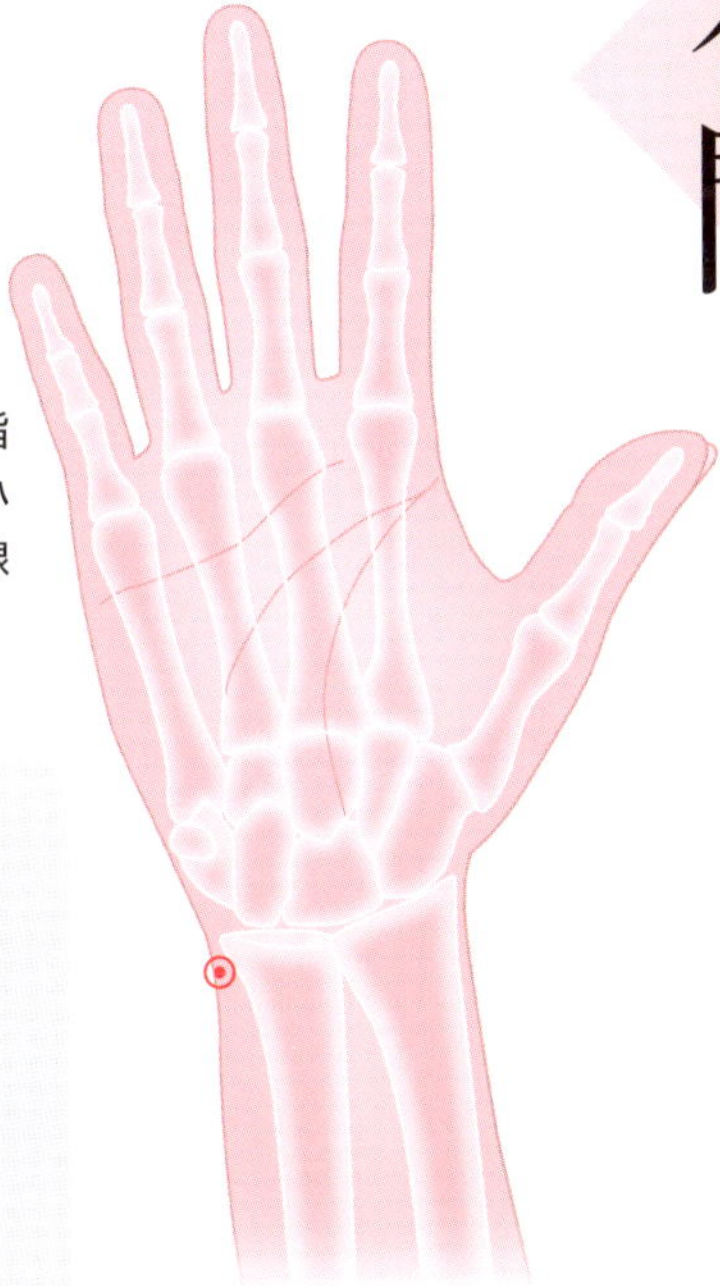

見つけ方

手首の内側にできる横ジワの小指寄りで、くぼんでいるところ。小指の骨をたどっていくと手首の線に交わるのでわかりやすい。

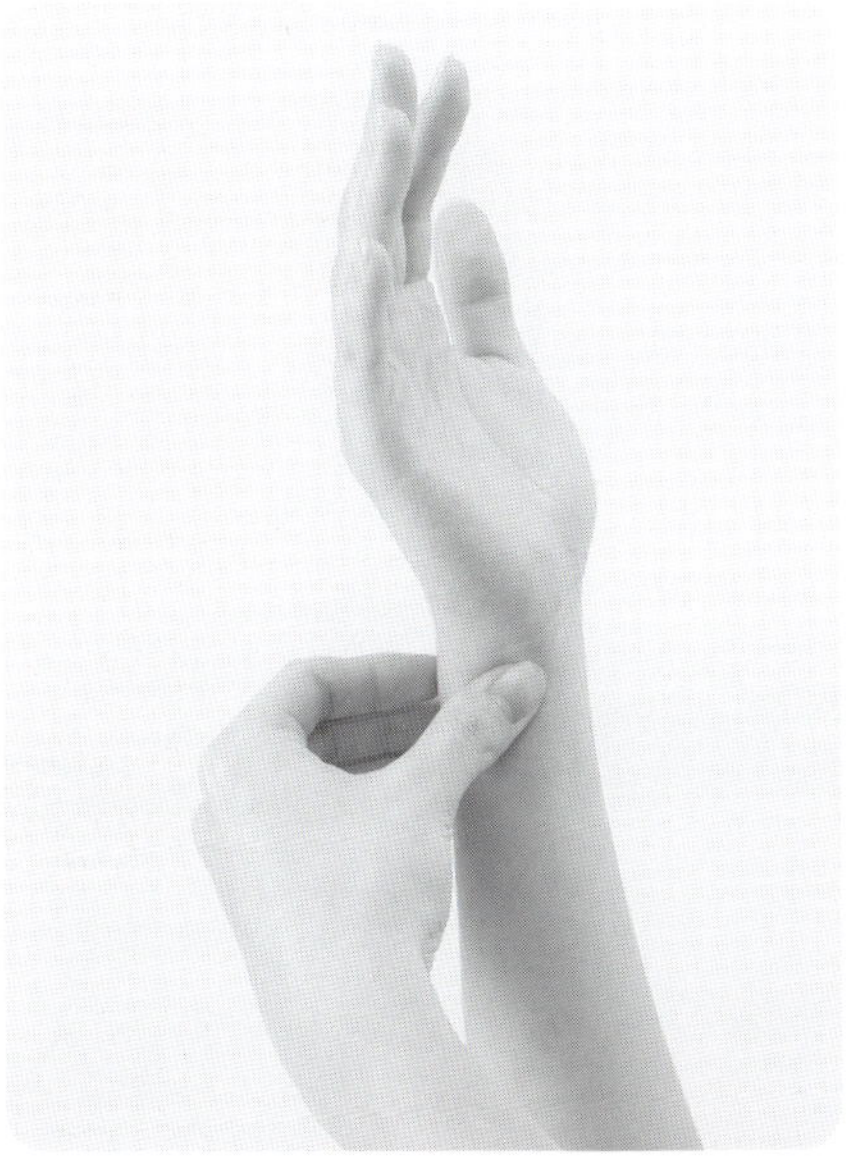

押し方

手首をつかむように親指の先をくぼみのなかに押し込むようにして、少し軽く長めに押す。左右同様に。

プラス1アドバイス

食欲が出てくる梅干しパワー

梅干しは、昔から「医者いらず」といわれるほど薬効が高く、見ただけでだ液があふれてきます。その脳への刺激で、胃液の分泌も促進されます。梅干しに含まれるカテキン酸は整腸作用があり、クエン酸は代謝機能をスムーズにして老廃物を体外に排泄し、疲労を回復させます。

胸やけ、胃もたれ、膨満感

ストレスや暴飲暴食が原因で、内臓機能が低下したことによるさまざまな不調に。

副交感神経が支配する胃ツボ刺激で胃腸機能をUP

胸やけは胃酸の逆流によるもので、暴飲暴食や過度なストレスなどが原因で胃酸が過剰に分泌されて起こります。

胃もたれも胃酸の過剰分泌が原因で、胃酸が増えると腸で酸の中和が間に合わなくなり、「食べ物を口に入れないで」という指令によって胃の動きが止まり、消化不良となって胃もたれが起こります。

膨満感はふだんの生活でよくある症状で、そんなに食べていないのにお腹が張った感じで痛みも伴います。食べるときに一緒に飲む込む空気や疲労の蓄積で、内臓機能が低下したことが原因です。

神門は、緊張や不安、ストレスで交感神経が優位になった自律神経のバランスを整え、消化器系に作用するツボです。

神門《しんもん》

交感神経の高ぶりを抑え胃腸の働きを整える

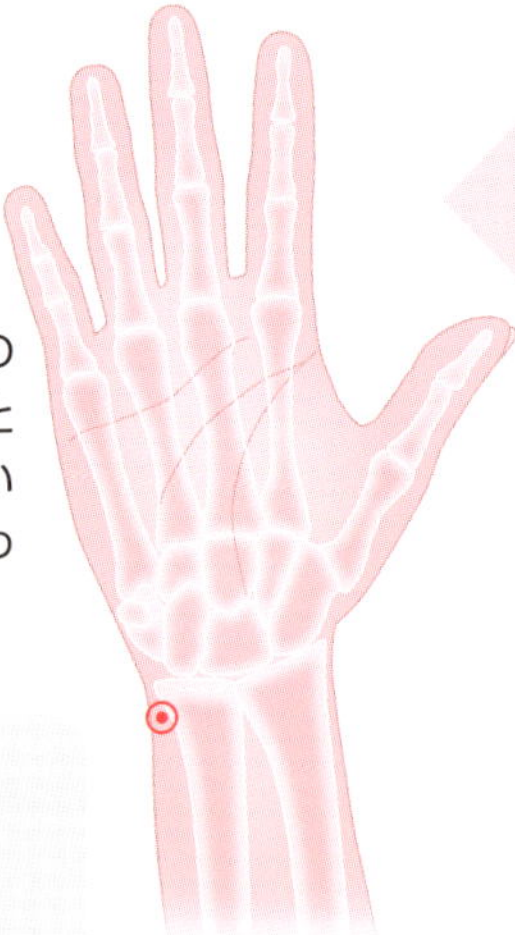

見つけ方

手首の内側にできる横ジワの小指寄りで、くぼんでいるところ。小指の骨をたどっていくと手首の線に交わるのでわかりやすい。

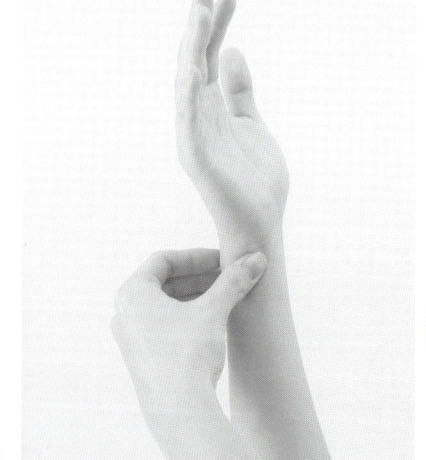

押し方

手首をつかむように親指の先をくぼみのなかに押し込むようにして、少し軽く長めに押す。左右同様に。

膻中

だんちゅう

気分を落ち着かせ胃の不快症状を和らげる

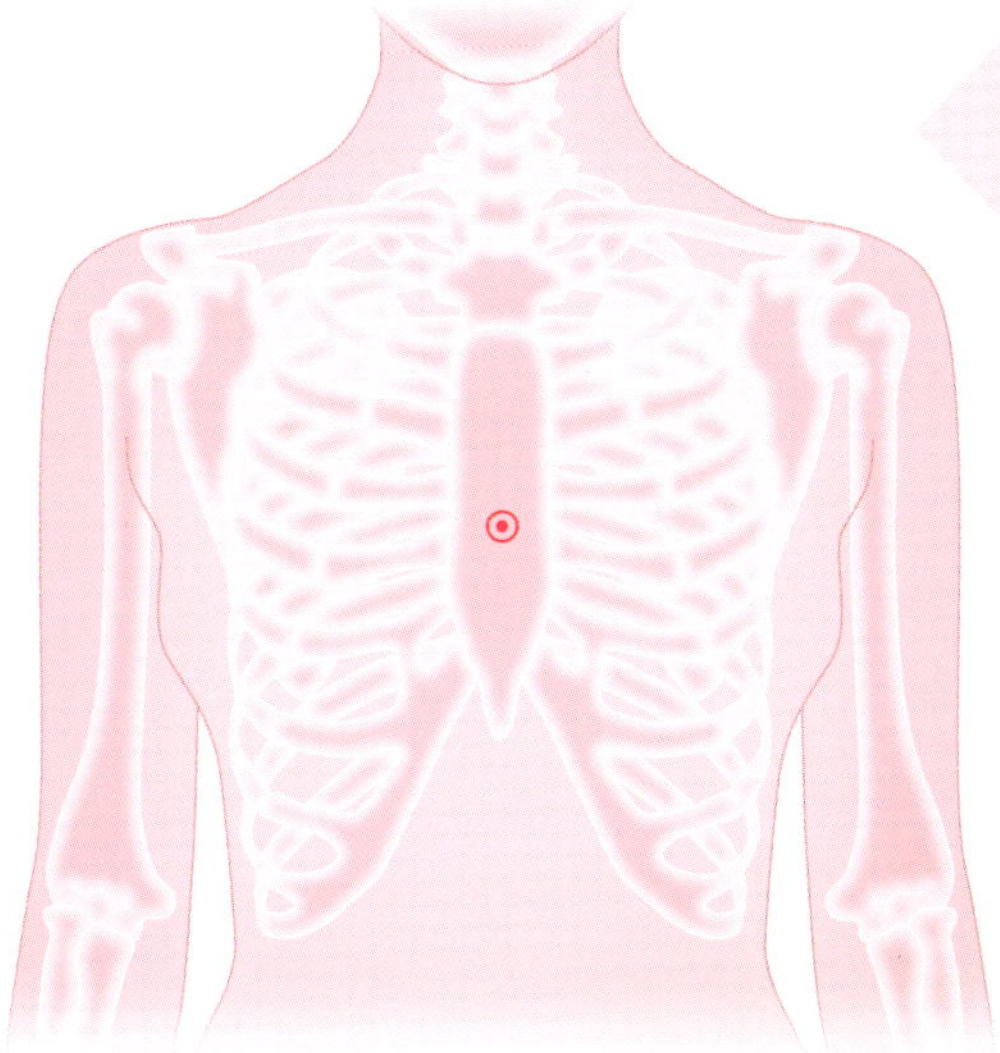

見つけ方

肋骨の前面中央で、左右の乳頭を結んだ線と体の左右中心線が交わるところ。

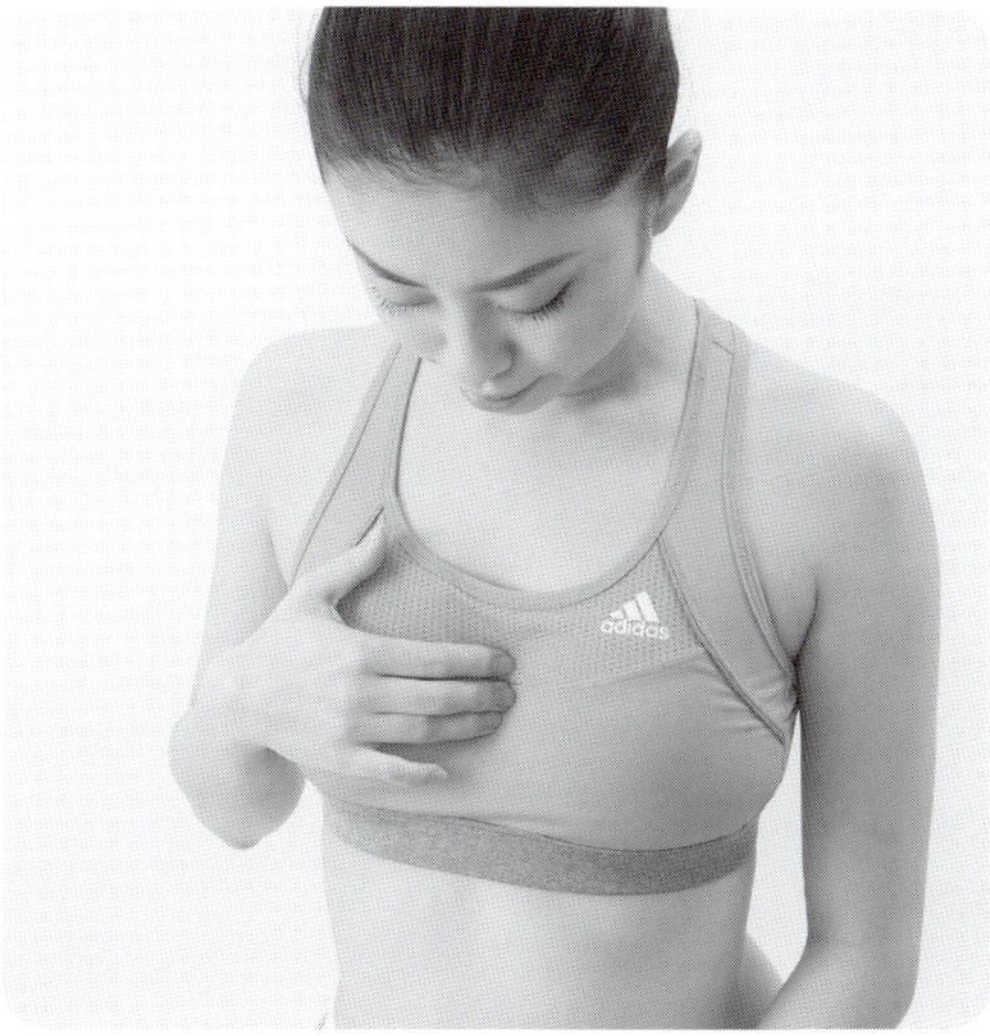

押し方

中指の腹がツボの中心に当たるように3本指を当て、体の中心に向かって軽くたたくように押す。肋骨の上なので、強く押しすぎないように注意する。

プラス1アドバイス

寝る前の食事が悪い理由

胃壁は筋肉でできていて、毎分３回の収縮をしています。この収縮運動によって、胃に残った食べ物を腸へと送り出し、胃のなかを空っぽにします。もっとも強い収縮が起こるのは夜間ですが、寝る前に食べると強収縮が起きず、朝の胃もたれと便秘を起こします。

下痢

突然おそわれる下痢、便秘と下痢を繰り返す過敏性腸症候群から食あたりまで。

過敏性腸症候群にも有効 痛くなる前に押して予防

下痢には3つの種類があり、食あたりなどの細菌感染や食物アレルギーが原因のものと下剤などの薬が原因で起こるもの、そして、冷えやストレスによる自律神経のバランスの崩れによるものです。下痢は腹痛を伴うつらい症状で、暴飲暴食が原因でも起こります。

いつも通勤途中で下痢におそわれて下車するというような人は、過敏性腸症候群が考えられます。日本人の3割にこの症状があるともいわれ、慢性的な便秘になる人や下痢と便秘を繰り返すタイプの人などさまざまです。

足三里は消化機能を安定させ、**中脘**は下痢や便秘に作用するので、過敏性腸症候群のどのタイプにも有効です。

足三里

あしさんり

腸のリズムを整えて消化と排泄の機能を正常化

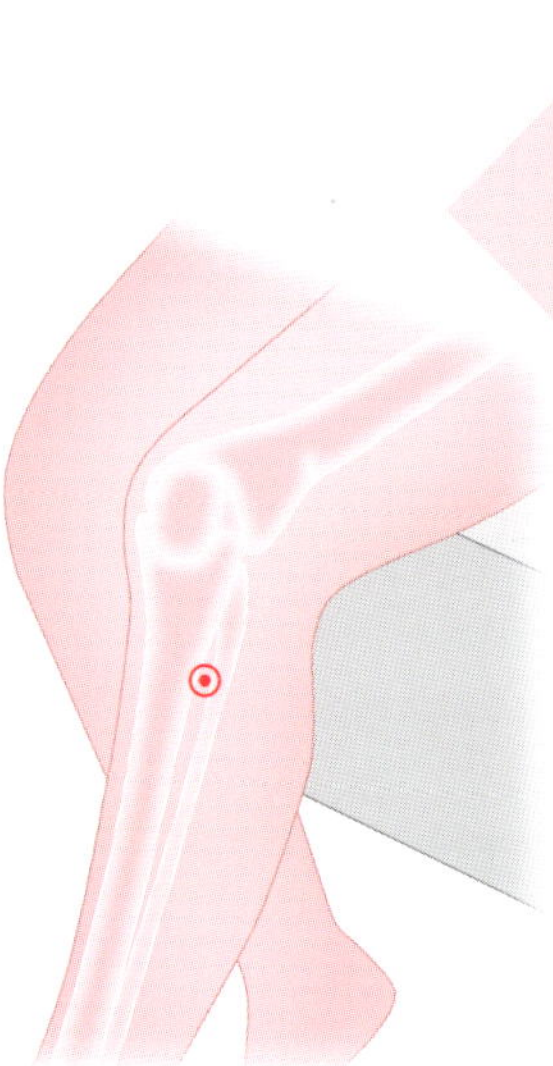

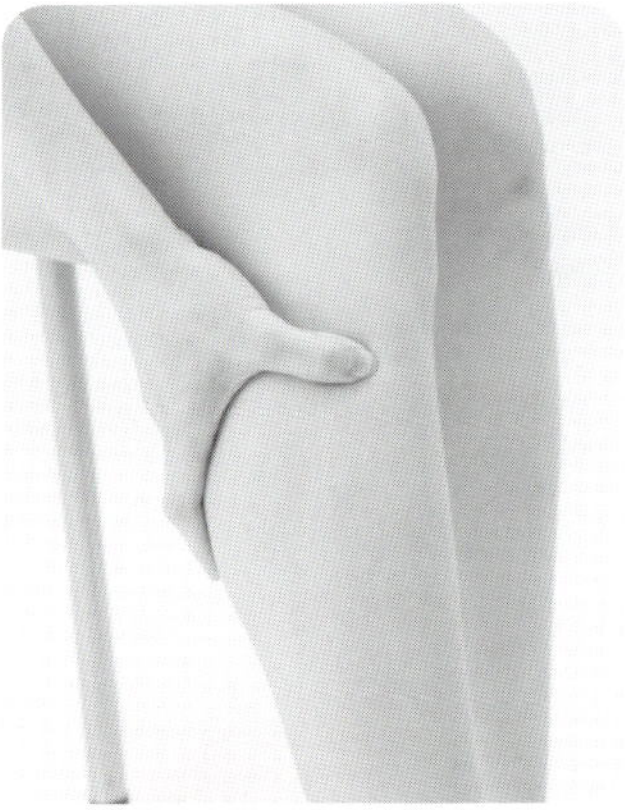

見つけ方

向こうずねの外側で、ひざのお皿のすぐ下から指幅4本分下にある、ひざ下の2本の骨が接しているV字のくぼみ。お皿の下に人差し指の端を合わせ、つま先方向に指4本を当てるとわかりやすい。

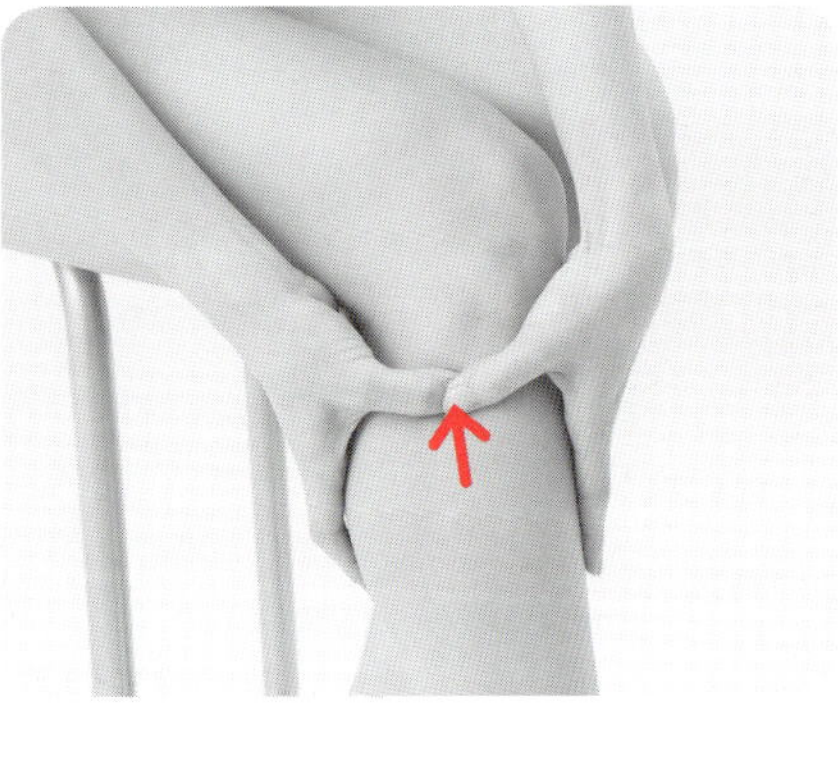

押し方

ふくらはぎを両手のひらで包み、親指の腹を重ねてツボに当て、ひざのほうに引き寄せるようにして力を入れてやや強めに押す。左右同様に。

中脘
ちゅうかん

腸の機能を調整して下痢の症状を緩和

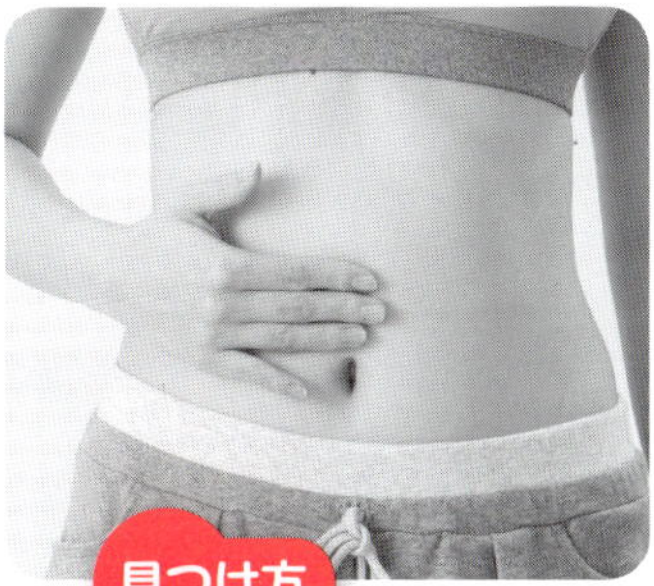

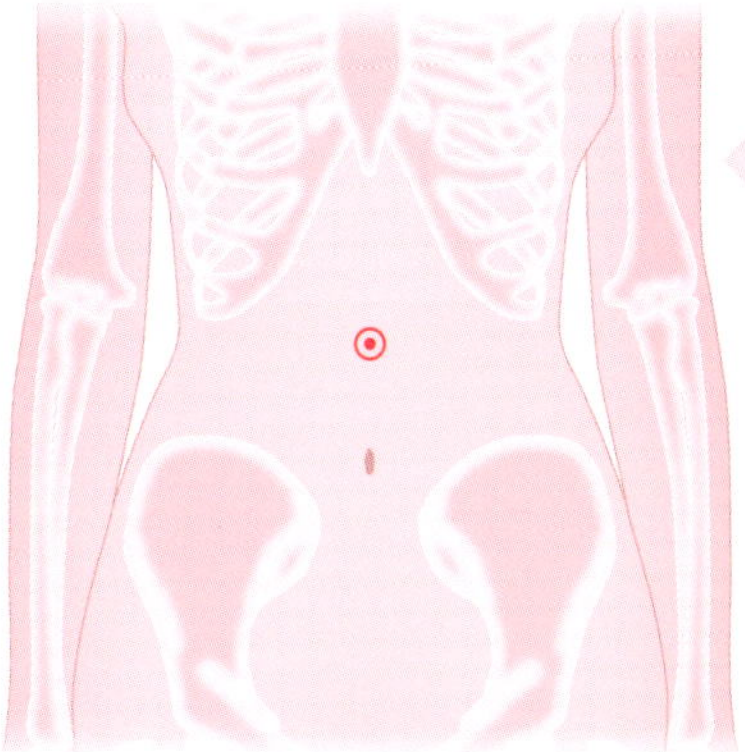

見つけ方

体の中心線上で、おへそから指幅3本分上ったところにある。おへそのすぐ上に薬指を当て、真上に指幅3本分を測る。みぞおちとおへその真ん中あたりが目安になる。

押し方

中指の腹をツボに当て、体の中心に向かって軽く押し込むようにまわしながら刺激する。

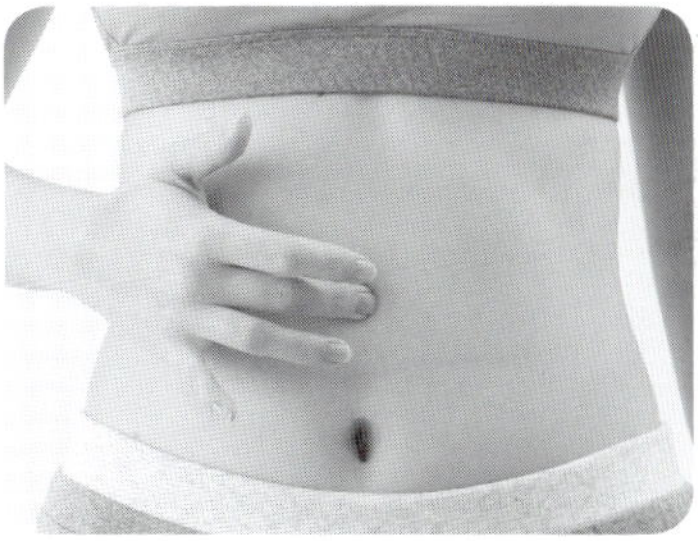

神門
しんもん

ストレスからくる神経性の下痢に効果てきめん

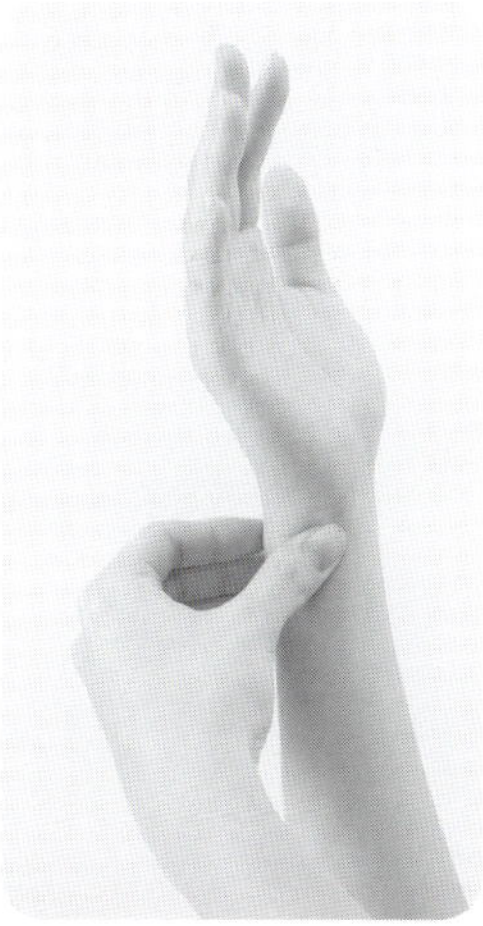

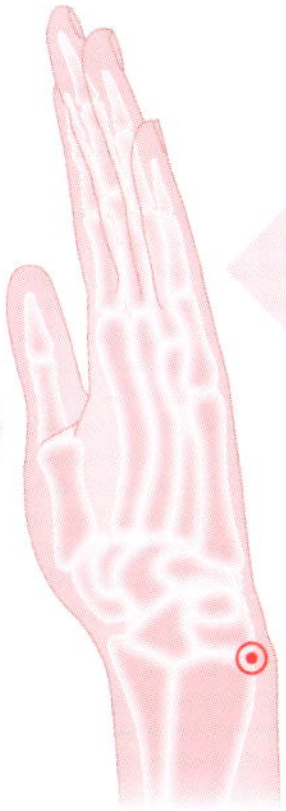

見つけ方

手首の内側にできる横ジワの小指寄りで、くぼんでいるところ。小指の骨をたどっていくと手首の線に交わるのでわかりやすい。

押し方

手首をつかむように親指の先をくぼみのなかに押し込むようにして、少し軽く長めに押す。左右同様に。

プラス1アドバイス

安静と保温、水分補給を

下痢は腸の働きが異常になっている証拠。下痢が出現したら、安静にして腹部を休ませて保温するのもよい方法です。また、下痢が長く続くと脱水症状や栄養失調を引き起こすことも。消化がよく栄養価の高い食事を摂り、十分な水分補給を心がけましょう。

吐き気

心因性の嘔吐から消化器系の不調による嘔吐まで効果を発揮。

嘔吐の原因はさまざま 症状緩和の3つのツボ

脳にある「嘔吐反射中枢」が刺激されて吐き気の症状が起こるのですが、中枢が反応する原因は多数あります。二日酔いやアレルギーなどによる嘔吐は、有害なものを体外へ排出しようとする体の防御機構です。

もっとも多いのが、胃腸などの消化管の働きの乱れによるものですが、胃や腸、胆のうなどに炎症があるときも吐き気が起こります。ほかにも、片頭痛やくも膜下出血、糖尿病や心因性嘔吐など、吐き気の原因はさまざまです。

胃をあらわす**中脘**は、神経系統から吐き気の緩和に働きかけます。**足三里**への刺激は胃を動かす作用があり、**神門**は心因性の嘔吐に効果を発揮します。

中脘《ちゅうかん》

自律神経を整え胃腸の働きを正常に戻す

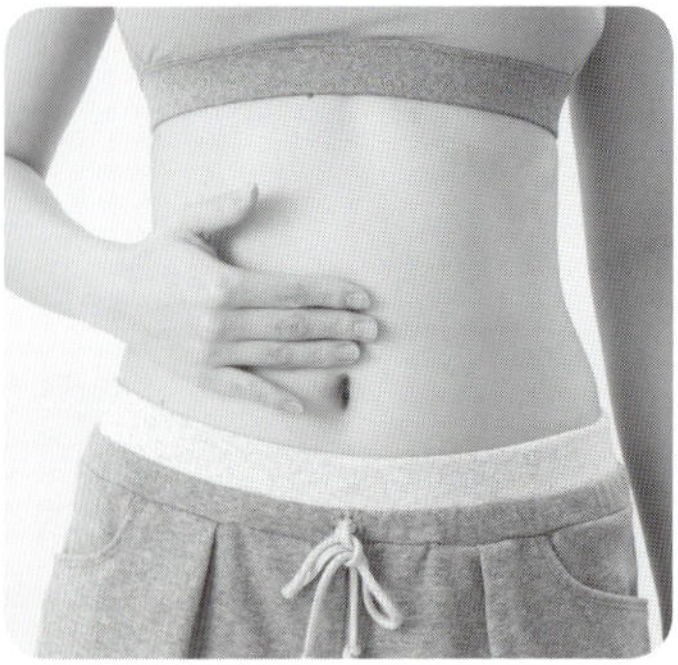

見つけ方

体の中心線上で、おへそから指幅3本分上ったところにある。おへそのすぐ上に薬指を当て、真上に指幅3本分を測る。みぞおちとおへその真ん中あたりが目安になる。

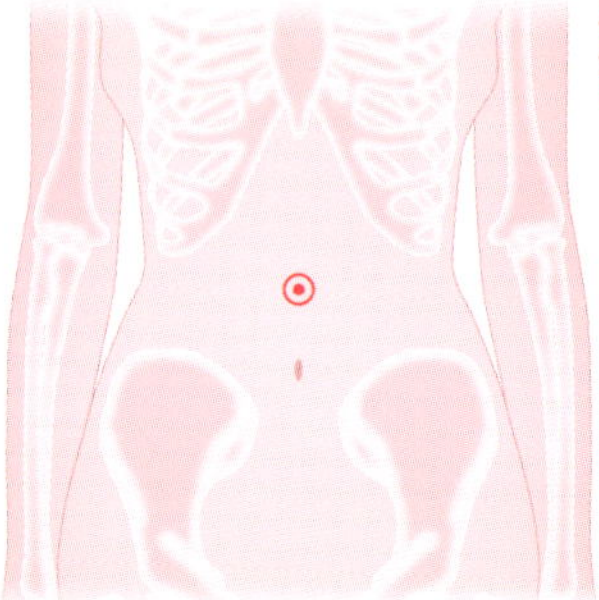

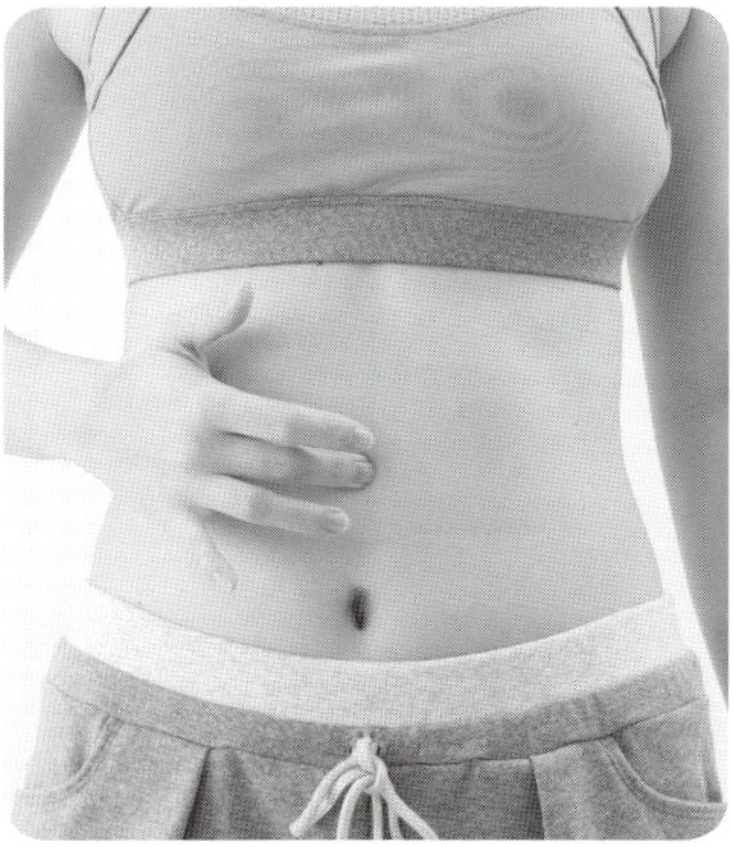

押し方

中指の腹をツボに当て、体の中心に向かって軽く押し込むようにまわしながら刺激する。

足三里《あしさんり》

内臓の疲れを回復させて不快感を和らげる

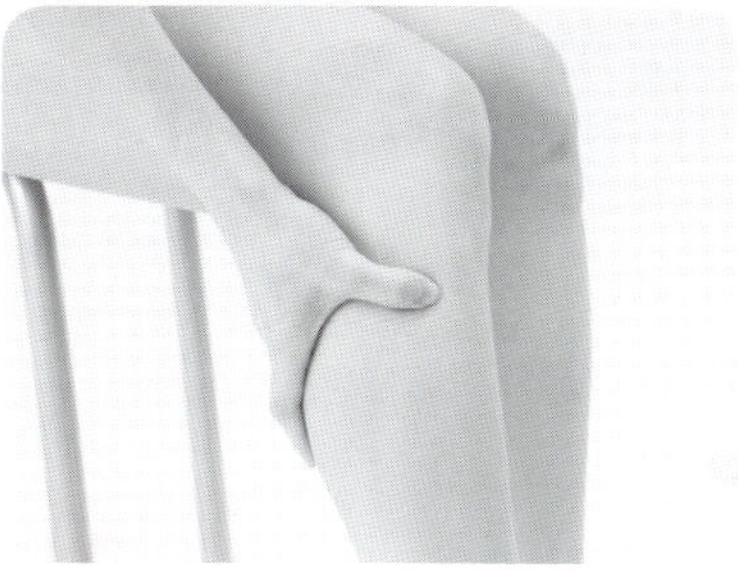

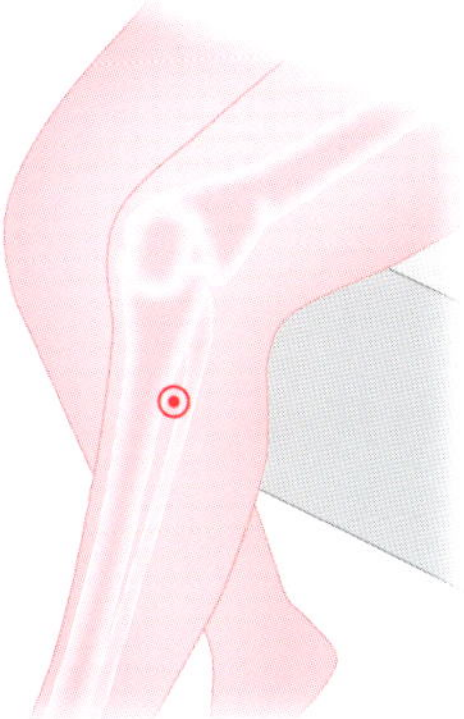

見つけ方

向こうずねの外側で、ひざのお皿のすぐ外側下のくぼみから、指4本分つま先方向に下がったところ。

押し方

ふくらはぎを両手のひらで包み、親指の腹を重ねてツボに当て、ひざのほうに引き寄せるようにして力を入れてやや強めに押す。左右同様に。

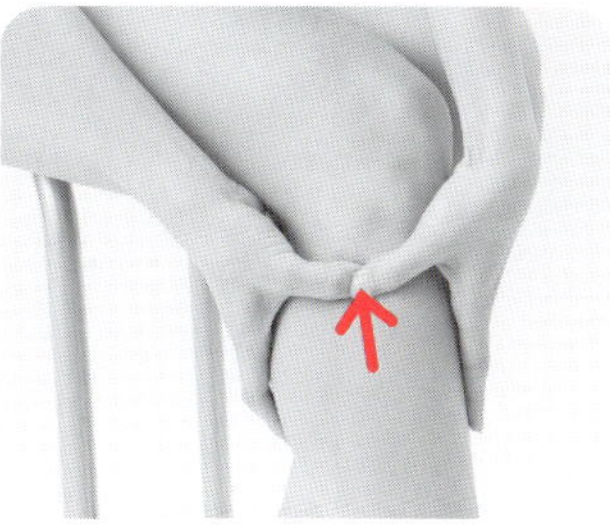

神門《しんもん》

吐き気や胃の不快感を抑え無気力症状も改善

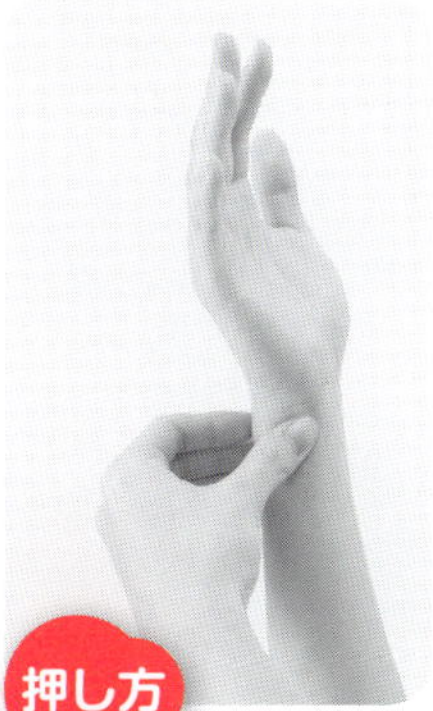

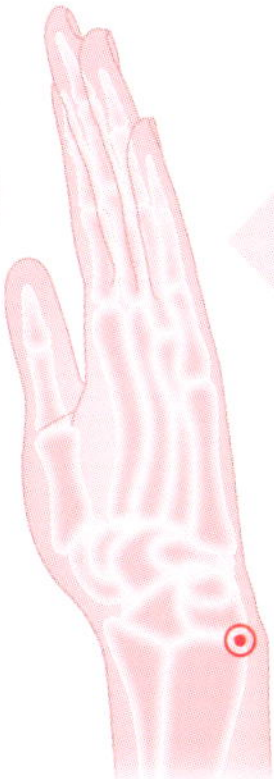

見つけ方

手首の内側にできる横ジワの小指寄りで、くぼんでいるところ。小指の骨をたどっていくと手首の線に交わるのでわかりやすい。

押し方

手首をつかむように親指の先をくぼみのなかに押し込むようにして、少し軽く長めに押す。左右同様に。

プラス1アドバイス

むかむかする日はカレー

カレーの香辛料として欠かせないスパイスが「カルダモン」です。ローマ人は、古くから消化器系の薬として利用してきました。消化不良や膨満感を改善し、緊張を和らげる効果があるといわれています。スパイス以外に、アロマオイルの精油としても売られています。

乗り物酔い

むかむかして吐き気が込み上げてくる
胃を落ち着かせ、緊張を和らげる。

自律神経にも作用し全身の緊張も解消するツボ

乗り物酔いは子どもに発症しやすく、重力に対する位置関係やスピード、方向認識など、平衡感覚を司る耳の内部にある内耳は、「慣れ」によって揺れや振動に対応していくため、年齢とともに少しずつよくなっていくのが通例です。

乗り物に乗ると体が不安定になり、今自分がどういう位置に置かれているかを判断する「空間識」が崩れてきます。すると自律神経が刺激され、胃に不快な症状となってあらわれ、吐き気が起こります。睡眠不足や空腹、食べすぎ、飲みすぎでも酔いやすくなります。

自律神経のバランスを整える**神門**と、全身の筋肉の緊張を和らげる**瘂門**のツボで、徐々に緩和されていきます。

神門

しんもん

神経を落ち着かせ、消化器系の不調を改善

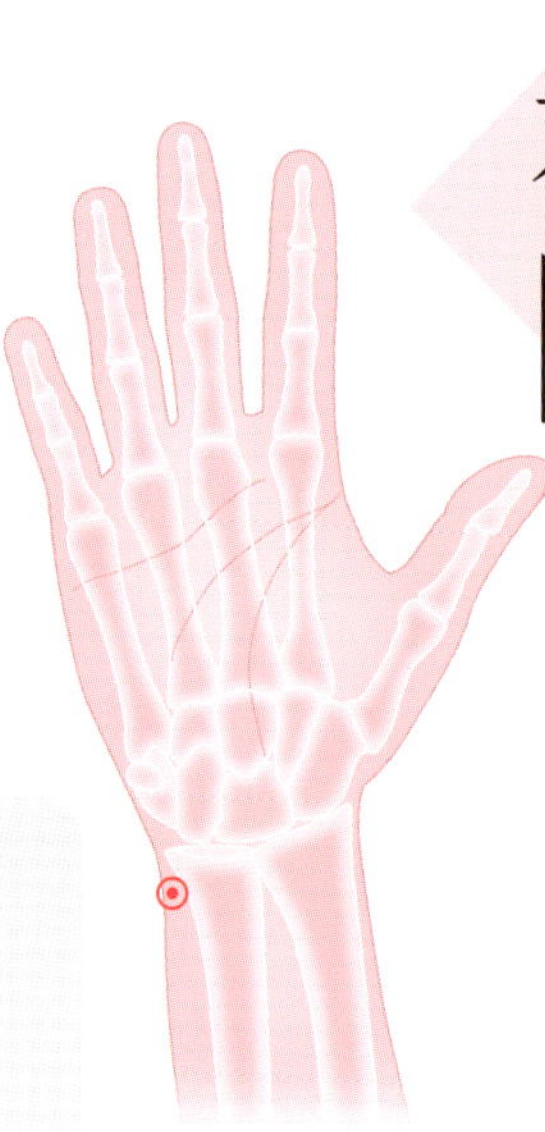

見つけ方

手首の内側にできる横ジワの小指寄りで、くぼんでいるところ。小指の骨をたどっていくと手首の線に交わるのでわかりやすい。

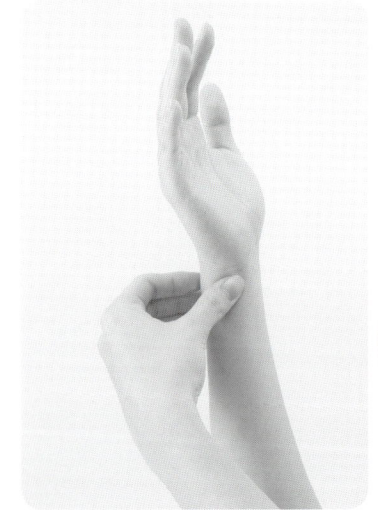

押し方

手首をつかむように親指の先をくぼみのなかに押し込むようにして、少し軽く長めに押す。左右同様に。

瘂門

あもん

自律神経のバランス整えて、体の緊張をほぐす

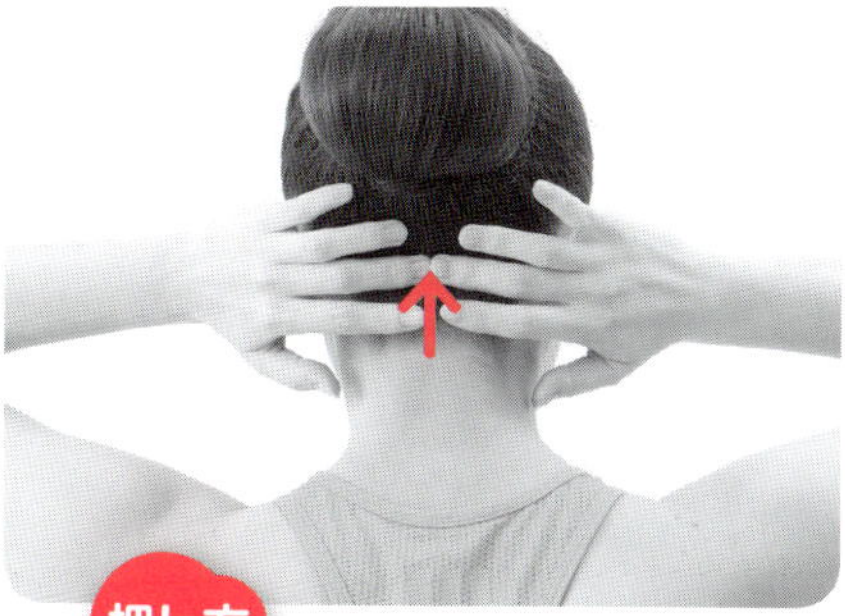

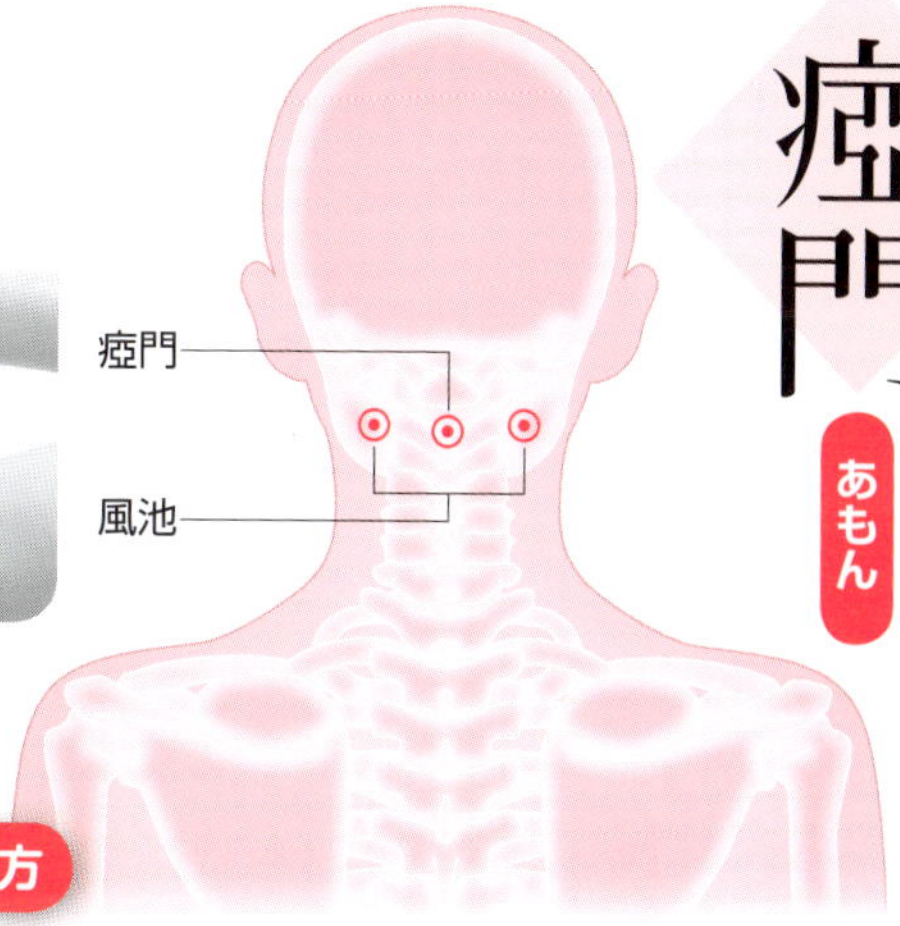

押し方

後頭部を支えるようにして両手中指の先をツボに当て、そこに頭の重みをかけるようなイメージで刺激する。

見つけ方

うなじの髪の毛の生え際にある中央のくぼみ。2本の太い筋肉（僧帽筋）のあいだにある「ぼんのくぼ」と呼ばれるくぼみ部分。天柱のツボの真ん中。

風池

ふうち

乗り物酔いの心の動揺を鎮めてくれる

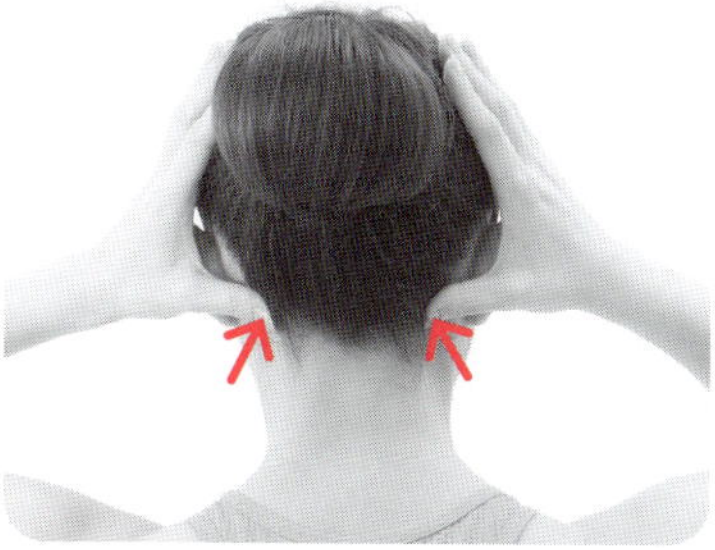

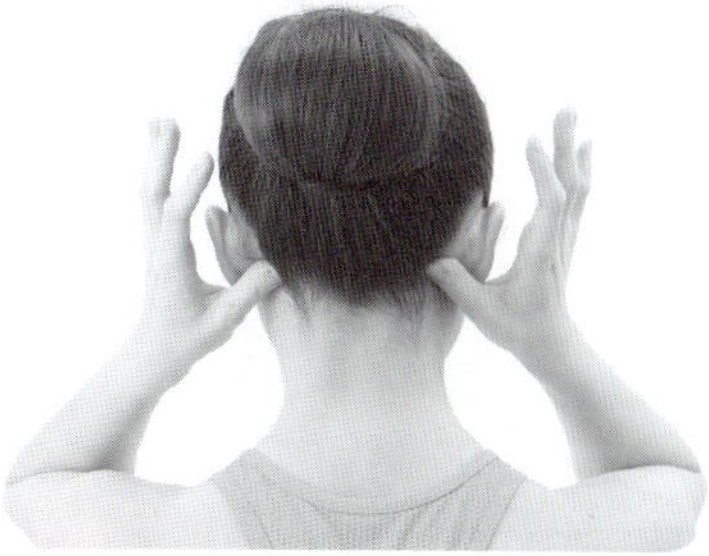

押し方

頭を抱えるようにして両手の親指をくぼみの縁に当て、痛気持ちのいい程度に頭の中心に向かってやや強めに押しもむ。左右同時に。

見つけ方

後頭部中央の「ぼんのくぼ」と呼ばれるくぼみから、左右それぞれ親指2本分外側に離れたくぼみ。

プラス1アドバイス

サングラスで乗り物酔いを防止

目に入ってくる景色の速さに眼球がついていけず、脳が混乱して気分が悪くなるので、目からの刺激を和らげるサングラスが有効です。また、車内の匂いに反応して酔う場合もあるので、窓を開けて換気をしたり、ミント系のガムを噛むのも非常に効果的です。

耳鳴り

自律神経失調症や高血圧、ストレスが原因による耳鳴りにも作用するツボ。

高齢になると3人にひとり 薬よりもツボが効果的

日本人の10人にひとり、65歳以上では3人にひとりが耳鳴りの症状があり、多くの人が悩まされているのが現状です。

音の種類によって原因は異なり、ジーというセミの鳴き声のような音は、急に聞こえが悪くなる突発性難聴の可能性があり、ボーという低音は、低音難聴の前兆かメニエール病が考えられます。キーンという高い音は、老化や疲労の蓄積、脳梗塞の予兆で、老人性難聴や自律神経失調症の可能性があります。

とくに病気ではないのに耳鳴りの症状がある場合は、精神的なものが関与していることがほとんどです。**天柱**は血行促進、**神門**は自律神経に作用し、心身をリラックスさせて耳鳴りを改善します。

天柱《てんちゅう》

頭部への血流をよくして、耳の機能を正常に戻す

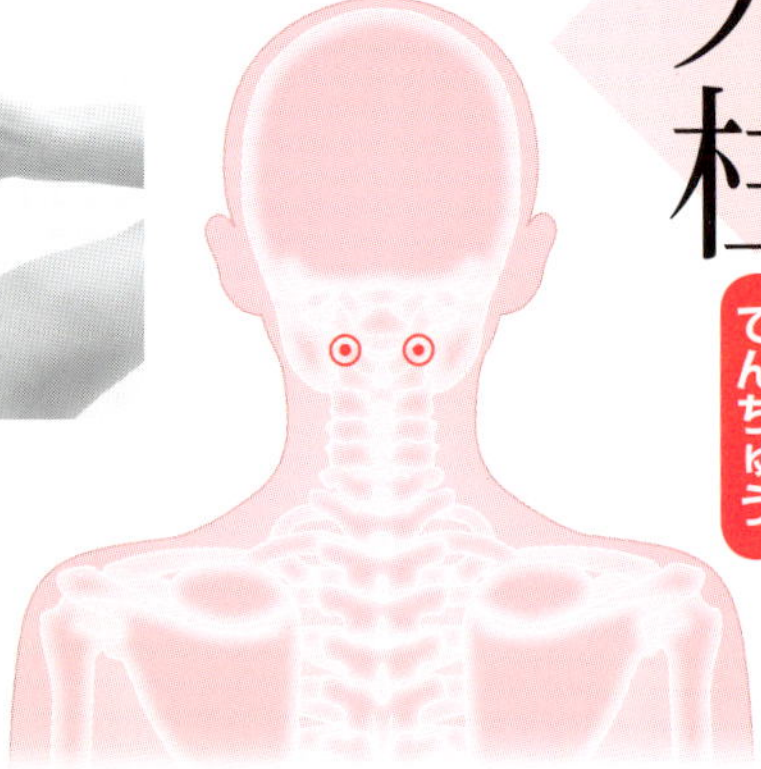

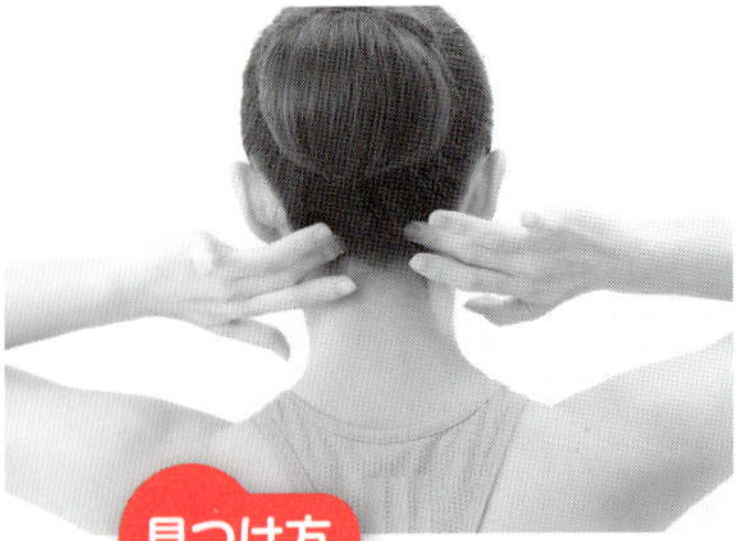

見つけ方

後頭部のうなじの生え際の中央に「ぼんのくぼ」と呼ばれるくぼみがあり、そのすぐ左右にある。

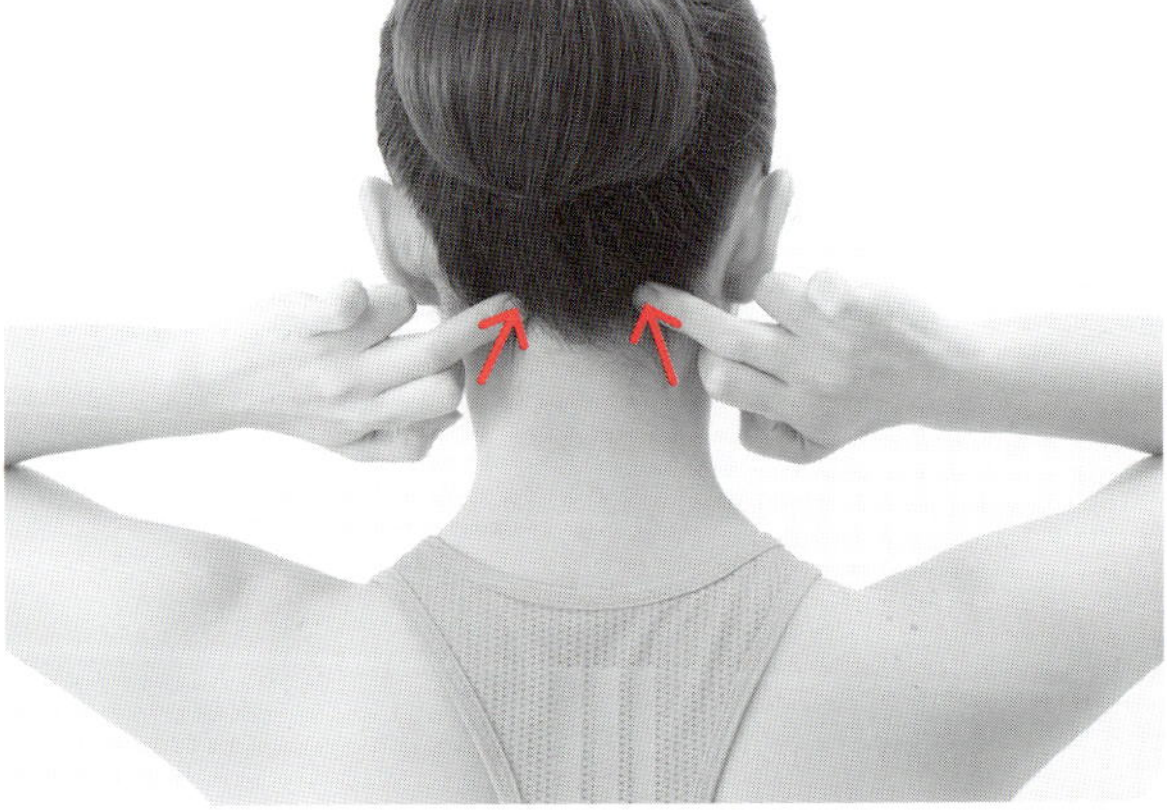

押し方

後ろに両手まわして両手中指の腹をツボに当て、痛気持ちのいい程度に頭の中心に向かって押しもむ。左右同時に。

神門《しんもん》

自律神経を安定させ全身のバランスを調整する

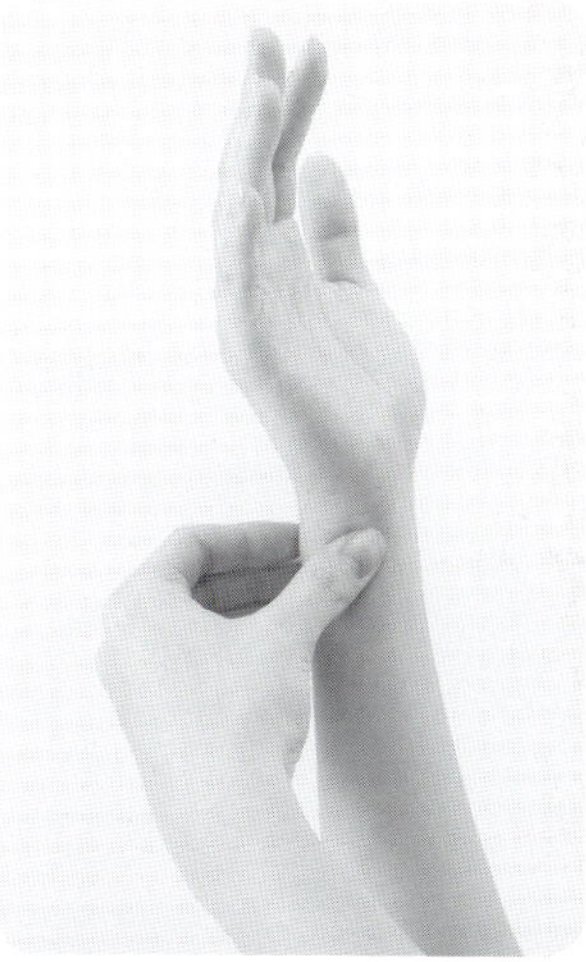

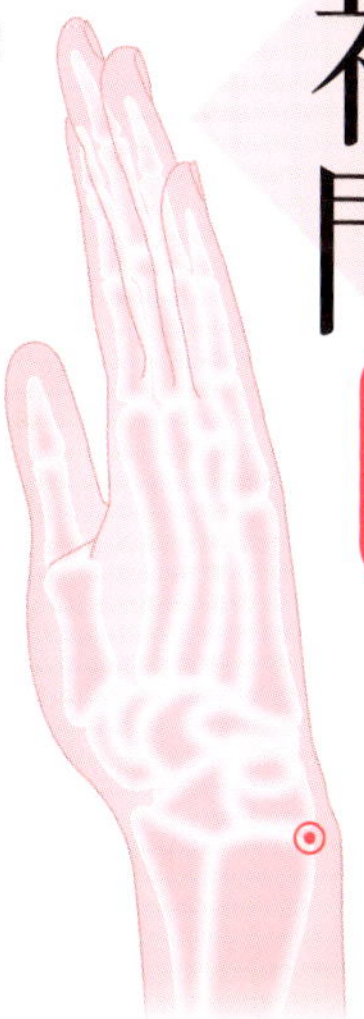

見つけ方

手首の内側にできる横ジワの小指寄りで、くぼんでいるところ。小指の骨をたどっていくと手首の線に交わるのでわかりやすい。

押し方

手首をつかむように親指の先をくぼみのなかに押し込むようにして、少し軽く長めに押す。左右同様に。

肩井《けんせい》

自律神経が原因で起きる症状を和らげる

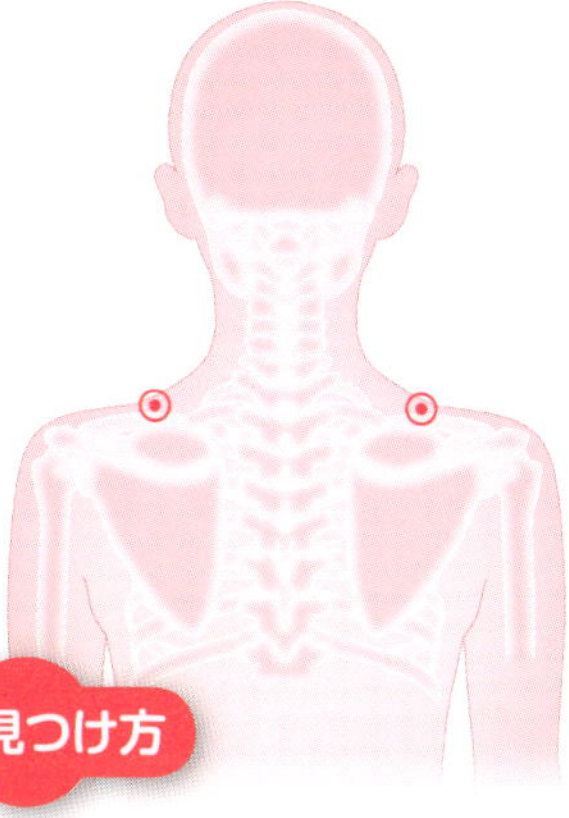

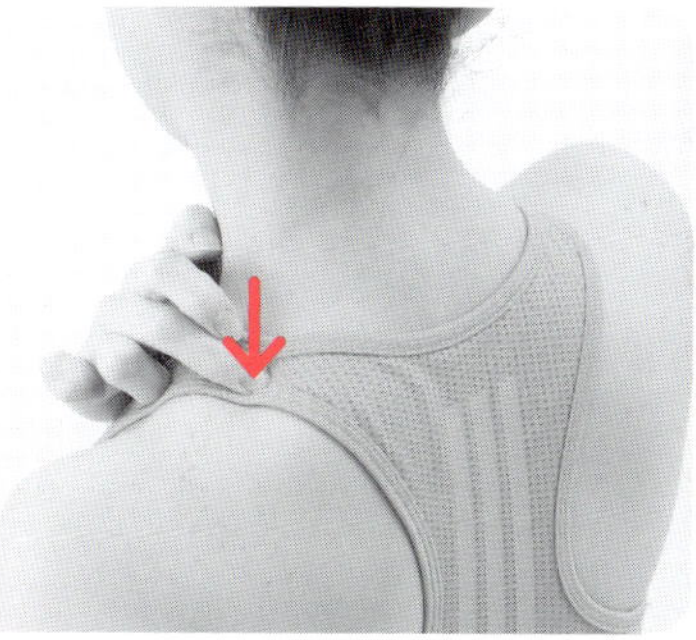

見つけ方

肩の上部中央のくぼんだところ。頭を前に倒してできる、首のつけ根の出っ張りと肩先を結ぶ線の中心部をイメージすると探しやすい。

押し方

中指をツボに当て、下に向かって垂直方向に引き下ろすような感じで押す。左右同様に。

プラス1アドバイス

耳と脳を鍛える自然の音

耳を澄ませば脳は活性化されますが、成人すると250～300Hz（ヘルツ）の低周波音域しか聞き取れないのが正常になります。脳の活性化のためには、4000～8000Hzの高周波音域を聞き取るのが効果的。それが虫の声や鳥のさえずり、川のせせらぎです。

ほてり、のぼせ

ホルモンバランスの乱れに作用し、冷えや高血圧にも効果を発揮。

人迎《じんげい》

血流を改善し頭部のうっ血を解消する

ホットフラッシュは冷えを解消して血行促進

ほてりやのぼせは、更年期症状のなかでもっとも多く、上半身はカッカと熱いのに、下半身や手足は氷のように冷たいのが特徴です。

45～55歳くらいの女性に起こりやすいのは、女性ホルモンのエストロゲンの減少によるものです。ホルモンバランスが崩れると、自律神経がその影響を受けて、血管の拡張と収縮のコントロールがうまくいかなくなってしまいます。この症状は「ホットフラッシュ」といわれますが、原因はじつは冷えにあります。顔が熱いからと冷たいものを飲むと逆効果で、下半身を温めることでつらい症状を和らげます。

高血圧にも作用する**人迎**のツボで、血液循環を正常に整えます。

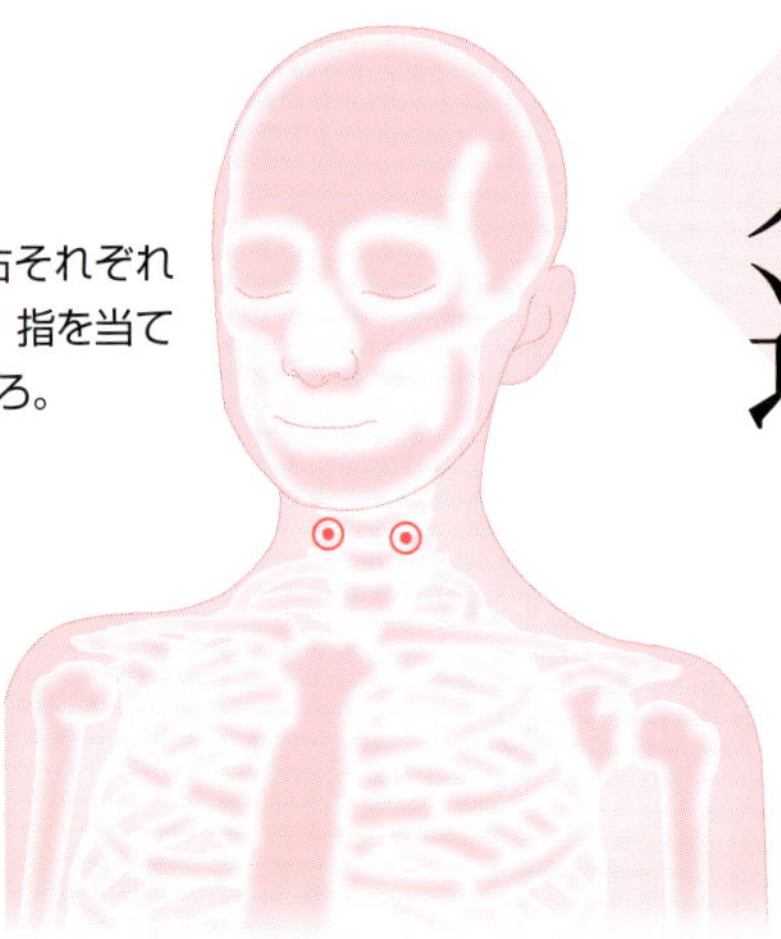

見つけ方

のどぼとけから左右それぞれ指幅2本分外側で、指を当てると脈を感じるところ。

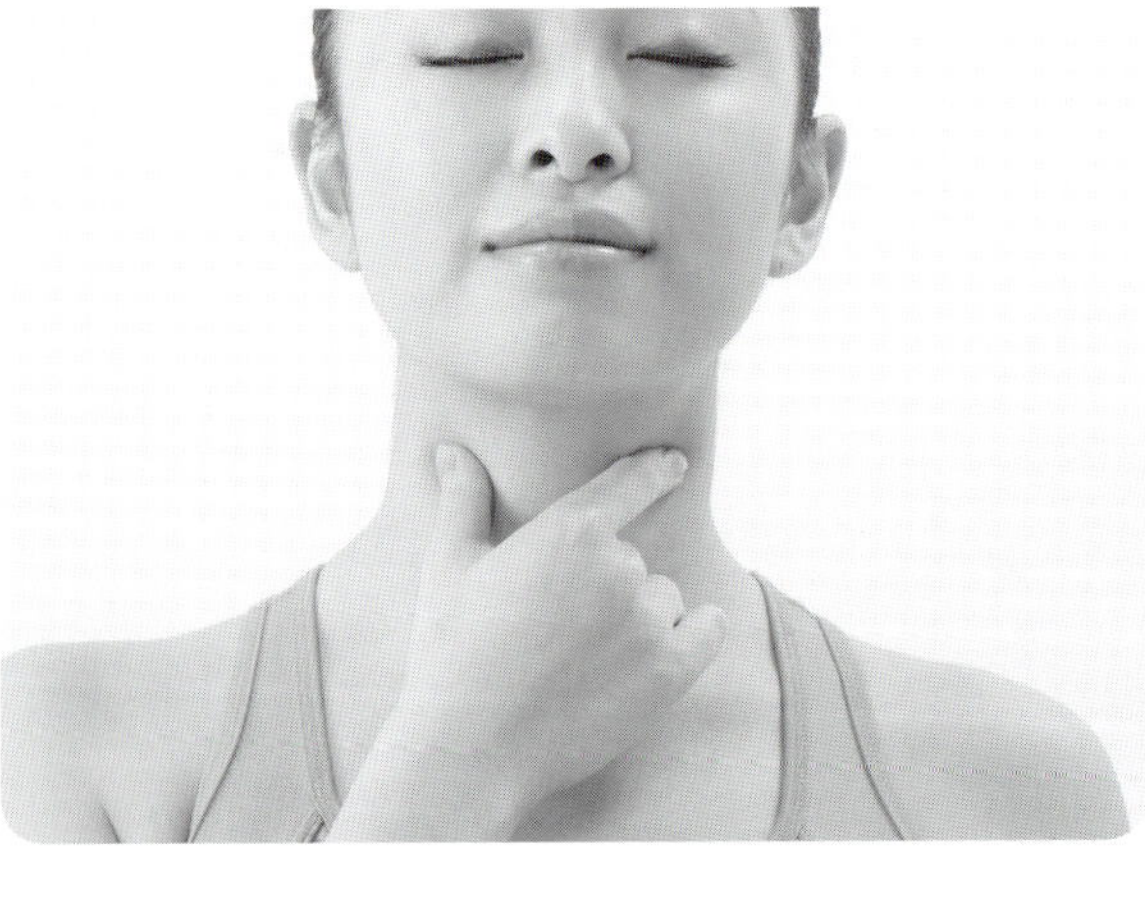

押し方

親指と人差し指をツボに当て、首の中心に向かって呼吸が苦しくならない程度に優しく押す。人差し指と中指を使って左右交互に行うのでもよい。

合谷 ごうこく

自律神経の乱れを改善し血液循環を正常にする

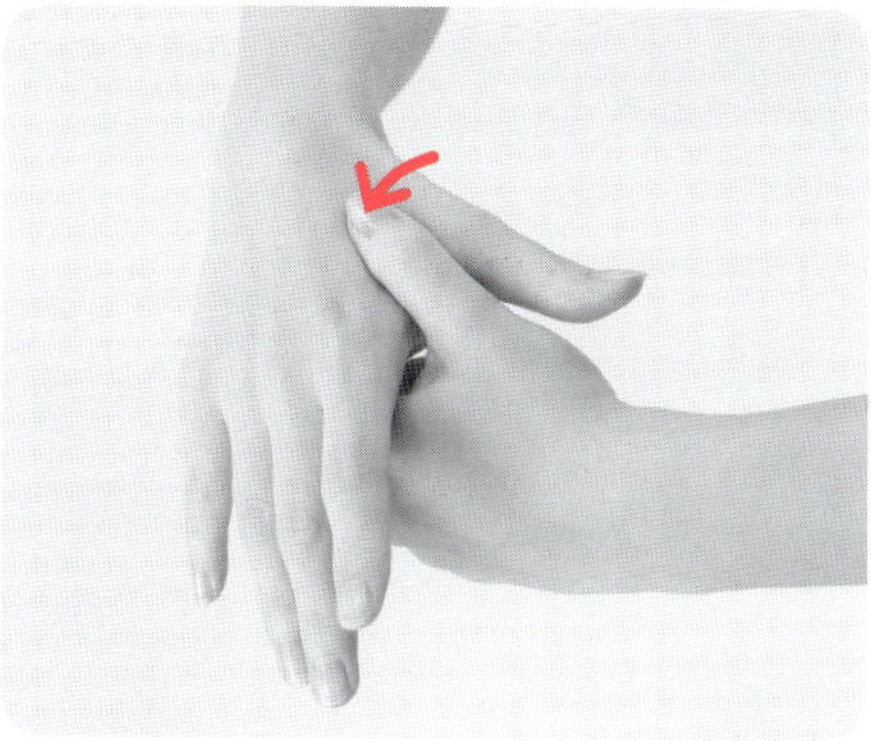

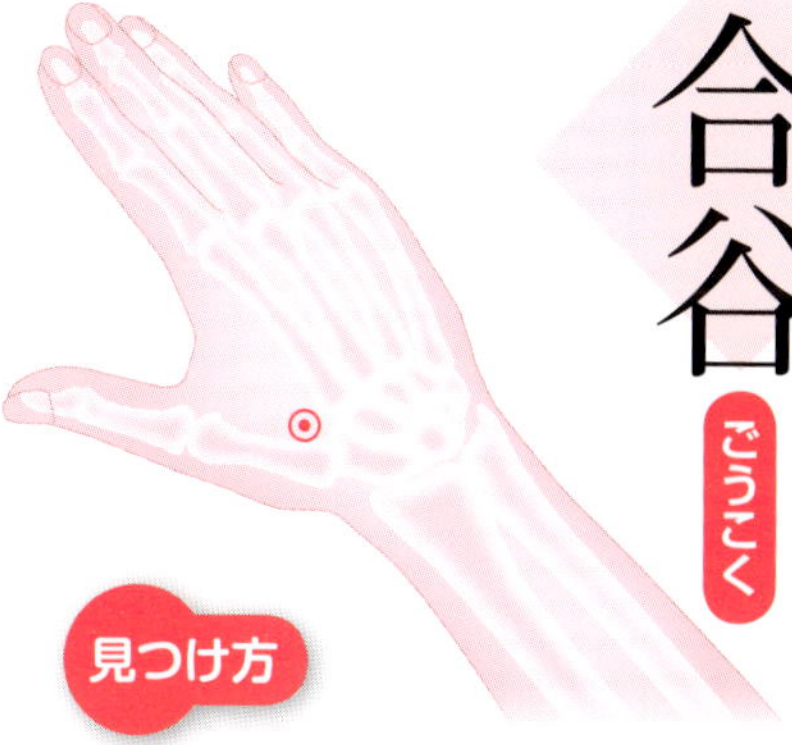

押し方

手の甲をつかむように親指の先をツボに当て、人差し指の骨に向けて押す。少し痛みを感じるくらいの刺激が効果的。左右同様に。

見つけ方

手の甲側の親指と人差し指のつけ根の少し手前のくぼみ。手の甲を上にして指を自然に広げ、親指と人差し指の骨が接する部分をたどっていくとわかりやすい。

神門 しんもん

自律神経を安定させ全身のバランスを調整する

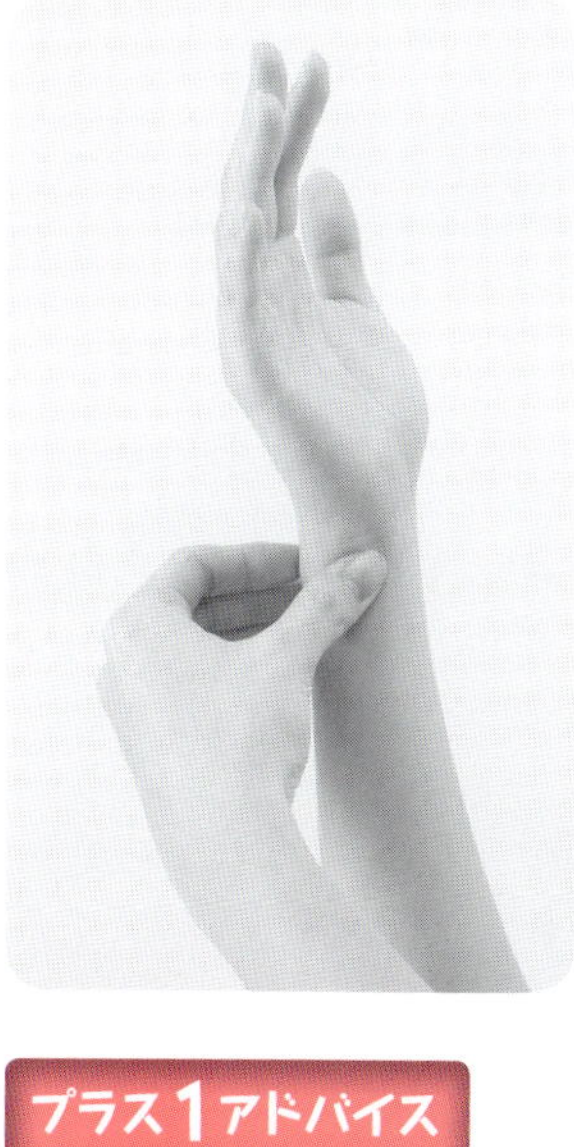

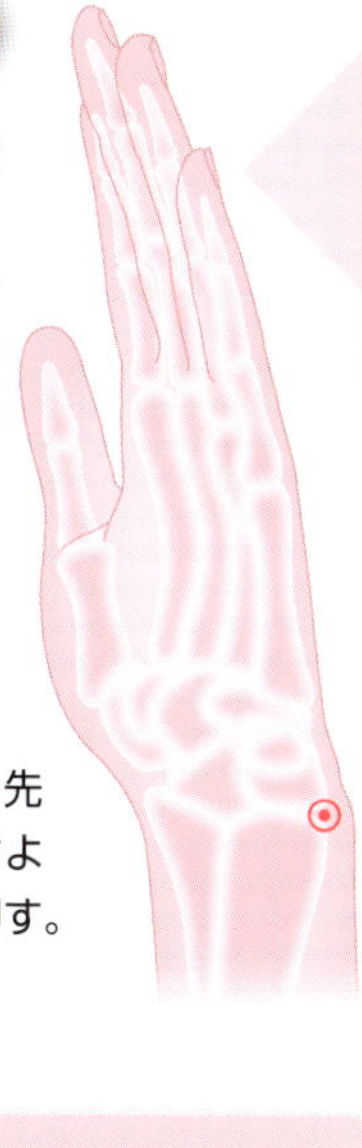

見つけ方

手首の内側にできる横ジワの小指寄りで、くぼんでいるところ。小指の骨をたどっていくと手首の線に交わるのでわかりやすい。

押し方

手首をつかむように親指の先をくぼみのなかに押し込むようにして、少し軽く長めに押す。左右同様に。

プラス1アドバイス

更年期を乗りきる2つの食べ物

大豆には良質のたんぱく質と、エストロゲンに似た働きをする「大豆イソフラボン」が含まれ、ホットフラッシュを鎮める作用があるといわれています。また、キャベツにもエストロゲン分泌を活性化して、骨を強くするミネラル「ボロン」が含まれています。

めまい

回転性や浮動性、動揺性のめまい、立ちくらみからそれにも伴う耳鳴りや肩こりに。

ストレスを和らげて血行を促進するツボ

目の前が暗くなったり、ふらふらするのが続くと、気持ちが不安になってくるものです。不安になれば交感神経が働き、血管が収縮して血行が悪くなり、さらに症状まで悪化してしまいます。

めまいには4つあり、メニエールなどのように目がぐるぐるとまわる「回転性めまい」、ふわふわと宙に浮く感じの「浮動性めまい」、歩くとふらつく「動揺性めまい」そして目の前が一瞬暗くなる「立ちくらみ」です。頭痛や肩こり、耳鳴り、吐き気などが伴うこともあるので、本人にとっては大変つらい症状です。

原因の多くは、自律神経のバランスの乱れ。**人迎**はストレス解消、**瘂門**は自律神経を整え、血行促進に大変有効です。

人迎

じんげい

自律神経を安定させ神経を落ち着かせる

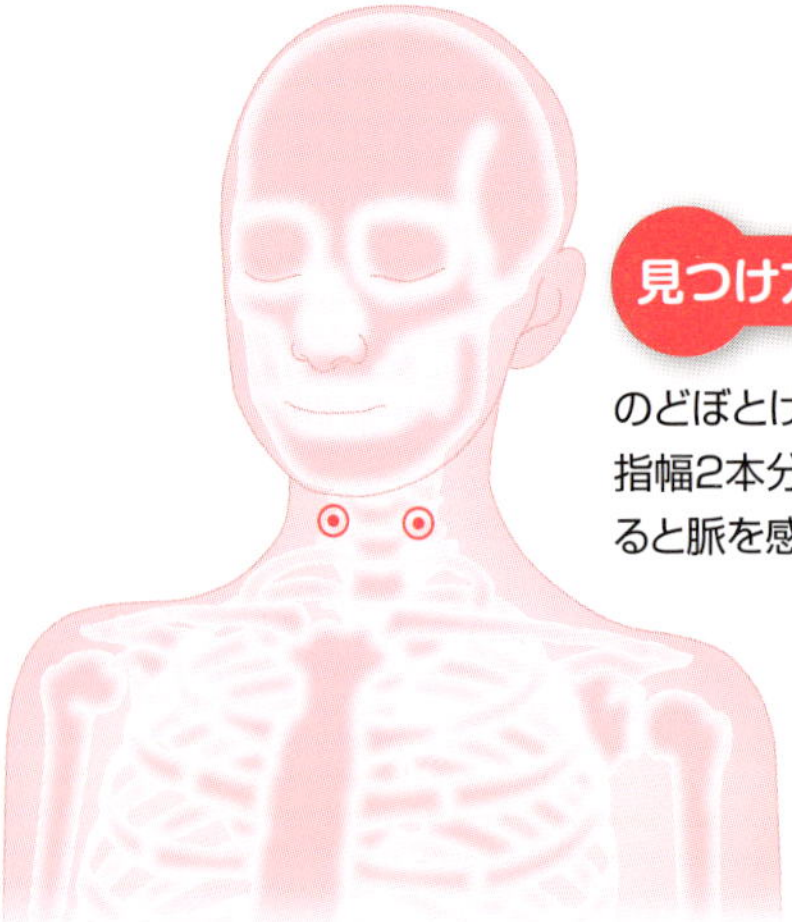

見つけ方

のどぼとけから左右それぞれ指幅2本分外側で、指を当てると脈を感じるところ。

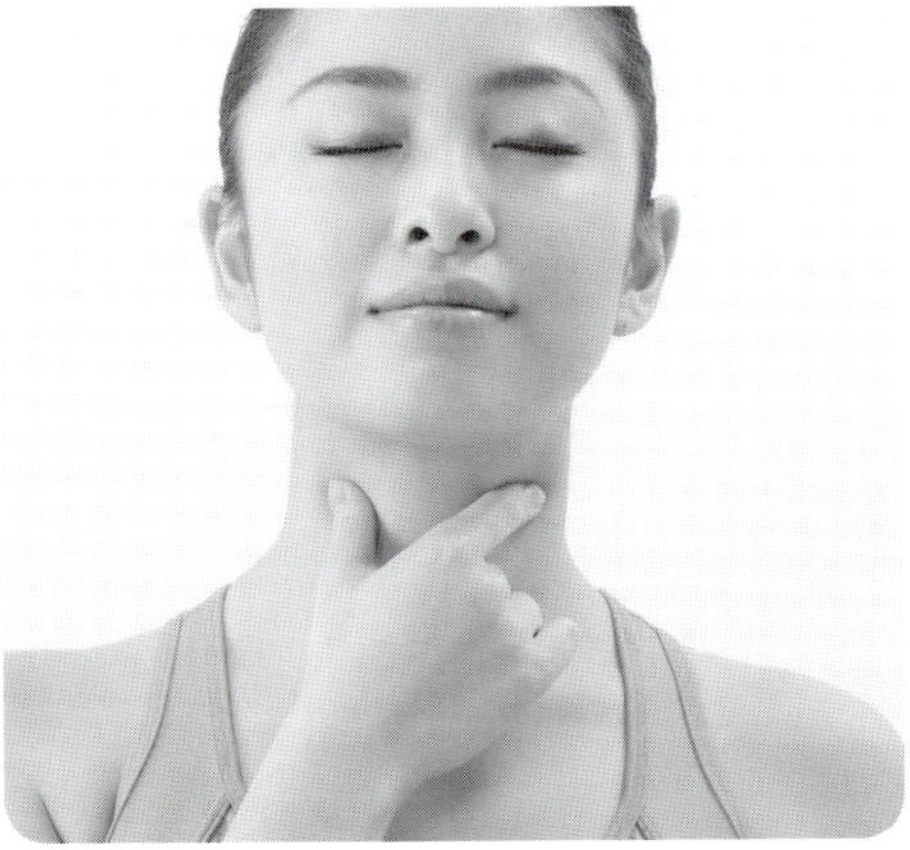

押し方

親指と人差し指をツボに当て、首の中心に向かって呼吸が苦しくならない程度に優しく押す。人差し指と中指を使って左右交互に行うのでもよい。

瘂門《あもん》

脳への血流を促進し、自律神経を整える

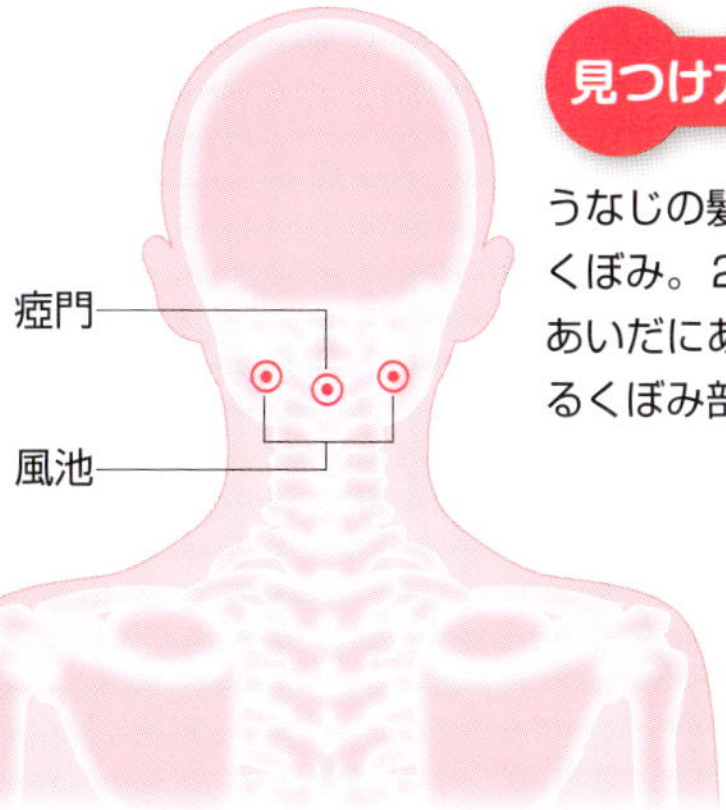

見つけ方

うなじの髪の毛の生え際にある中央のくぼみ。2本の太い筋肉（僧帽筋）のあいだにある「ぼんのくぼ」と呼ばれるくぼみ部分。天柱のツボの真ん中。

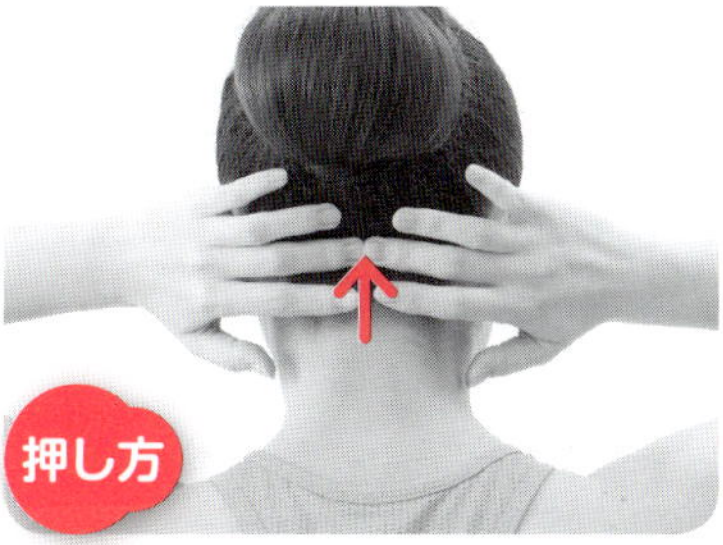

押し方

後頭部を支えるようにして両手中指の先をツボに当て、そこに頭の重みをかけるようなイメージで刺激する。

風池《ふうち》

血行促進と自律神経の活性化で頭をスッキリさせる

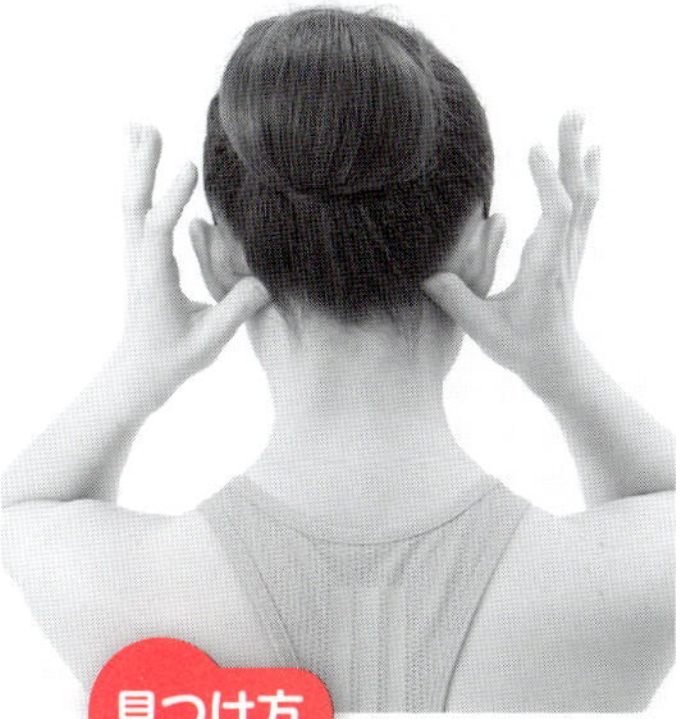

見つけ方

後頭部中央の「ぼんのくぼ」と呼ばれるくぼみから、左右それぞれ親指2本分外側に離れたくぼみ。

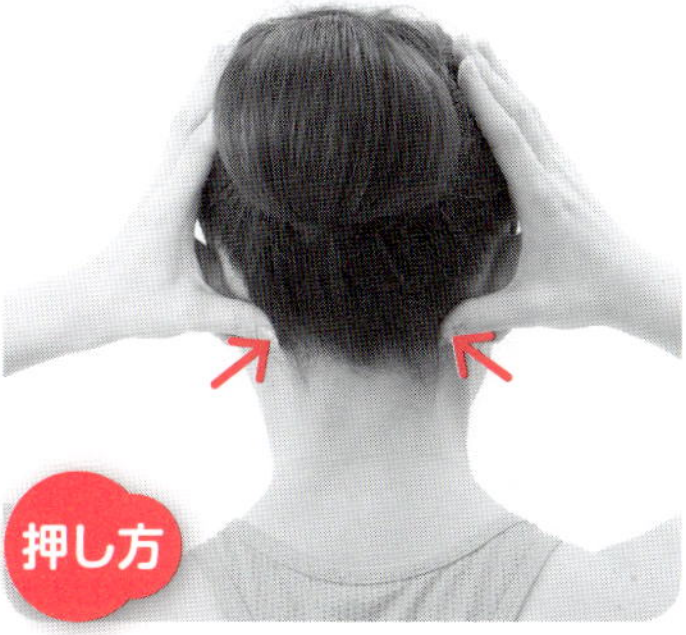

押し方

頭を抱えるようにして両手の親指をくぼみの縁に当て、痛気持ちのいい程度に頭の中心に向かってやや強めに押しもむ。左右同時に。

プラス1アドバイス

インスタント食品は控えめに

ストレスがかかると亜鉛が大量に消費されます。亜鉛は、細胞の成長と分化における中心的存在の重要なミネラル。骨組織の強化やインスリンの合成などの役割もあり、不足すると味覚障害も。亜鉛の吸収を妨げるフィチンがインスタント食品には多く含まれます。

ツボ押しには呼吸が大切 ゆっくりリラックスしながら

押し方の基本は、ゆっくり押しはじめ、1から5までカウントし、ゆっくり戻すやり方です。いきなり押したり離したりは、筋肉の緊張を招きます。ツボ押しの呼吸は次の通りです。

押すとき → 息を吐く

戻すとき → 息を吸う

とくに呼吸を吐いている（押している）ときに意識を集中します。息を吐いているときのほうが、心身はリラックスして、筋肉の緊張が緩んでツボ押し効果が伝わりやすいからです。この呼吸をとり入れれば、副交感神経が優位になって、さらに効果を得ることができます。

ただし、あまり呼吸に意識しすぎると息苦しくなってしまいますので、できるだけリラックスするようにしましょう。

第3章

治りにくい症状に効くツボ

腰痛や慢性胃炎、花粉症など、
持病や慢性的な症状も、
ツボが大活躍。
毎日のようにツボを刺激することで、
ゆっくりと体質が
変わっていきます。
ツボ刺激を習慣にして、
病気に強い体に変えていきましょう。

腰痛、ぎっくり腰、坐骨神経痛

緊張して硬くなった腰の筋肉を緩めて血流を改善し、痛みを激減。

血流を改善して痛みを元から絶つ

原因は、腰にかかった負担による急性の筋肉痛や椎間板ヘルニア、神経障害、ストレスによるものなどさまざまです。なかなか原因が特定しにくく、整形外科に行っても貼り薬などによる応急処置で済まされることも多いのですが、手の甲や足にある腰のツボを遠隔操作で刺激して、硬直した腰の筋緊張を緩めて血流アップをするツボ押しが有効です。坐骨神経痛は、腰椎から足先につながる神経が圧迫されて起こり、深刻になると歩くのも困難になります。

腰は体の要。軽症のうちにツボ押しでケアすることで重症化を防ぎます。**崑崙**は冷え性にも作用し、血流が低下すると出やすい発痛物質も退治します。

痛みや不調など、腰の症状全般に効果絶大

腰腿点《ようたいてん》

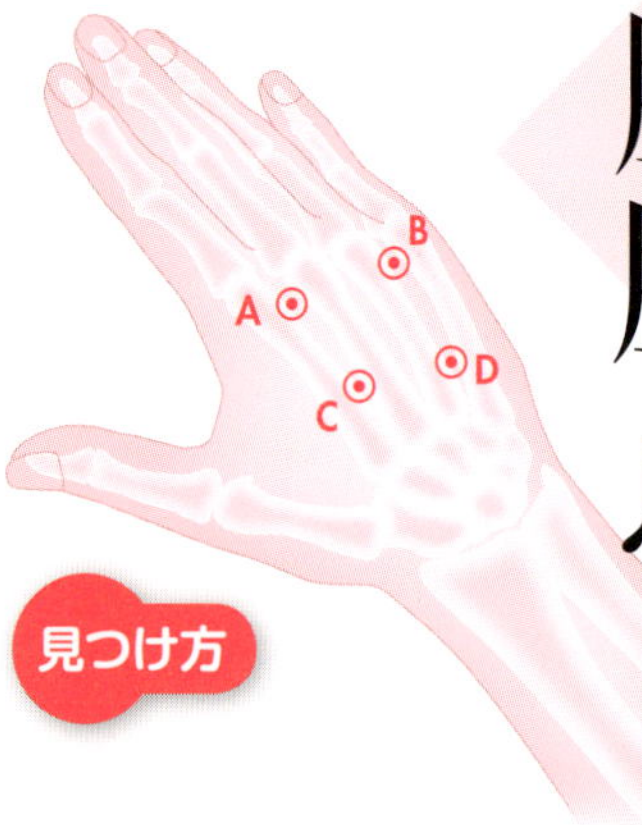

見つけ方

手の甲側で、A～Dの4箇所ある。Aは人差し指と中指の骨のつけ根のあいだで、手をにぎるとV字にくぼんだあたり。Bは薬指と小指の骨のつけ根のあいだで、薬指の出っ張った骨の手前なので、手首から骨のあいだをたどっていくとわかりやすい。Cは人差し指と中指の骨が合わさるV字谷のところ、Dは薬指と小指の骨が合わさるV字谷のところ。

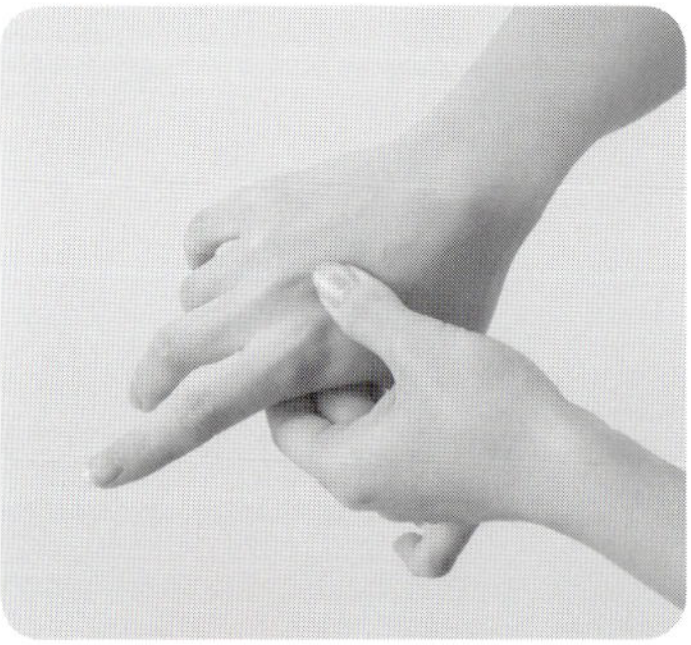

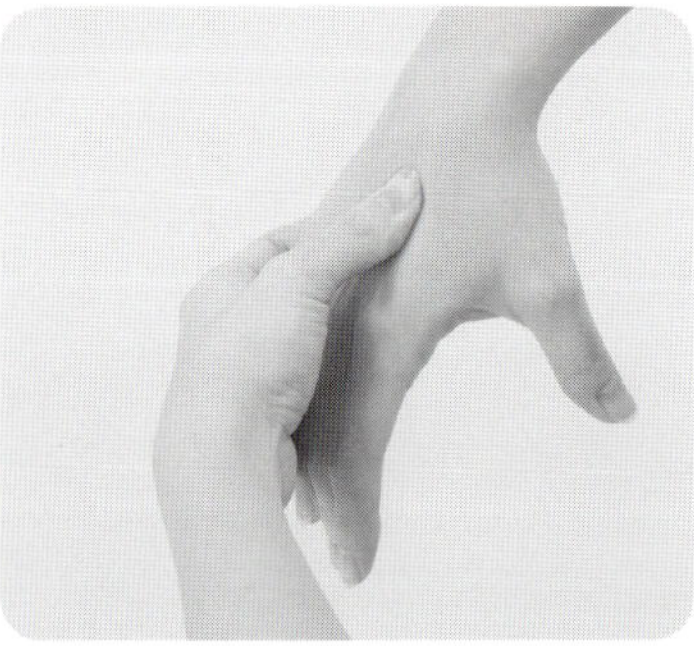

押し方

手の甲をつかむようにして親指の先をツボに当て、骨のワキを垂直に強めに押す。腰の痛みがある側のツボを反対側の手で押し、腰全体が痛いときは両手のツボを押すと効果的。

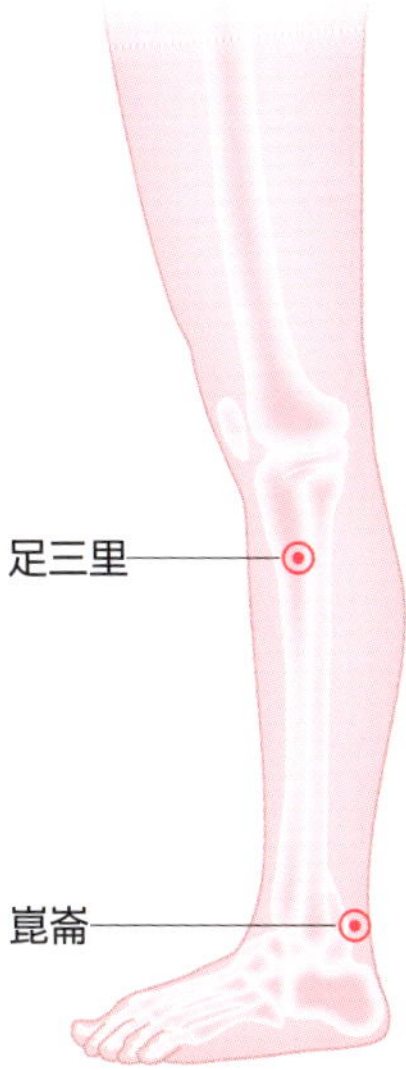

足三里

あしさんり

筋肉をほぐし、筋肉や神経系統の痛みを解消

見つけ方

向こうずねの外側で、ひざのお皿のすぐ外側下のくぼみから、指4本分つま先方向に下がったところ。

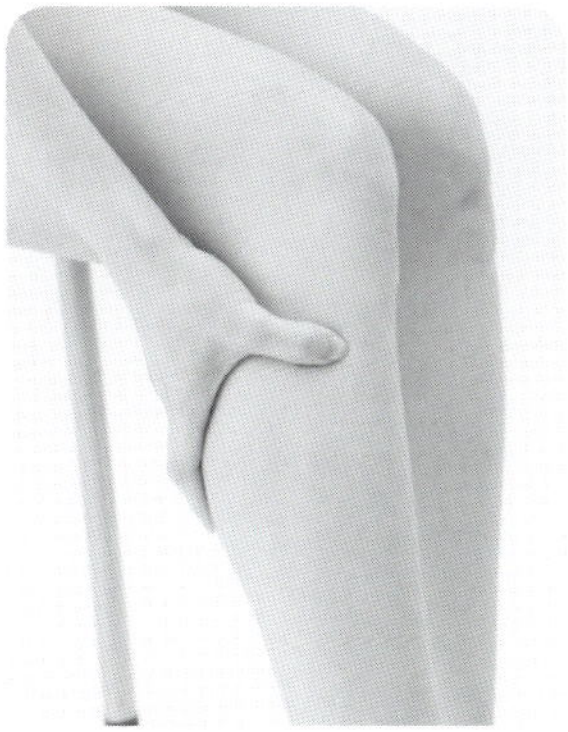

押し方

ふくらはぎを両手のひらで包み、親指の腹を重ねてツボに当て、ひざのほうに引き寄せるようにして力を入れてやや強めに押す。左右同様に。

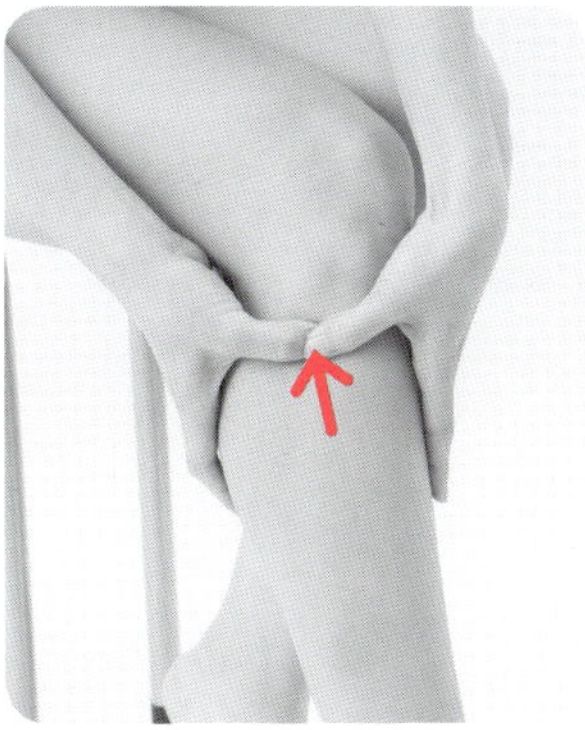

崑崙

こんろん

背中から腰の緊張を緩和させ血行をよくする

見つけ方

外くるぶしの頂点からアキレス腱のほうに進み、アキレス腱とぶつかるところ。外くるぶしとアキレス腱のあいだにあるくぼみ。

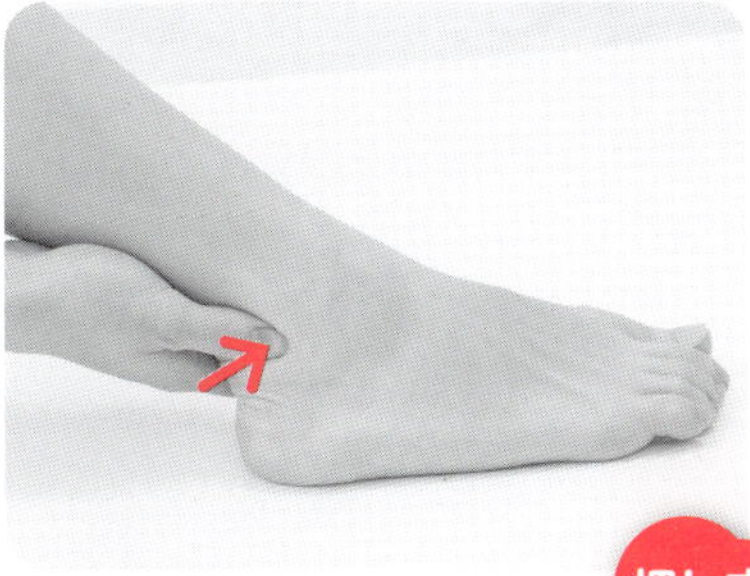

押し方

アキレス腱をつかむようにして親指をツボに当て、垂直にゆっくり押す。

プラス1アドバイス

背もたれを使うと腰への負担大

腰痛の85%はしびれなどの神経症状で、X線などの検査でも原因を特定できないことがほとんど。背もたれに寄りかかると腰を反り、筋肉が緊張して疲労が大きくなります。背筋を伸ばし、お腹を引っ込め、腰と足のつけ根を直角に深く座るのが正しい座り方です。

ひざの痛み

痛みを抑制するだけでなく、ひざの老化も予防する。

軟骨は再生しにくい健脚のツボでケアを

ひざは歩くときで体重の3倍、走ると5倍の負荷がかかり、重いものを持ったりなどすると最大で10倍近くもの負荷がかかる場所です。日頃から運動不足の人は、筋力が衰えてひざ関節が不安定な状態なので、無理なウォーキングをするとひざに痛みが生じやすくなります。

骨や軟骨、筋肉は30歳をピークに徐々に衰えます。とくに軟骨は摩耗しやすい組織で、しかも一度すり減った部分は再生しにくいといわれています。

老化で関節がすり減ったり変形する「ひざ関節症」は、運動不足や体重増加、O脚、立ち仕事など、ひざへの負担が多い人ほど発生しやすくなります。ツボ刺激による血行促進で予防します。

腰腿点 ようたいてん

ひざの血行促進、つらい痛みを緩和する

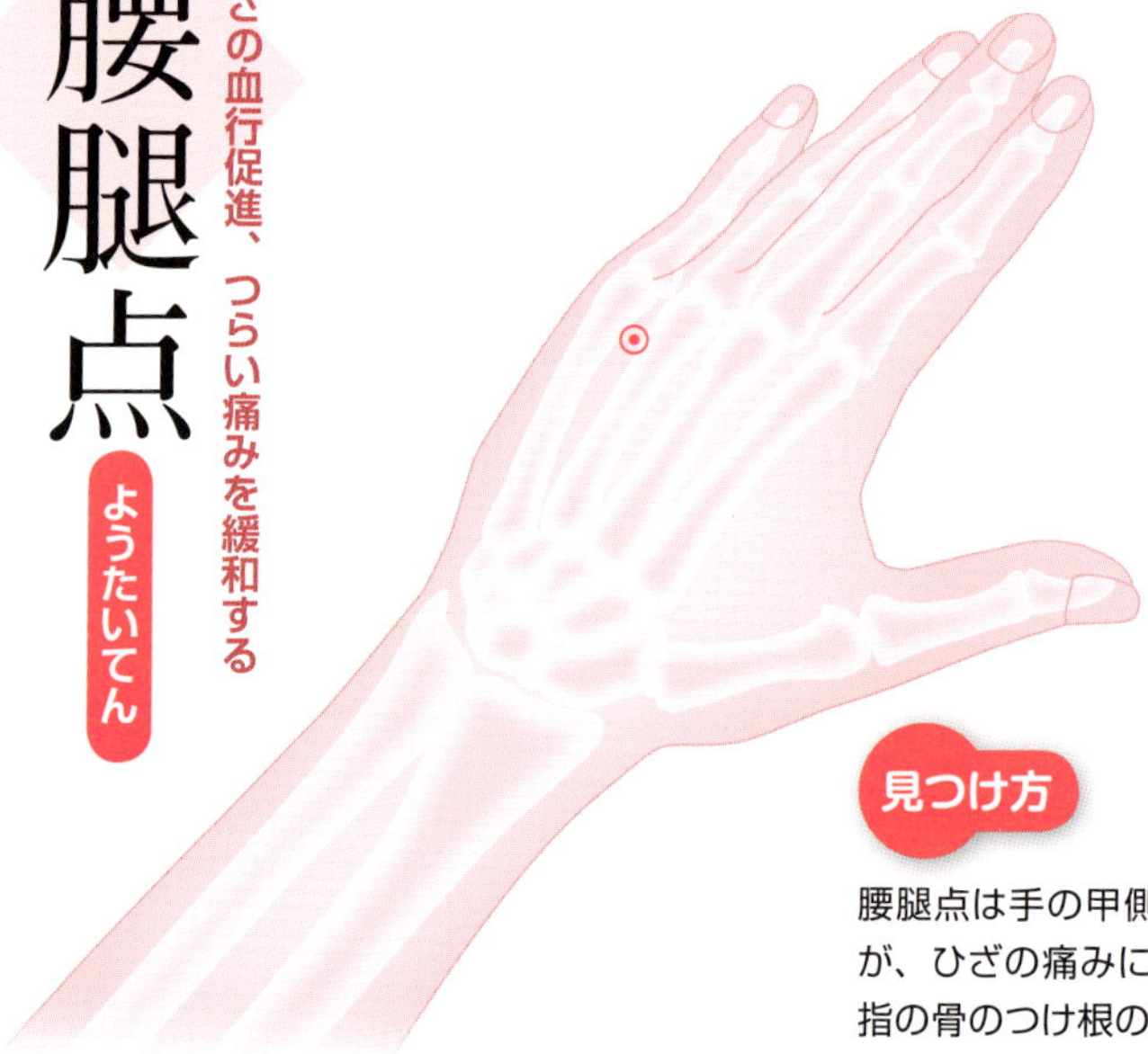

見つけ方

腰腿点は手の甲側に4箇所あるが、ひざの痛みには、薬指と小指の骨のつけ根の部分が効果的。薬指の出っ張った骨の手前なので、手首から骨のあいだをたどっていくとわかりやすい。

押し方

手の甲をつかむようにして親指の先をツボに当て、骨のワキを垂直に強めに押す。左右同様に。

足三里

あしさんり

緊張して固まった関節まわりの筋肉をほぐす

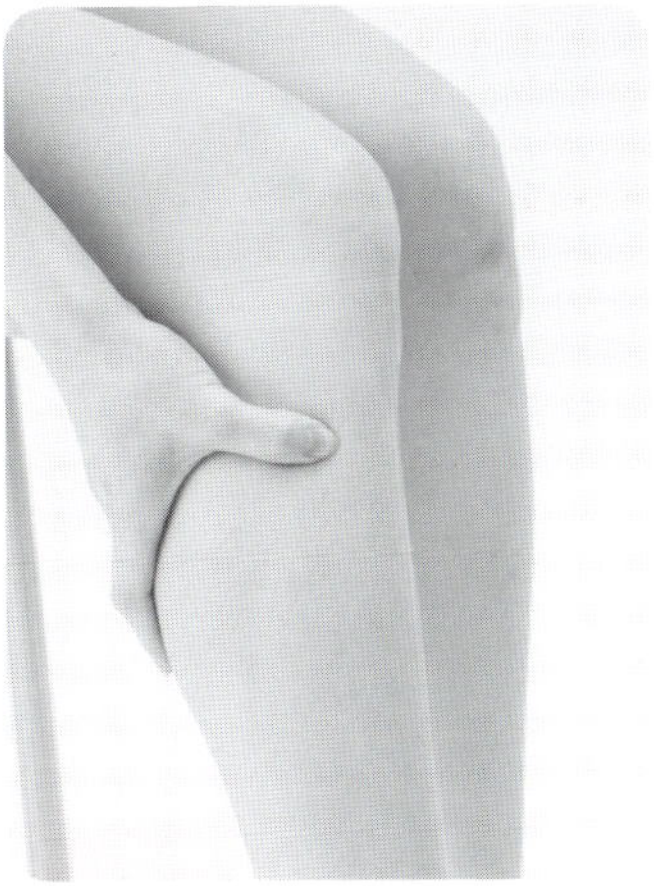

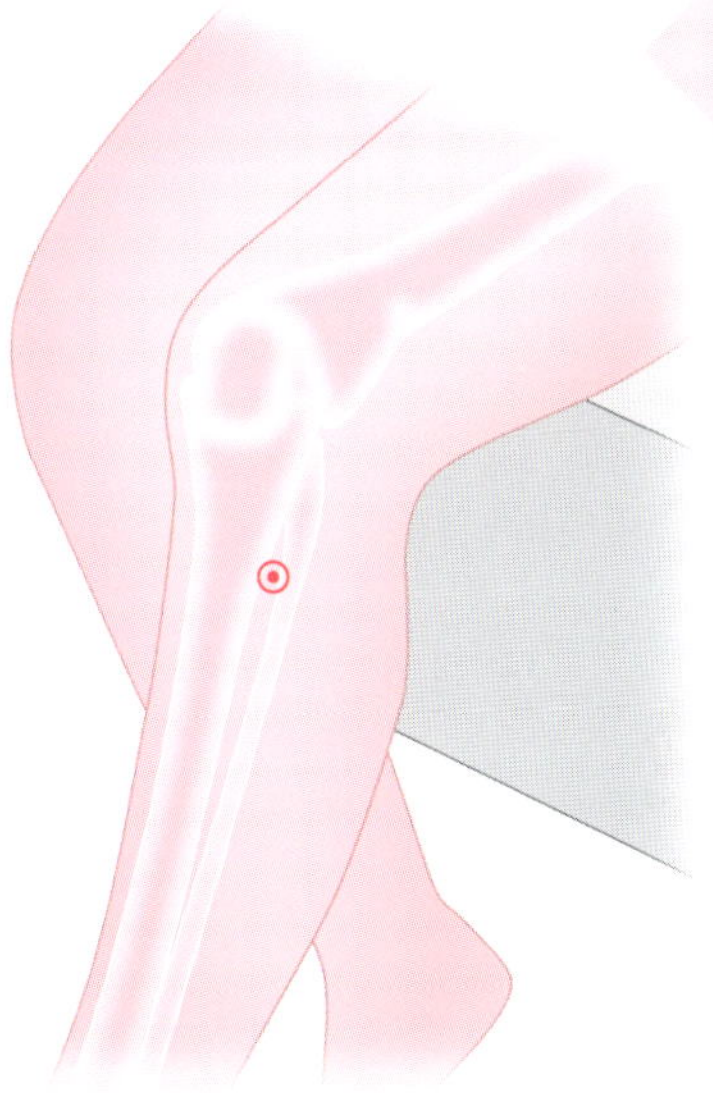

見つけ方

向こうずねの外側で、ひざのお皿のすぐ下から指幅4本分下にある、ひざ下の2本の骨が接しているV字のくぼみ。お皿の下に人差し指の端を合わせ、つま先方向に指4本を当てるとわかりやすい。

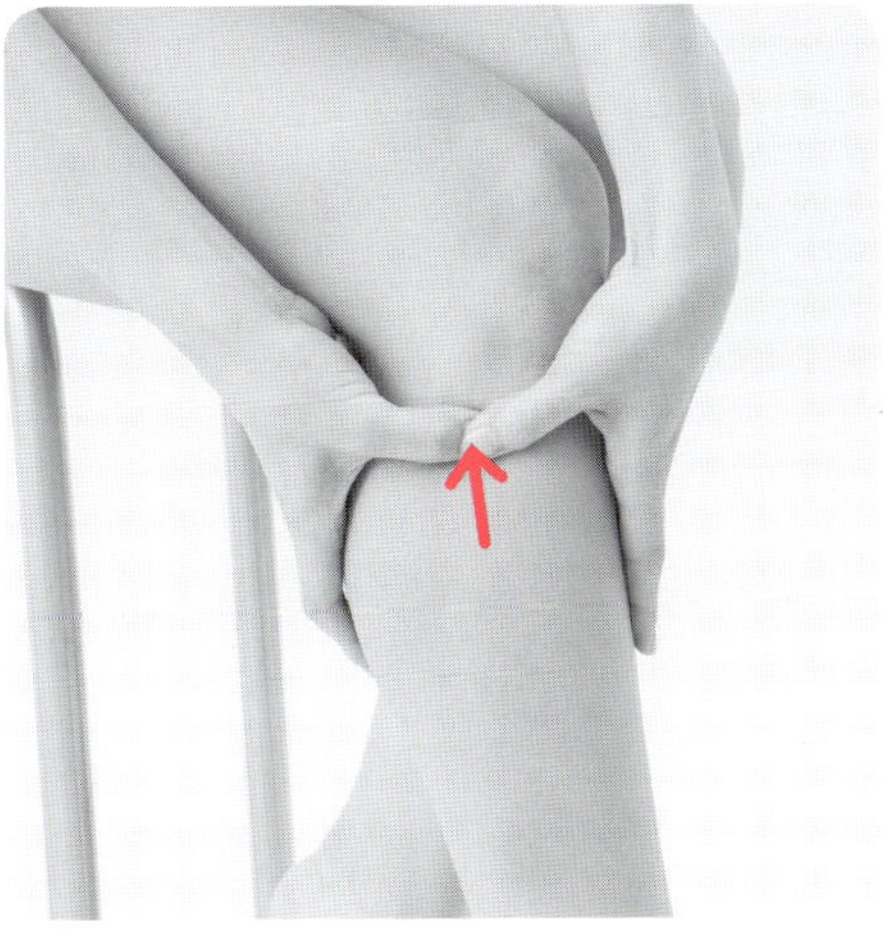

押し方

ふくらはぎを両手のひらで包み、親指の腹を重ねてツボに当て、ひざのほうに引き寄せるようにして力を入れてやや強めに押す。左右同様に。

プラス1アドバイス

予防には適度な運動も効果的

ひざの痛みを予防するにはウォーキングなどがおすすめですが、運動は急激な負荷がひざにかかるので注意が必要です。慣らしながら、少しずつ時間を増やしましょう。運動前後のストレッチは、筋肉の柔軟性が高まるので、関節への負担が軽減されます。

慢性胃炎

胃の粘液と胃液の両方の分泌バランスを整えて胃炎を改善。

胃のすべての不快症状に胃液の分泌を正常化

以前は加齢に伴う現象とされていましたが、今から30年ほど前にピロリ菌が発見されて以来、慢性胃炎はピロリ菌による長期感染のかかわりが大きいことが明らかにされてきました。しかし、いまだに原因は解明されていないのが現状です。

胃は、胃液という強い塩酸から胃壁を守るため、内側を厚い粘膜と粘液で覆われています。粘液と胃液のそれぞれの分泌バランスが崩れると、胃粘膜が胃酸で傷つけられ炎症を起こします。

急性胃炎は、精神的肉体的ストレスによって起こるものですが、慢性の場合も交感神経のバランスの乱れが要因となります。**膻中**への刺激で、胃もたれや胸やけなど、胃の諸症状を改善します。

膻中《だんちゅう》

胃の機能を回復させ胃の不快症状を解消する

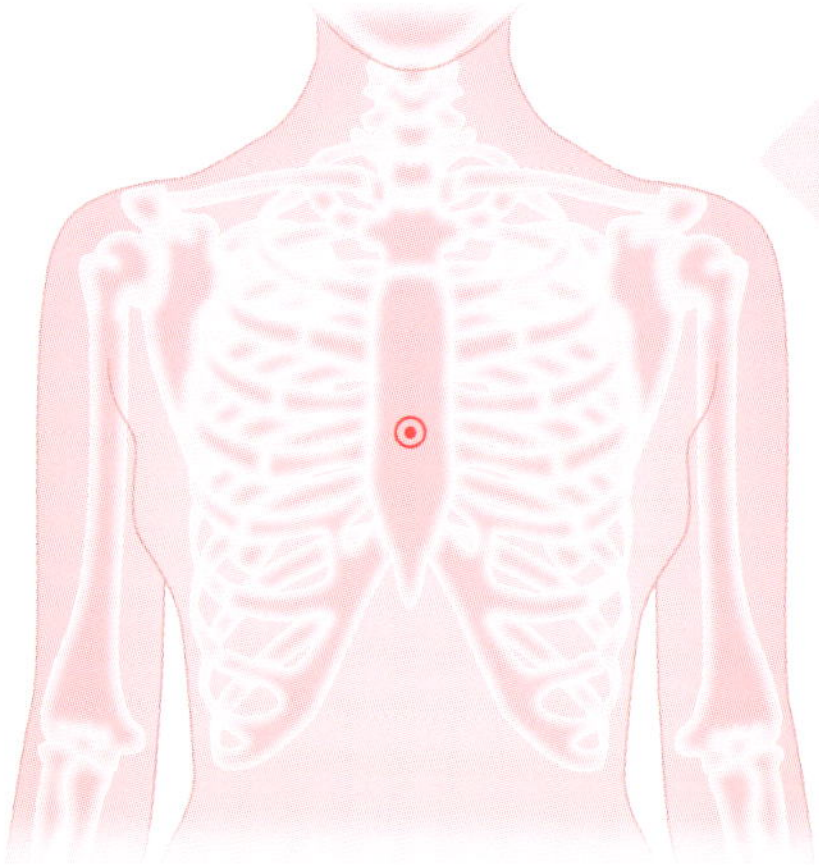

見つけ方

肋骨の前面中央で、左右の乳頭を結んだ線と体の左右中心線が交わるところ。

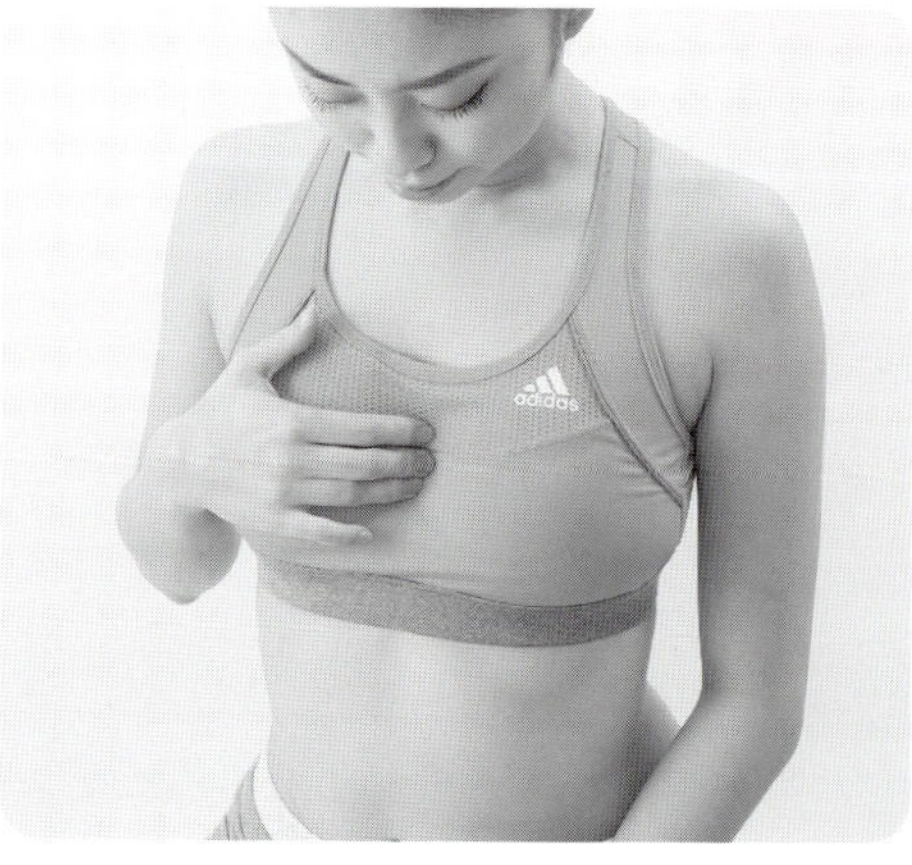

押し方

中指の腹がツボの中心に当たるように3本指を当て、体の中心に向かって軽くたたくように押す。肋骨の上なので、強く押しすぎないように注意する。

合谷《ごうこく》

自律神経を整えて内臓機能を正常に戻す

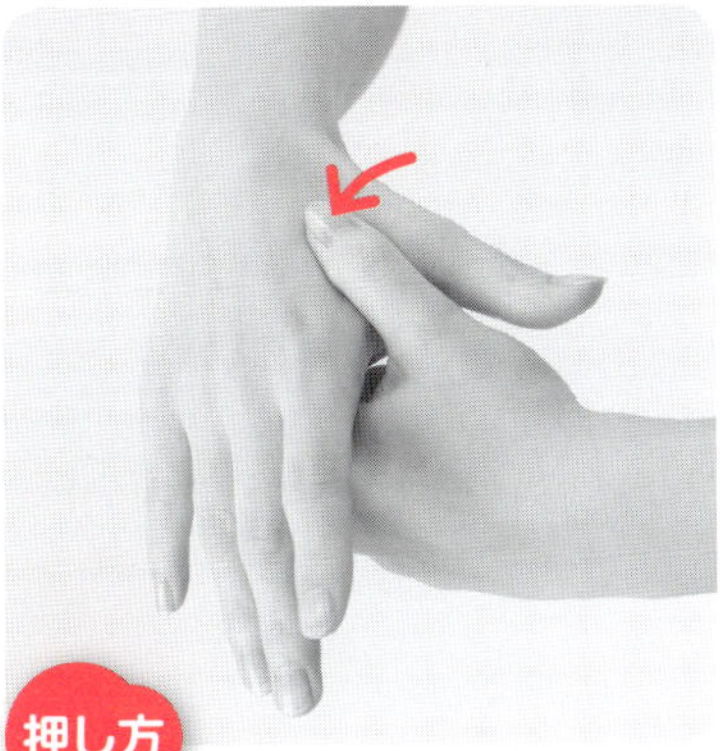

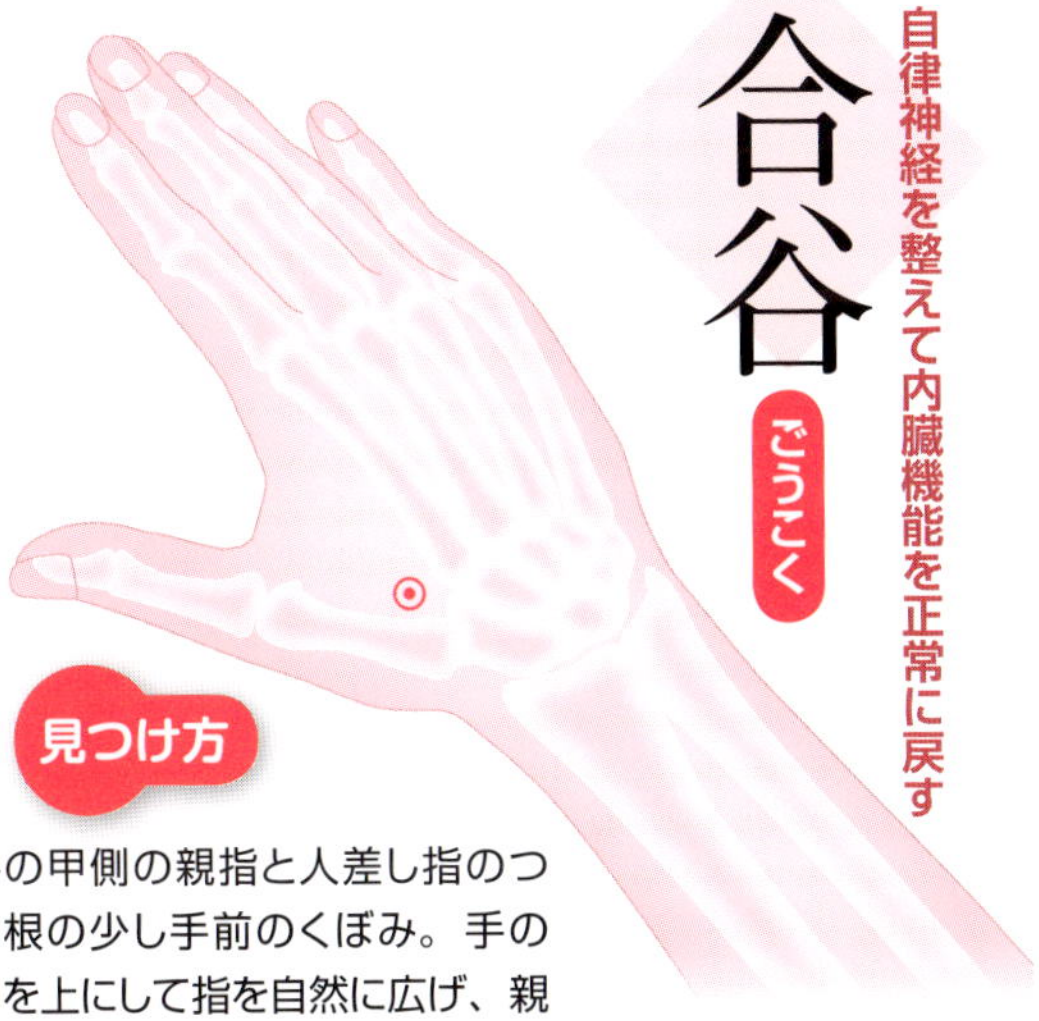

押し方

手の甲をつかむように親指の先をツボに当て、人差し指の骨に向けて押す。少し痛みを感じるくらいの刺激が効果的。左右同様に。

見つけ方

手の甲側の親指と人差し指のつけ根の少し手前のくぼみ。手の甲を上にして指を自然に広げ、親指と人差し指の骨が接する部分をたどっていくとわかりやすい。

隠白《いんぱく》

弱った胃腸を回復させて消化を助ける

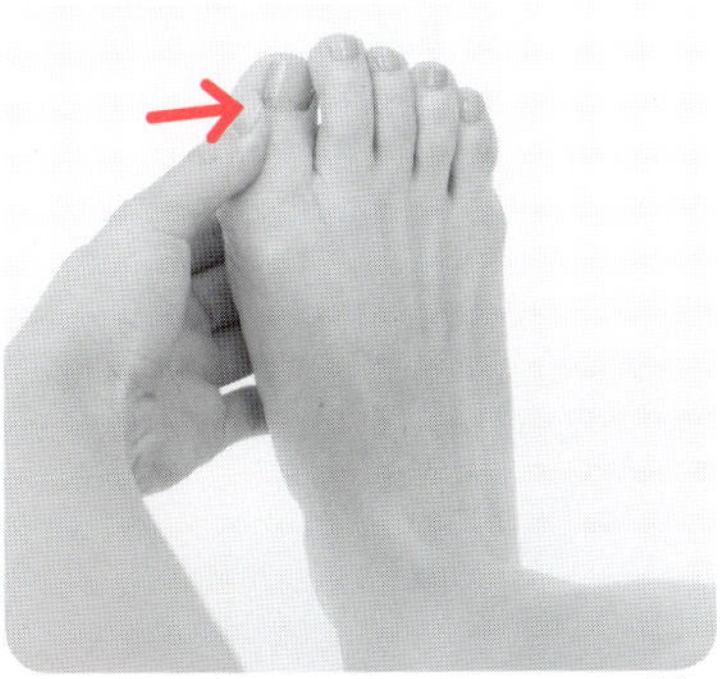

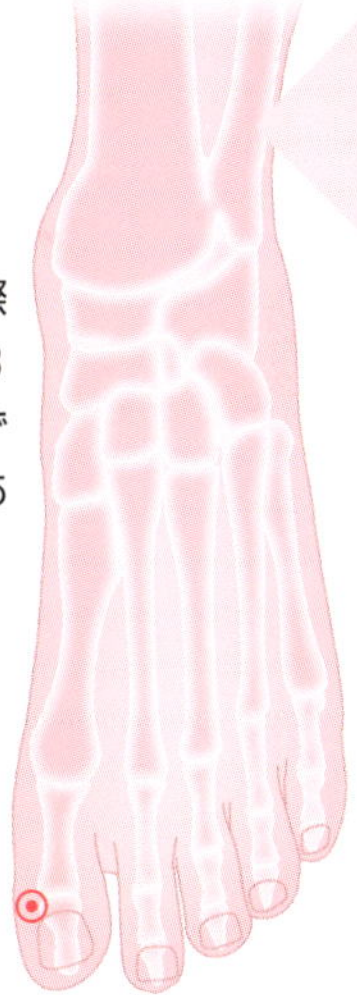

見つけ方

親指の爪の生え際から外側へ2～3mmほど外側へずらしたところにある。

押し方

親指の腹をツボに当て、痛《いた》気持ちいい程度に押す。親指の爪で押す場合は、チクチクするくらいの刺激をリズミカルに加えると効果的。

プラス1アドバイス

胃酸分泌を抑え粘膜を再生する食材

キャベツやほうれん草、アスパラなどに多く含まれるビタミンUには、胃酸の分泌を抑えながら胃の粘膜の再生を促す働きがあります。粘膜を保護するビタミンAは小松菜、にんじん、かぼちゃなどの緑黄色野菜に多く含まれます。積極的に摂るようにしましょう。

高血圧、低血圧

定期的に刺激することで血圧を正常にして安定させる。

血圧をコントロールするツボ 定期的なケアで正常化

日本には現在、3000万人の高血圧患者がいて、60歳代の6割、70歳以上の7割が高血圧といわれています。病院での受診率も全疾患の中で第1位です。低血圧は、めまいや立ちくらみ、頭痛、朝の目覚めの悪さなどがあります。

どちらにも共通しているのは、血圧の調整を行う自律神経がうまく働いていないことです。高血圧症の9割を占める原因不明の「本態性高血圧症」の人は、夜間に優位になる副交感神経の活動が低下しているとの報告があります。

人迎は、血圧をコントロールするツボ。高血圧と低血圧の人では押し方は異なりますが、定期的に押すことで血圧を安定させ正常にすることができます。

人迎《じんげい》

自律神経を安定させ血圧をコントロール

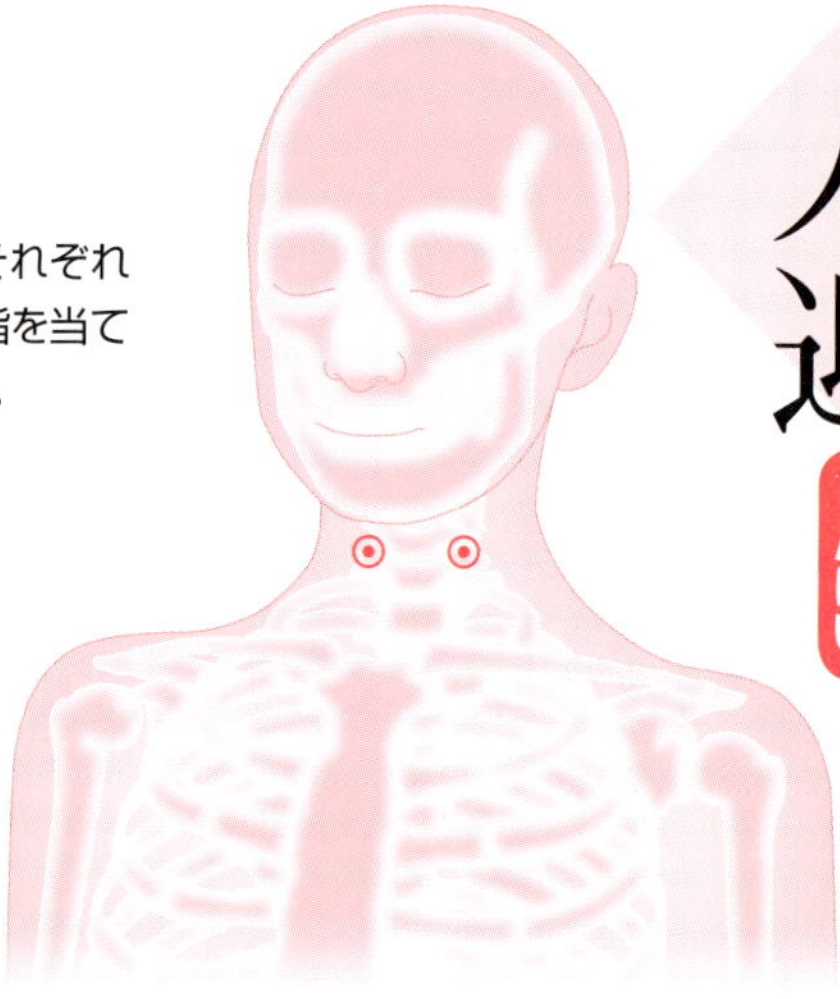

見つけ方

のどぼとけから左右それぞれ指幅2本分外側で、指を当てると脈を感じるところ。

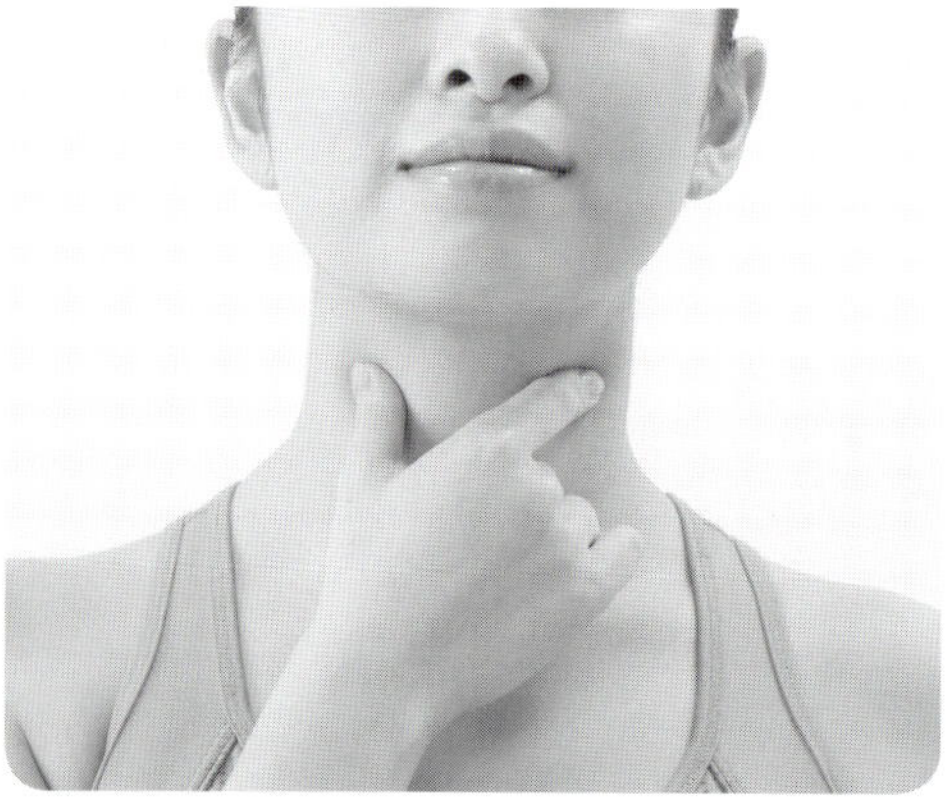

押し方

高血圧の場合は、親指と人差し指をツボに当て、呼吸が苦しくならない程度に下に向かってこする。低血圧の場合は、親指と人差し指をツボに当て、呼吸が苦しくならない程度に細かく震わす。どちらも、人差し指と中指を使って左右交互に行うのでもよい。

瘂門
あもん

血圧を下げるのに力を発揮、高血圧ケアにおすすめ

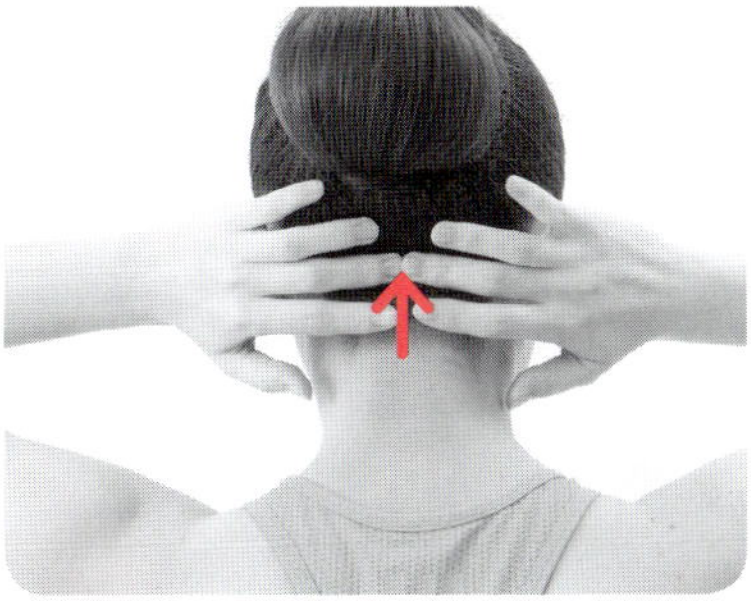

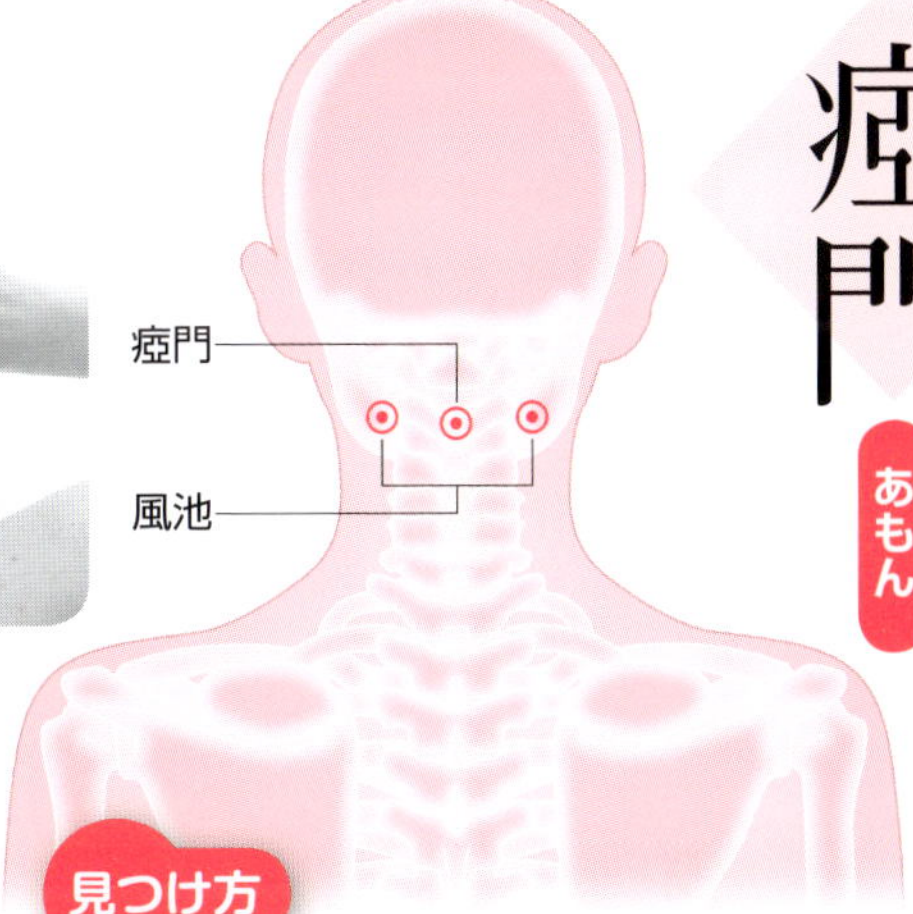

押し方

後頭部を支えるようにして両手中指の先をツボに当て、そこに頭の重みをかけるようなイメージで刺激する。

見つけ方

うなじの髪の毛の生え際にある中央のくぼみ。2本の太い筋肉（僧帽筋）のあいだにある「ぼんのくぼ」と呼ばれるくぼみ部分。天柱のツボの真ん中。

風池
ふうち

血流をよくして低血圧に伴う症状を改善

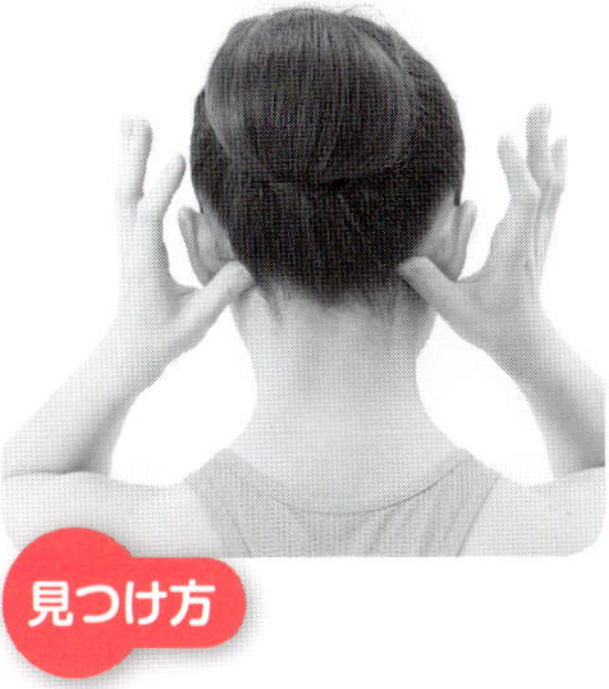

見つけ方

後頭部中央の「ぼんのくぼ」と呼ばれるくぼみから、左右それぞれ親指２本分外側に離れたくぼみ。

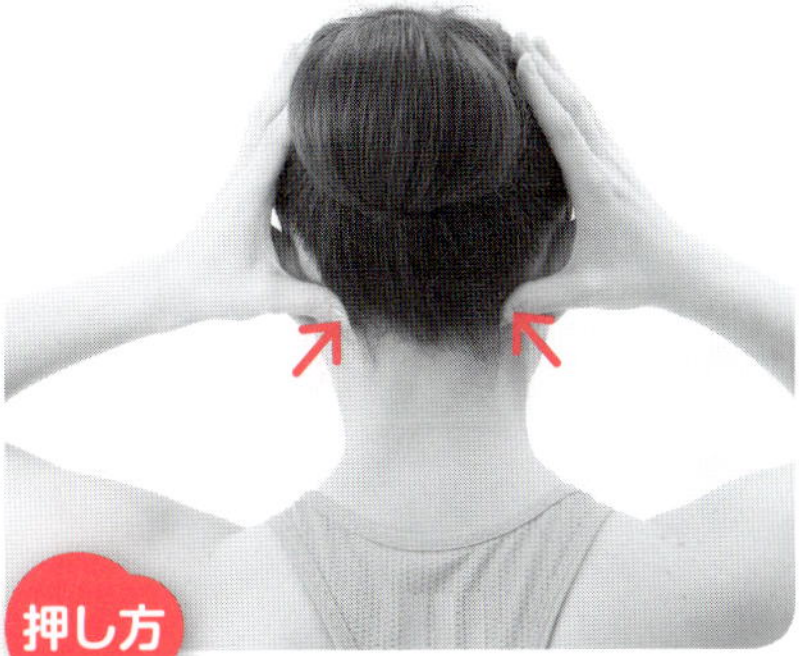

押し方

頭を抱えるようにして両手の親指をくぼみの縁に当て、痛気持ちのいい程度に頭の中心に向かってやや強めに押しもむ。左右同時に。

プラス1アドバイス

血圧の安定化でリスクを回避

厚生労働省の試算によると、「国民の血圧が平均２mmHg（血圧単位）下がれば、脳卒中による死亡者は約１万人減る」「循環器疾患全体では２万人の死亡が防げる」とされています。血圧を正常化させることで、病気によるリスクを回避することができるのです。

血糖値を下げる（糖尿病対策）

インスリンの分泌と糖代謝を正常化し、血糖値をコントロール。

湧泉《ゆうせん》

腎機能を高めて、血糖値をコントロール

生活習慣改善とツボ刺激予防が何よりも重要

日本医師会では、すぐ喉が乾く、体がだるい、トイレが近いなどの症状があれば糖尿病に要注意と伝えています。食べた物は消化・分解されてブドウ糖となり、体や脳の活動のエネルギー源となりますが、血液中のブドウ糖が増えすぎてしまうという生活習慣病が糖尿病です。

血糖値は、インスリンというホルモンの作用で調節されていますが、肥満、ストレス、運動不足、喫煙、遺伝因子などによって、インスリンの分泌に問題が起こります。厚生労働省の平成19年調べでは、40歳以上の男性の3人にひとりが糖尿病とその予備軍とされています。

腎臓の不調や頻尿にも効く**湧泉**のツボで、血糖値をコントロールします。

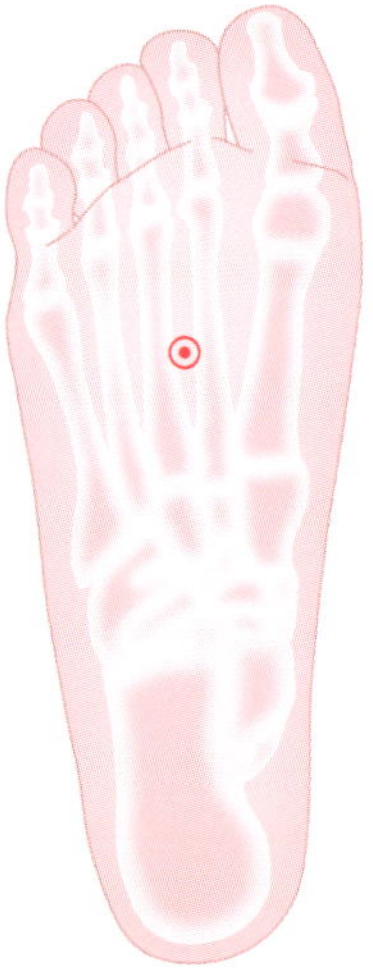

見つけ方

足裏の中央より指寄りで、親指側のつけ根のふくらみと小指側のふくらみのあいだにできる「人」の字の交わるところ。足の指を曲げると、2つのふくらみの交わりが出やすくなる。

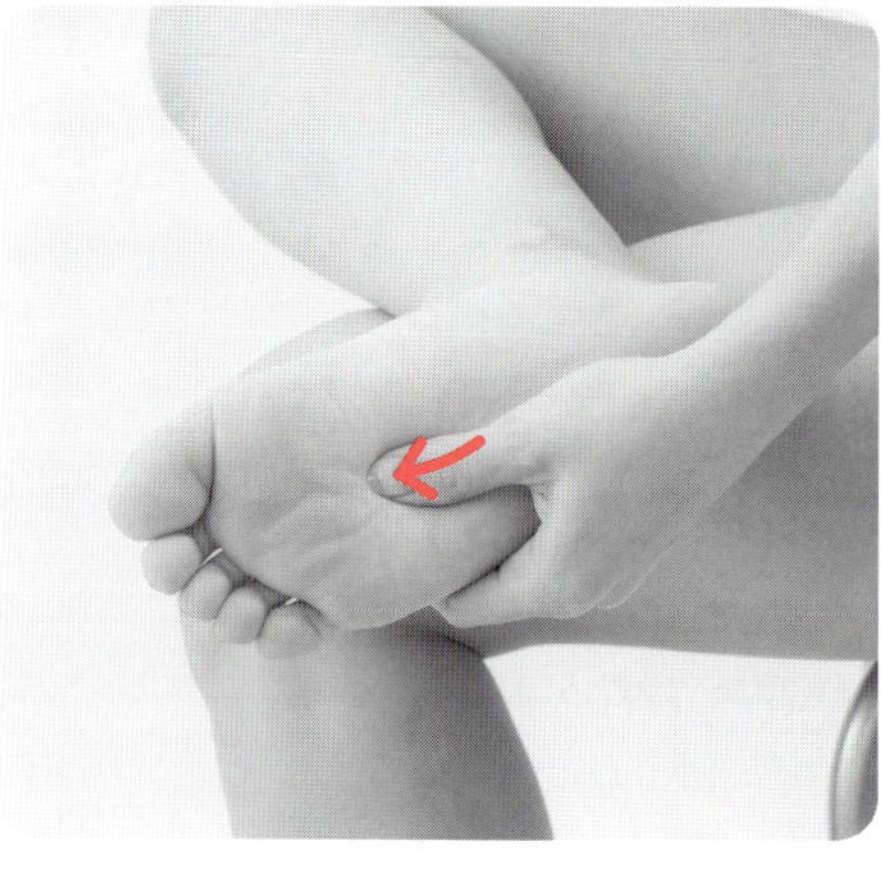

押し方

足の甲を手のひらで抱えて親指の腹をツボに当て、くぼみの縁を足先に向かって少し強めに押し上げる。両手の親指を重ねて押してもよい。左右同様に。

足三里《あしさんり》

内臓機能を正常に戻し、水分の排泄を促進する

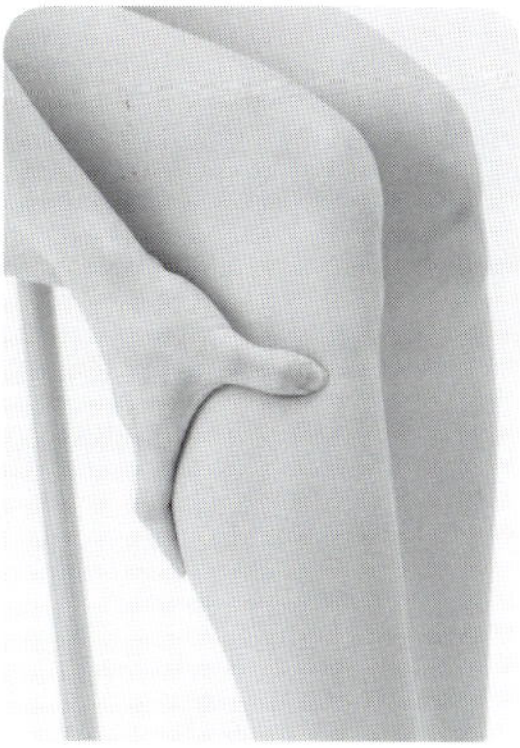

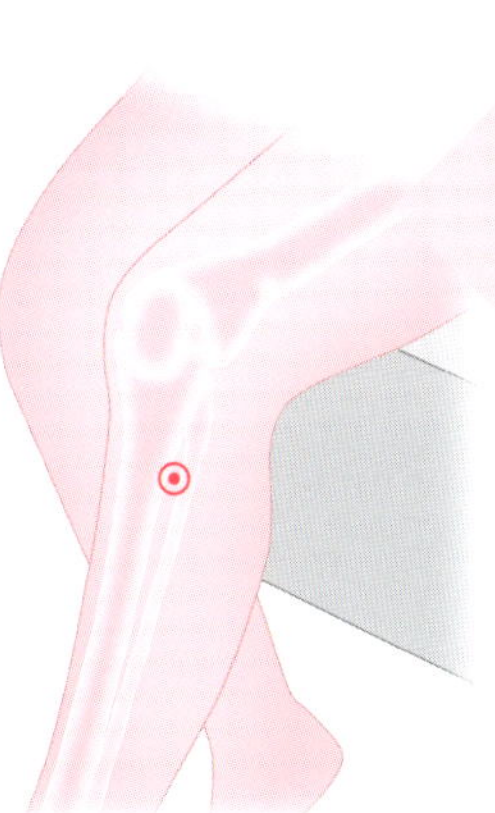

見つけ方

向こうずねの外側で、ひざのお皿のすぐ外側下のくぼみから、指4本分つま先方向に下がったところ。

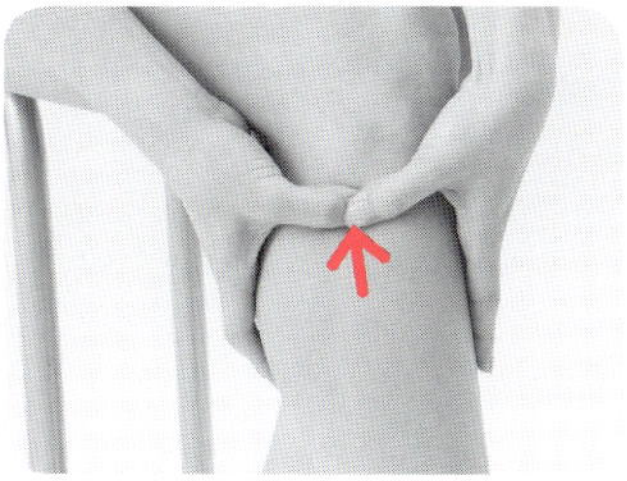

押し方

ふくらはぎを両手のひらで包み、親指の腹を重ねてツボに当て、ひざのほうに引き寄せるようにして力を入れてやや強めに押す。左右同様に。

合谷《ごうこく》

糖尿病に伴う疲れやだるさなどの不快症状を緩和

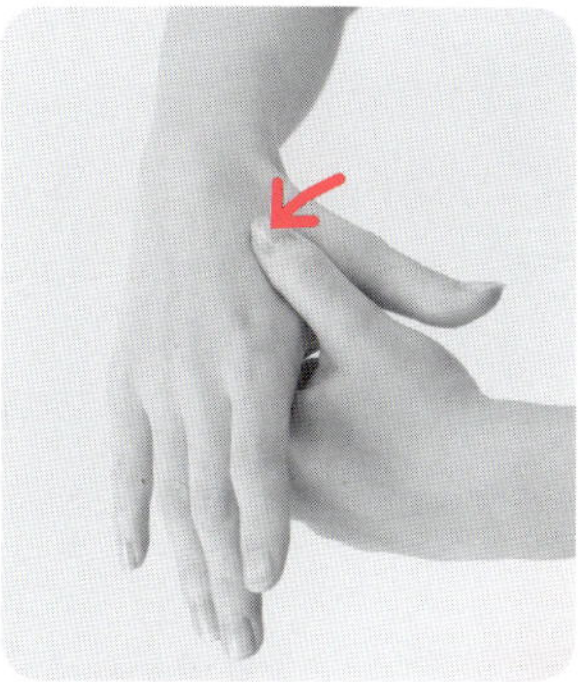

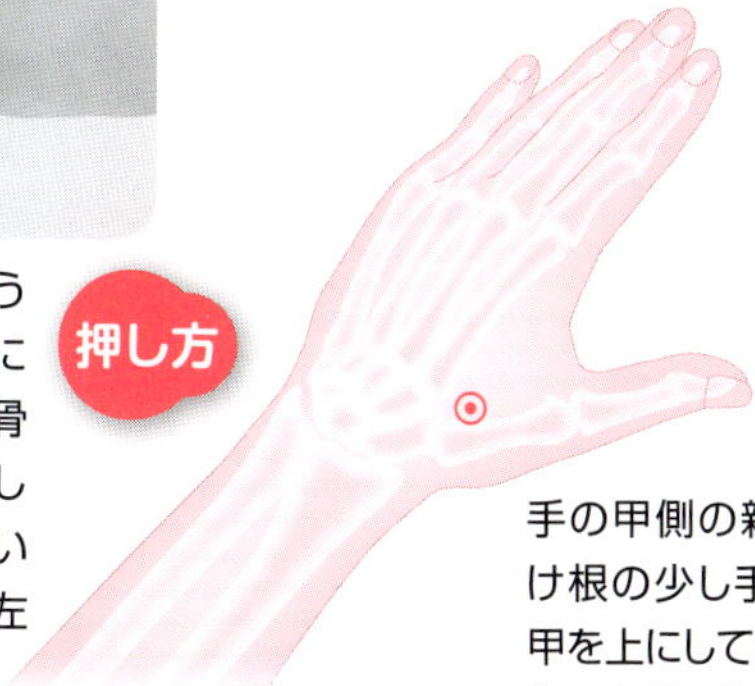

押し方

手の甲をつかむように親指の先をツボに当て、人差し指の骨に向けて押す。少し痛みを感じるくらいの刺激が効果的。左右同様に。

見つけ方

手の甲側の親指と人差し指のつけ根の少し手前のくぼみ。手の甲を上にして指を自然に広げ、親指と人差し指の骨が接する部分をたどっていくとわかりやすい。

プラス1アドバイス

GI値が高い白い食べ物に要注意

食べ物によっては、消化後にブドウ糖に変わって血糖値を上昇させるスピードが異なります。その速さがGI値。白米はGI値が81と高く、食後に急激な血糖値上昇を招きます。食パンは91、上白糖100。野菜類はじゃがいもが90と高く、ほうれん草は15です。

動悸、息切れ

ドキドキとした息切れ、胸の痛み、不整脈からイライラ、心臓疾患まで。

心と心臓疾患に作用 ストレスを解消するツボ

安静時の心拍数が1分間に60～80回であれば正常ですが、100回を超えると、頻脈性の不整脈と診断されます。心臓の鼓動がドカンドカンと大きく感じる場合でも、必ずしも心拍数が上がっているわけではありません。不安や緊張による心因性も考えられます。

ただし、ドキドキして息切れやめまい、胸の痛みが伴うようであれば注意が必要です。心臓は自律神経によって支配されており、何らかの原因で交感神経が優位になると心拍数が増えてしまいます。

手にひらにあるツボの**労宮**は、自律神経を安定させる作用があります。**神門**は心に作用し、イライラを鎮めるだけではなく、心臓疾患にも効果を発揮します。

労宮《ろうきゅう》

自律神経のバランスを整えて心筋の興奮を鎮める

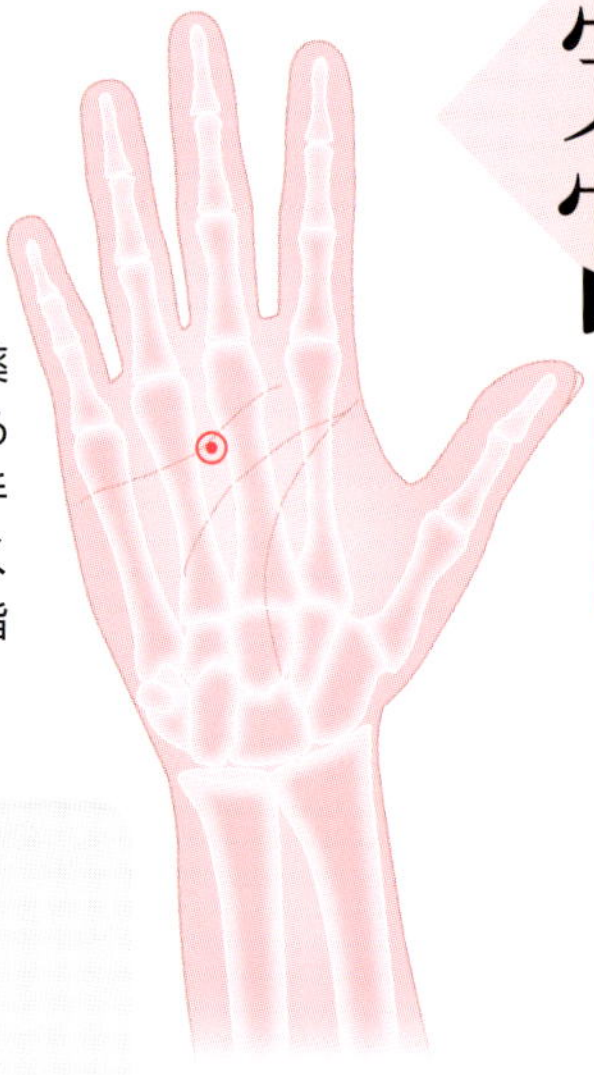

見つけ方

手を握ったときに、中指と薬指の先端が手のひらに当たる中間あたり。中指の骨を手首のほうへなぞっていくとくぼみに当たり、その少し小指側にある。

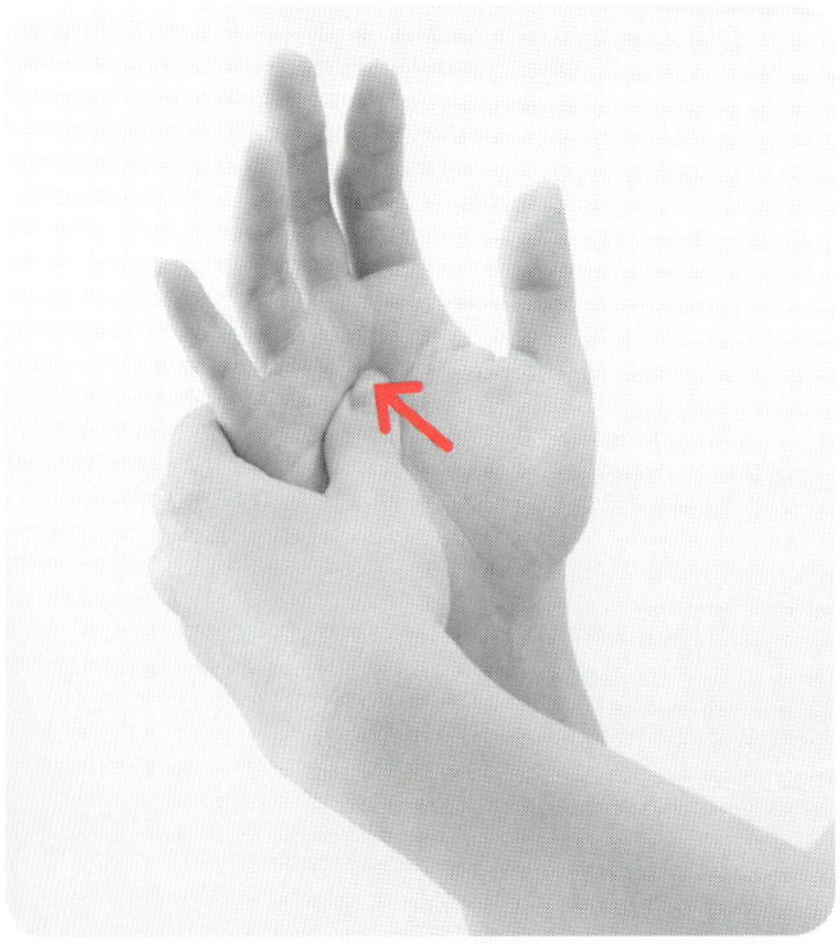

押し方

手のひらを反対側の手で挟むようにして親指の腹をツボに当て、指先の方向へ骨を押し上げるようなイメージでしっかり押す。左右同様に。

神門《しんもん》

心臓の機能を強化して動悸、息切れの症状を改善

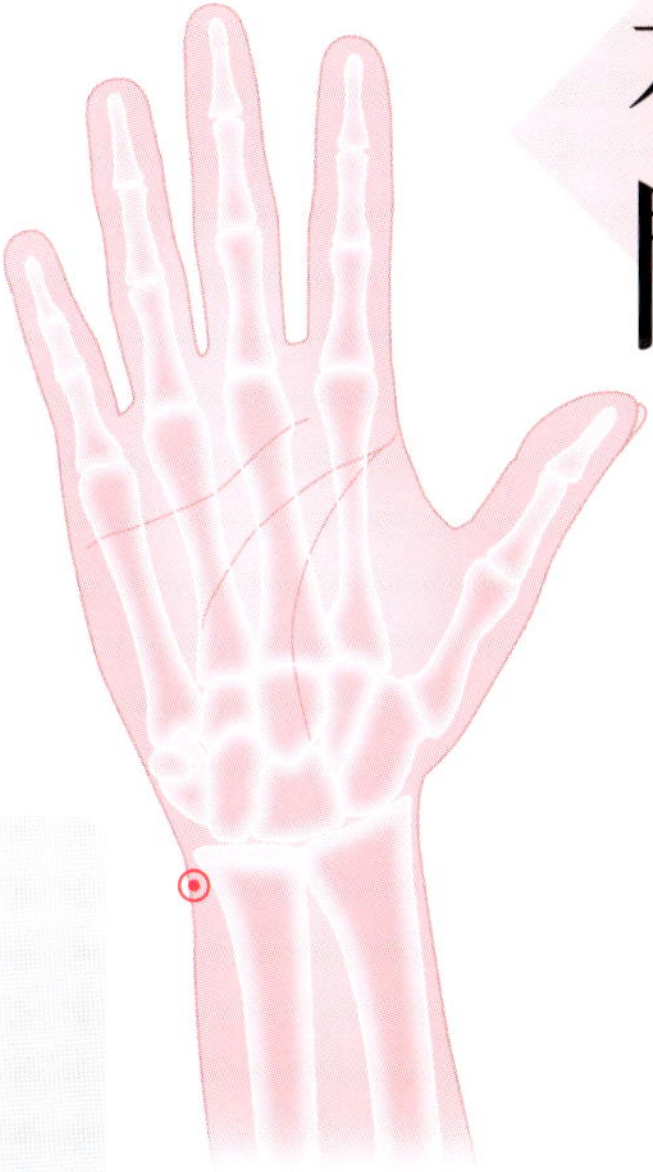

見つけ方

手首の内側にできる横ジワの小指寄りで、くぼんでいるところ。小指の骨をたどっていくと手首の線に交わるのでわかりやすい。

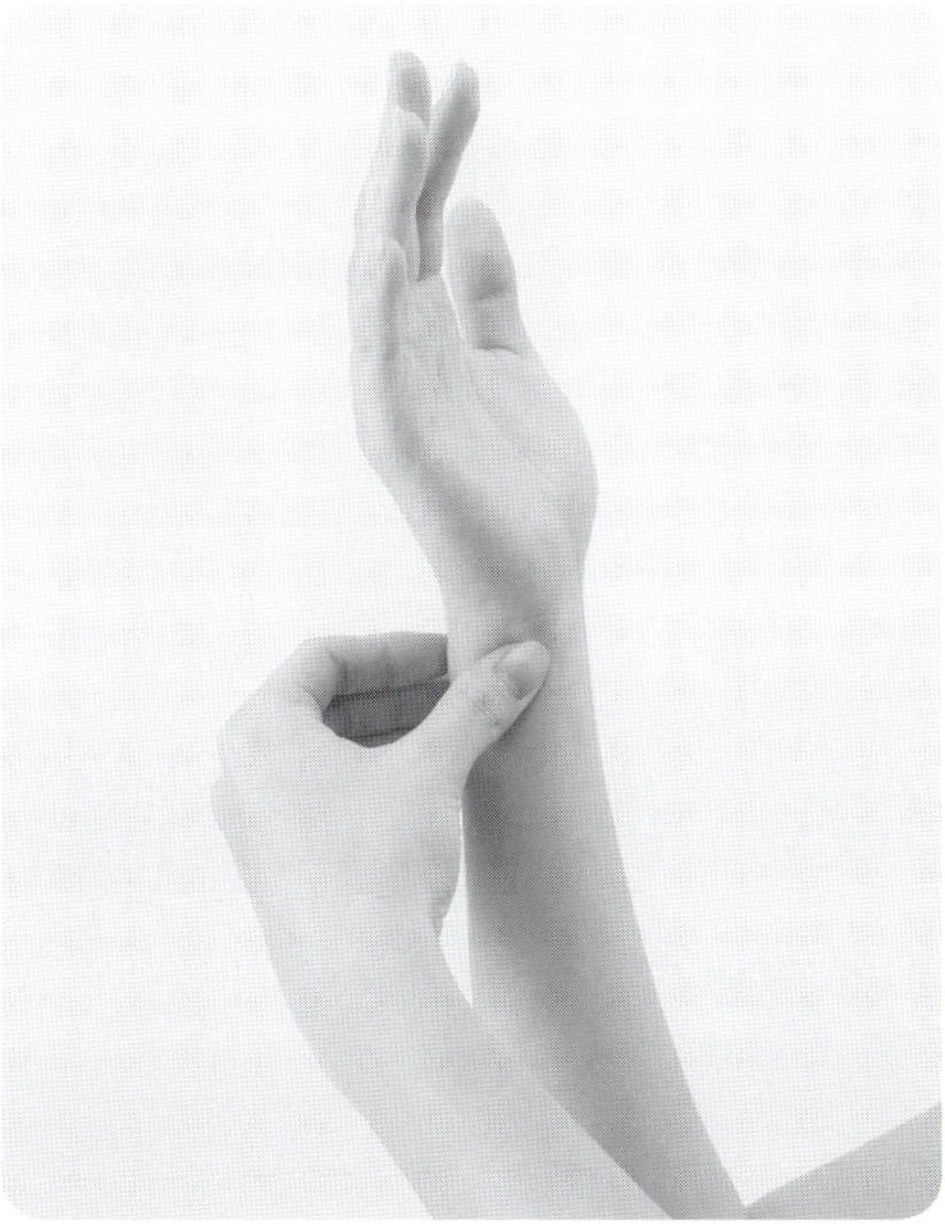

押し方

手首をつかむように親指の先をくぼみのなかに押し込むようにして、少し軽く長めに押す。左右同様に。

プラス1アドバイス

1日1回、意識して深呼吸を

ストレスが溜まると、息を吸う回数が増え、呼吸が速く浅くなります。吸うときは交感神経が優位になり、吐くときには副交感神経が優位になります。1日1回、胸のなかの全部のストレスを吐ききるイメージで呼吸してみましょう。副交感神経が刺激されて、胸が楽になります。

腎臓の不調

貧血や全身のだるさ、むくみ、腰痛など、腎臓機能不全からくる不調に。

生命維持に重要な臓器 だるさも解消するツボ

腎臓は、腰上の背中側に左右対象にあるこぶし大の臓器です。血液をろ過して、尿として老廃物を体外に排出する役目があり、うまく機能しないと毒素が全身を巡ります。疲れがなかなかとれず、だるさやむくみ、腰痛などの症状があれば、腎臓の機能低下のサインです。

血圧を調整するという大切な役目もあり、腎臓の働きが悪いと高血圧を招きます。また、血液が骨髄でつくるためには、腎臓から出るホルモンの刺激が必要になるので、機能が低下すると血液が十分つくられず貧血になってしまいます。

水泉のツボへの刺激は、腎臓機能を向上させる作用があり、デトックス機能を正常化させせます。

水泉《すいせん》

腎臓の機能を高めてホルモンバランスを整える

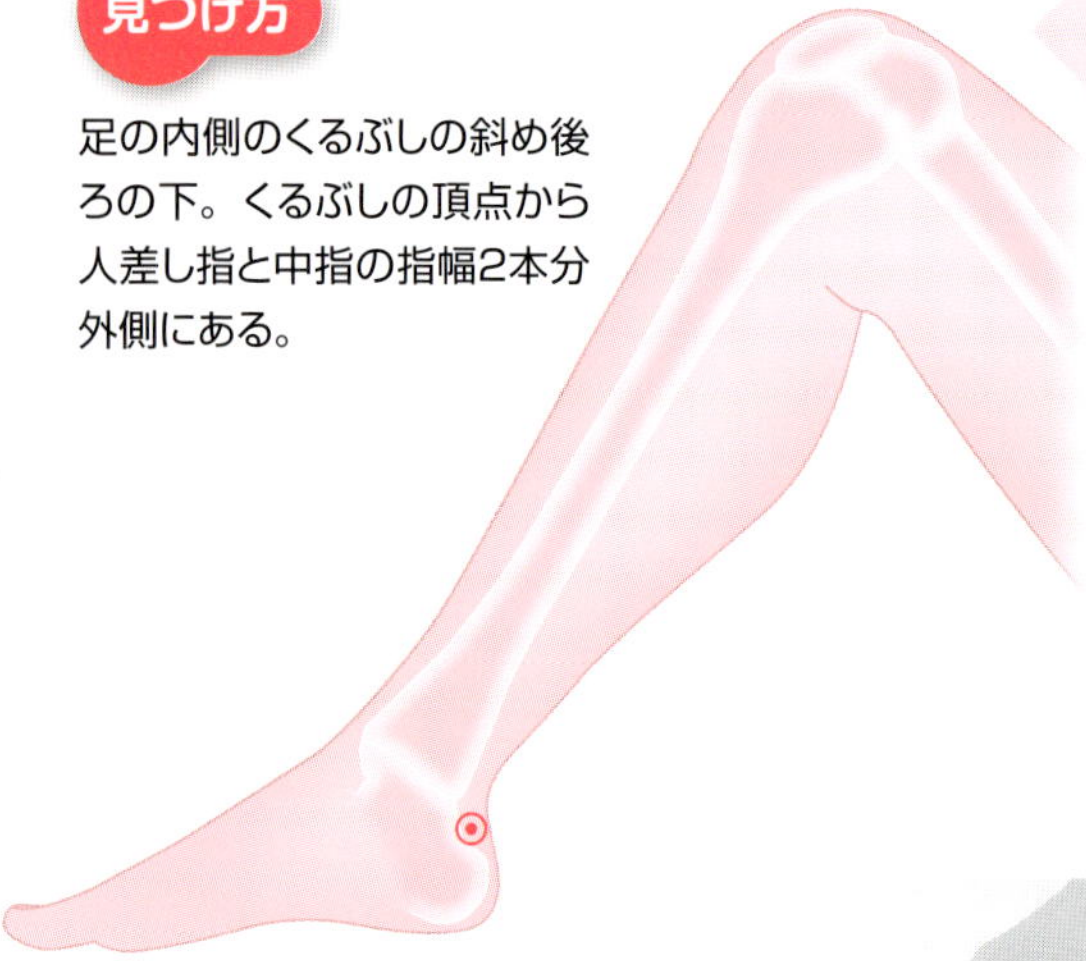

見つけ方

足の内側のくるぶしの斜め後ろの下。くるぶしの頂点から人差し指と中指の指幅2本分外側にある。

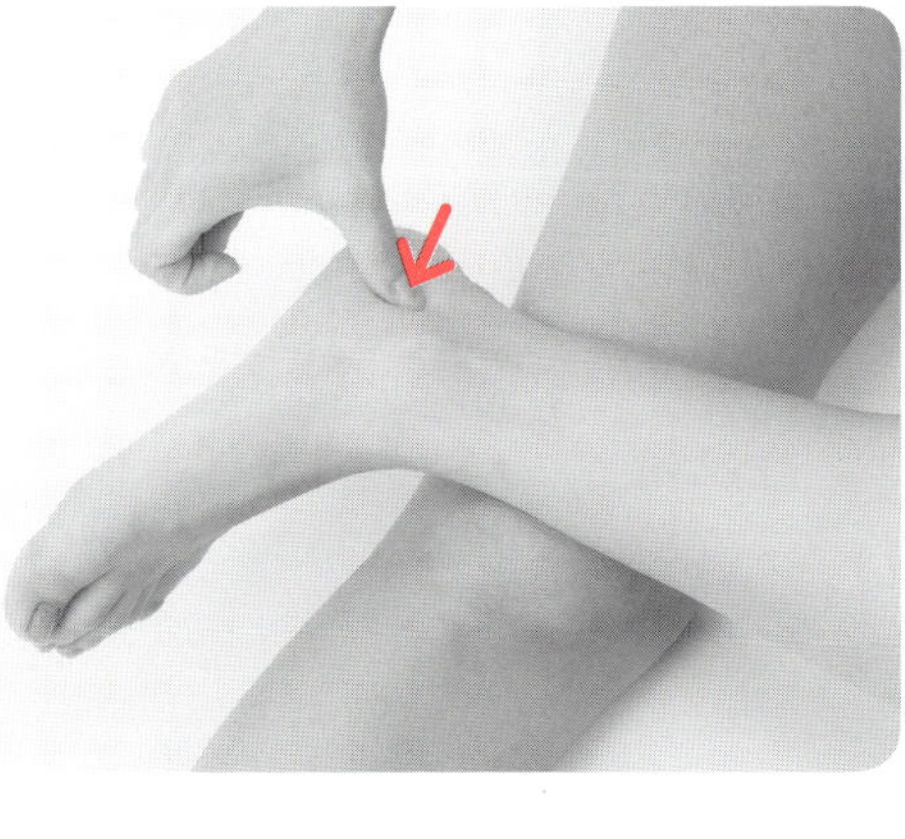

押し方

親指の腹をツボに当て、垂直方向に少し強く集中的に押す。かかとをつかみながら押すと力が入りやすい。左右同様に。

足心

そくしん

腎臓の働きをよくして体内の水分量を正常化

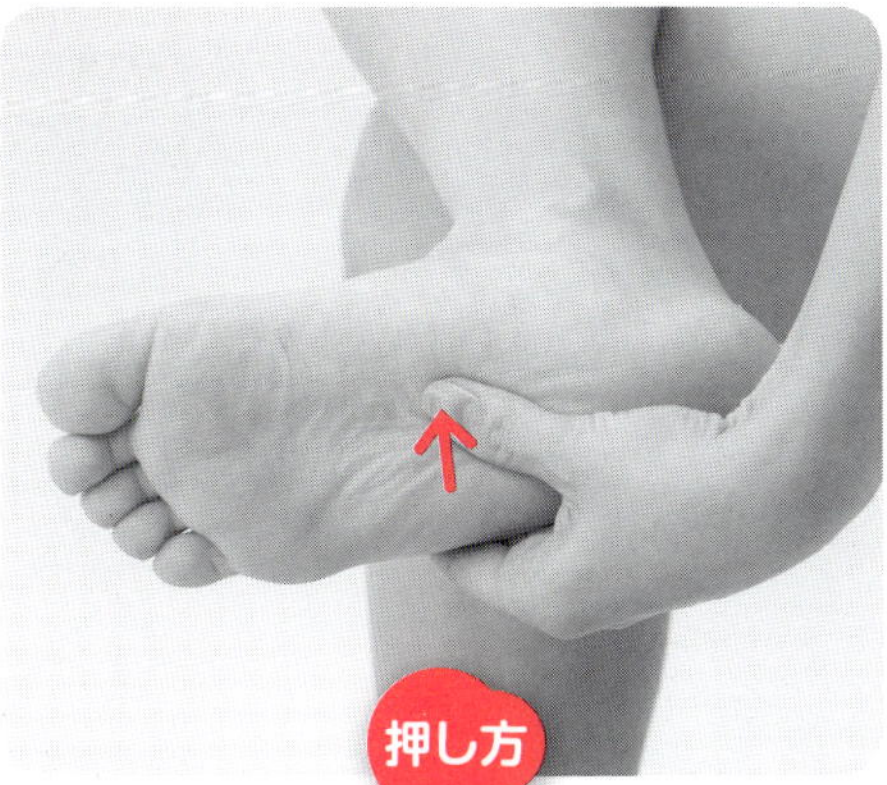

見つけ方

足の裏のちょうど中心あたり。第2指のつけ根とかかとを結んだ直線の中間地点にある。

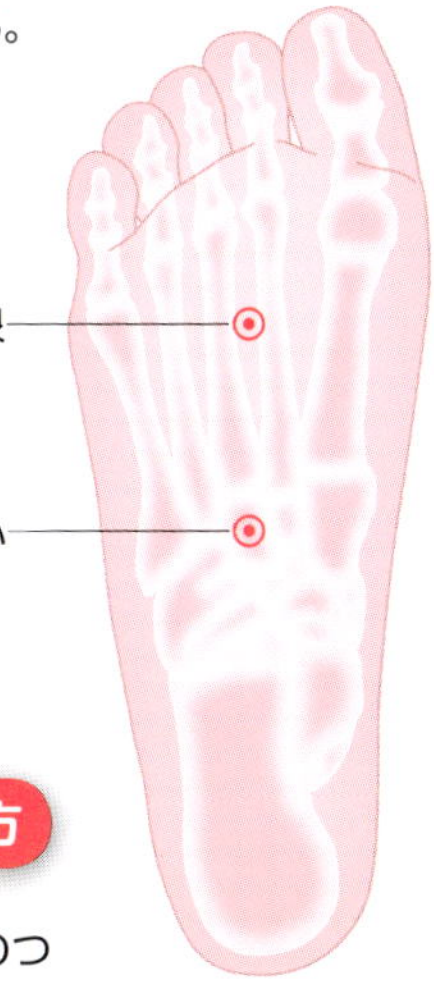

押し方

親指の腹をツボに当てて、かかとを包むようにしてほかの指で足の甲側を支え、やや強めに押す。

湧泉

ゆうせん

腎臓機能と排泄機能を高めて、疲れやだるさを解消

見つけ方

足裏の中央より指寄りで、親指側のつけ根のふくらみと小指側のふくらみのあいだにできる「人」の字の交わるところ。足の指を曲げると、2つのふくらみの交わりが出やすくなる。

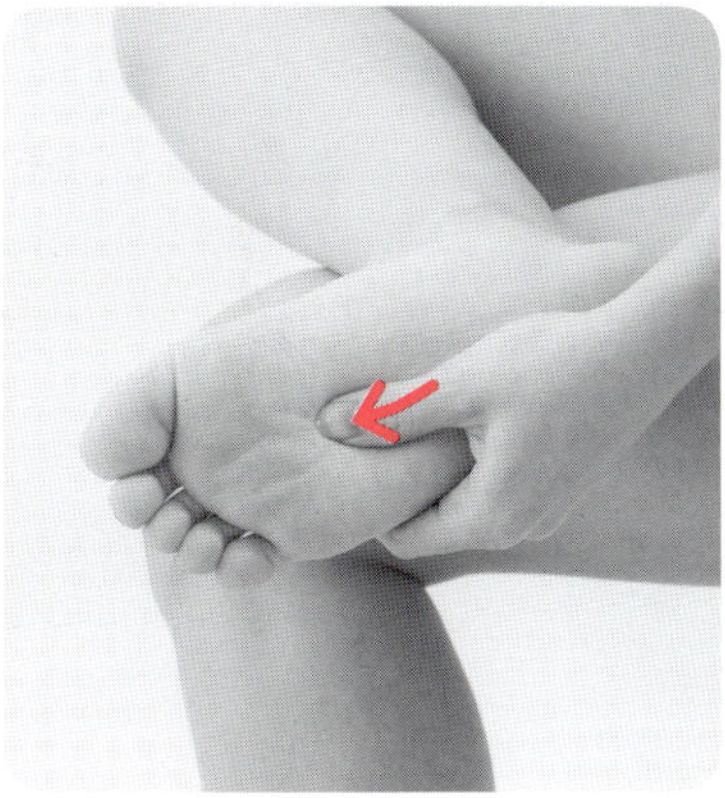

押し方

足の甲を手のひらで抱えて親指の腹をツボに当て、くぼみの縁を足先に向かって少し強めに押し上げる。両手の親指を重ねて押してもよい。左右同様に。

プラス1アドバイス

肉は腎臓の老化を早める?!

腎不全の食事療法は、たんぱく質と塩分の制限です。炭水化物や脂質は、エネルギーとして燃焼されると二酸化炭素と水が発生しますが、肉などのたんぱく質は尿素窒素などの毒素を発生させ、腎臓に負担がかかります。肉は、腎機能を低下させ老化を早めるといわれています。

肝臓の不調

疲れやむくみ、肩こり、イライラなど、肝機能低下に伴う症状を改善。

イライラを鎮めて解毒作用を高めるツボ

肝機能が低下していると、肩のこり、下半身のむくみ、怒りっぽい、手のひらが黄色っぽいといった症状が出てきます。

肝臓は、食べた糖質やたんぱく質、脂肪を体内で活用できる形に変えて、必要なときにエネルギーとして供給してくれます。疲れやすいのは、肝臓の機能低下が原因かもしれません。ほかにも脂肪の消化吸収を助ける消化液の胆汁をつくっています。怒ると胆汁が多く出て、肝臓にはよくありません。そして、飲んだアルコールや薬、体内の老廃物を分解して解毒する重要な働きも行っています。

行間と**内関**は、自律神経に作用してヒステリーやイライラを抑え、肝臓機能を正常に整えます。

行間

こうかん

自立神経の興奮を鎮めて、肝臓の働きを助ける

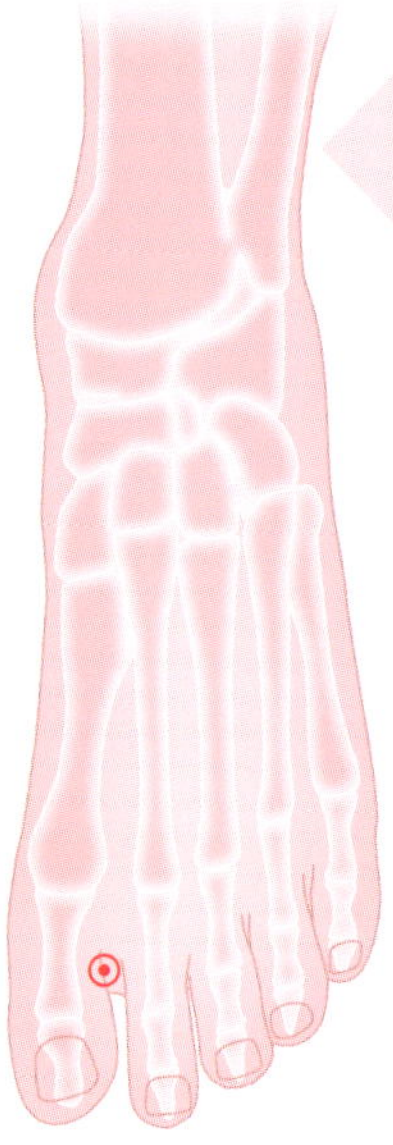

見つけ方

足の甲側で、親指と人差し指のあいだにある、いわゆる水かきの部分でくぼんでいるところ。

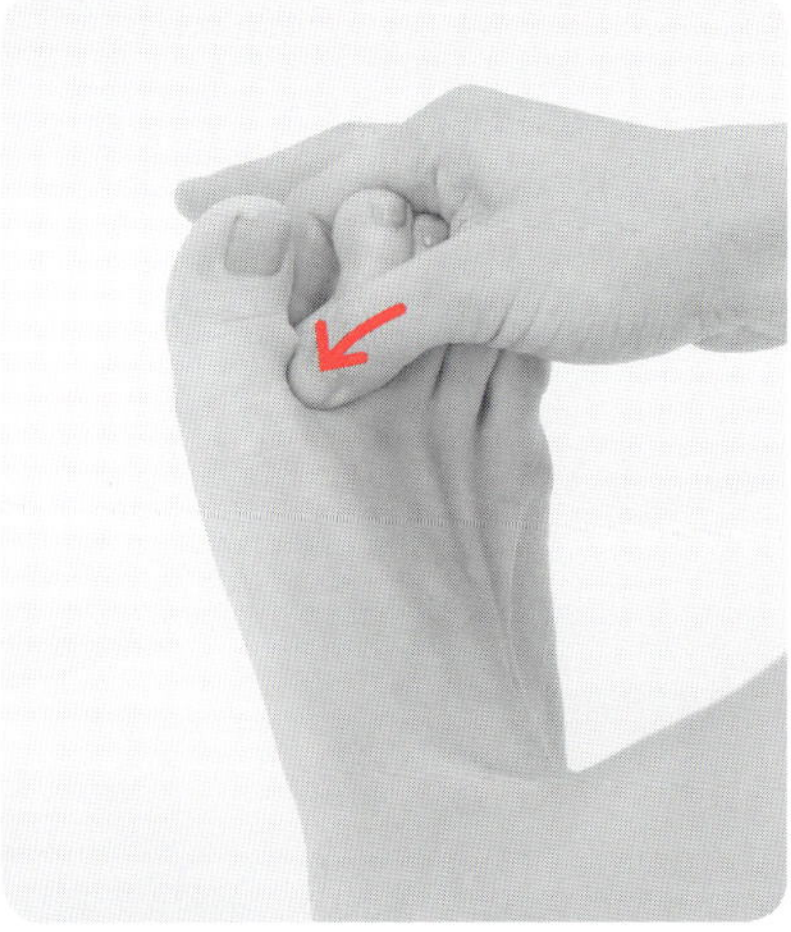

押し方

親指の腹をツボに当て、気持ちいいと感じる強さで押す。あるいは、水かき部分を親指と人差し指でつまむようにして、もみほぐす。左右同様に。

内関

ないかん

自立神経を安定させ肝機能の回復を助ける

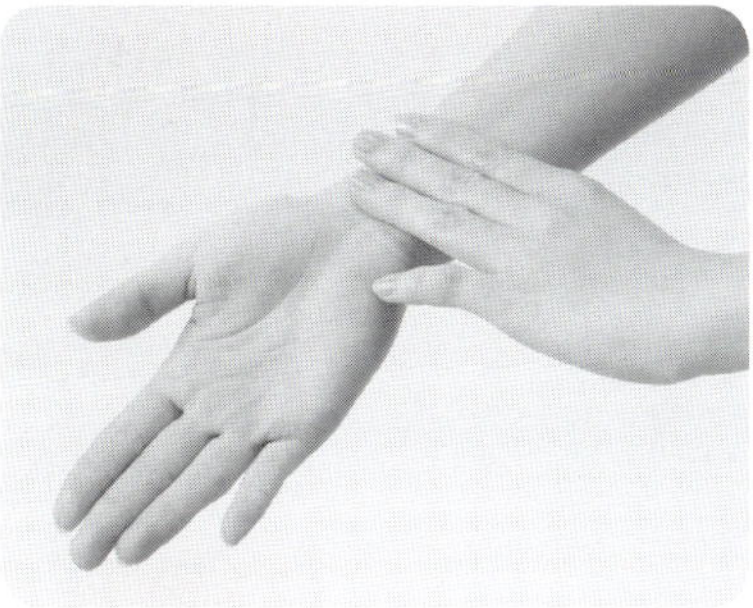

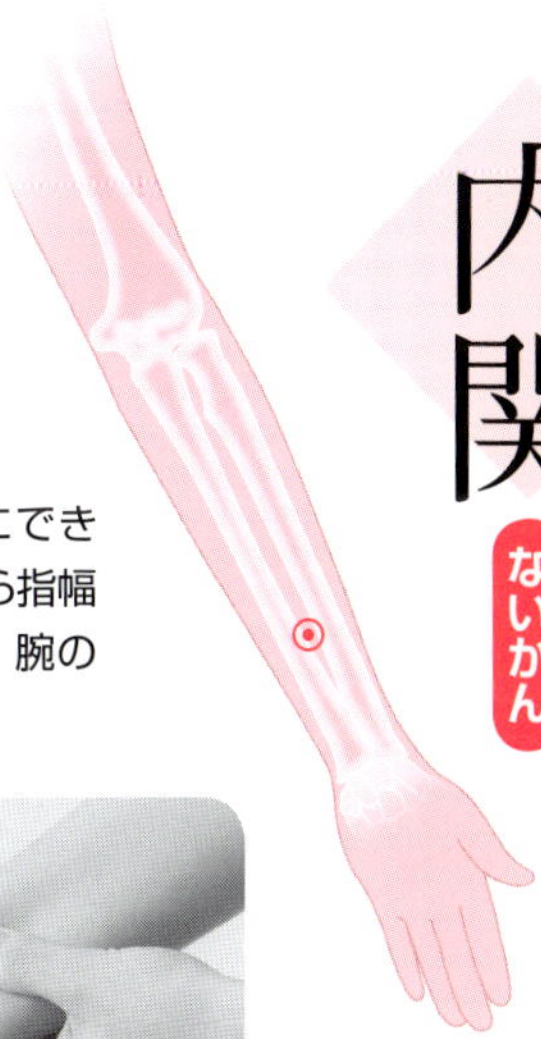

見つけ方

腕の内側の手首にできる横ジワの中心から指幅3本分ひじ寄りで、腕の幅の中間部分。

押し方

腕をつかむようにして親指をツボに当て、痛くない程度の力で皮膚に対して垂直に押す。

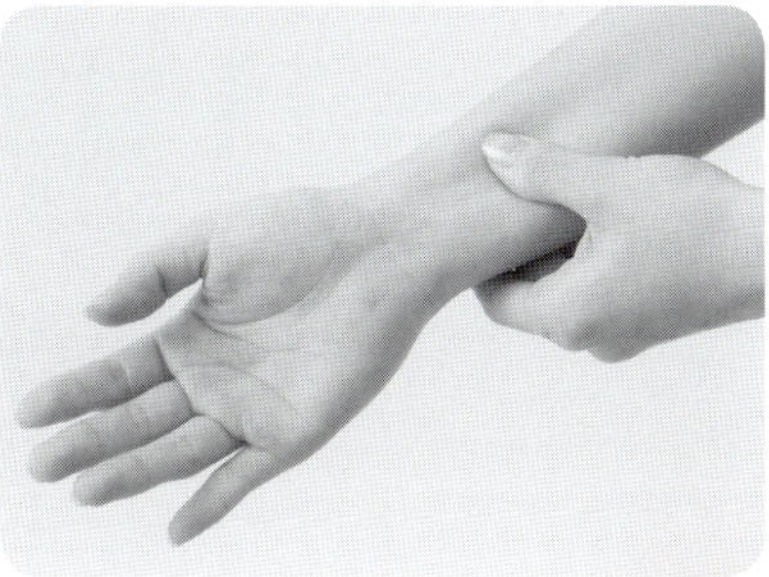

隠白

いんぱく

臓器の疲労を回復させてむくみを解消

押し方

親指の腹をツボに当て、痛気持ちいい程度に押す。親指の爪で押す場合は、チクチクするくらいの刺激をリズミカルに加えると効果的。

見つけ方

親指の爪の生え際から外側へ2～3㎜ほど外側へずらしたところにある。

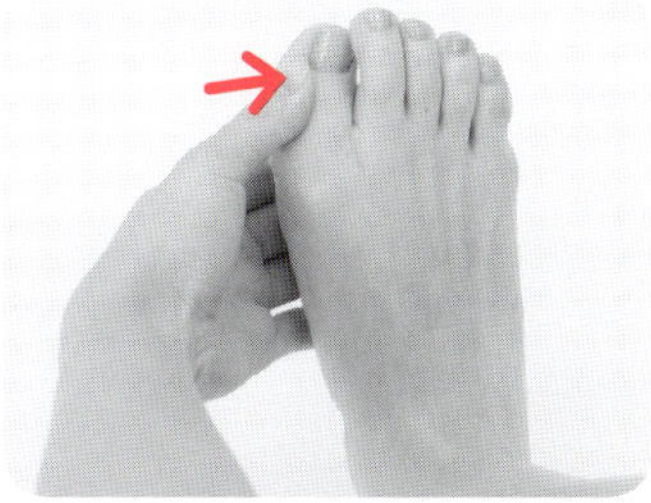

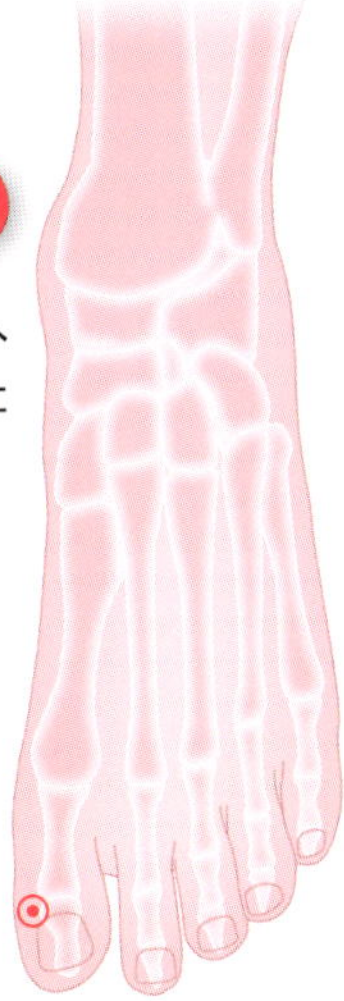

プラス1アドバイス

薬を常用すると肝臓が弱る

体調が悪いとすぐに薬に頼りがちです。便秘薬など、薬を常用しているうち、どんどん効かなくなって悪化する傾向にあります。薬は肝臓の解毒システムに大きな負担をかけ、交感神経を興奮させる作用の成分が入っていることも多いので、肝臓を疲労させます。

ぜんそく

夜中や明け方の発作のようなつらい咳、呼吸器に作用して症状を緩和。

緊張を緩めて気管に作用 呼吸が楽になるツボ

ぜんそくをもつ子どもは、今日本に20人にひとりといわれています。その約8割は成長段階で自然に治っていくものです。小児ぜんそくは、アトピー性皮膚炎を併発することが多く、原因はアレルギー以外にも天候の変化やタバコの煙、大気汚染、ストレスなどさまざまです。

ぜんそく発作がもっとも起こりやすい時間帯は、4割以上が夜中といわれています。ふつうであれば、寝床に入ると副交感神経が優位になりますが、緊張が緩まないとぜんそく発作が起こります。

呼吸器系に作用する**魚際**と**人迎**は、発作の応急処置で活躍するツボです。**労宮**は、ぜんそくや不眠症、自律神経安定に効果を発揮します。

魚際《ぎょさい》

呼吸器官の筋肉を緩めて、けいれんや炎症を軽減

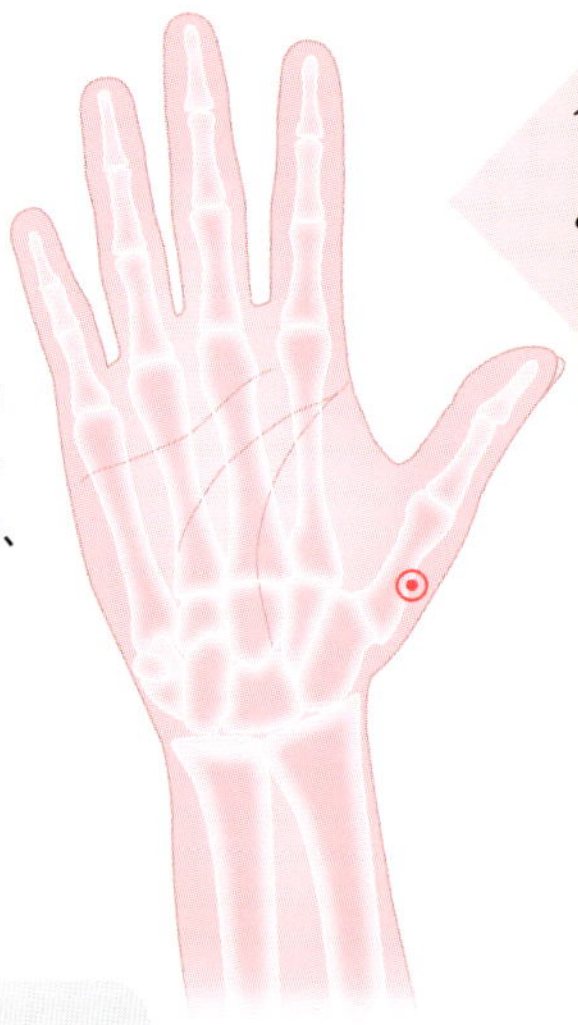

見つけ方

手のひらの親指のつけ根にあるふくらみの中央。親指の骨（第１中手骨）の下端外側の、くぼんでいるところ。

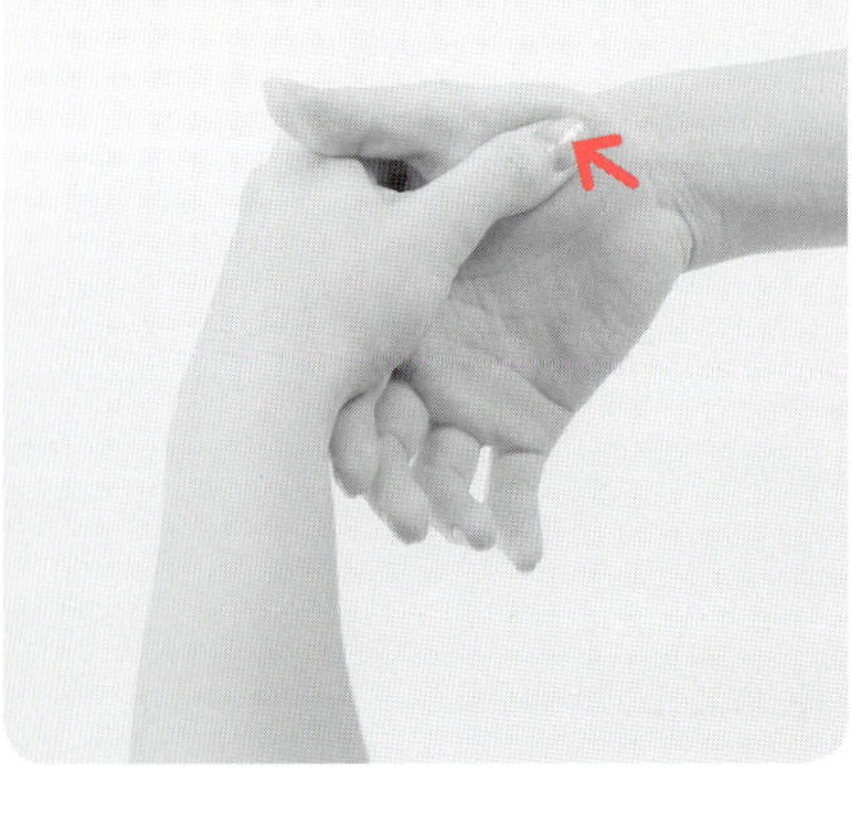

押し方

手首をつかむようにして親指の腹をツボに当て、垂直に押したり、ぐりぐりと円を描くようにして強めに押しもむ。左右同様に。

人迎（じんげい）

喉にあるツボを直接刺激して発作を鎮める

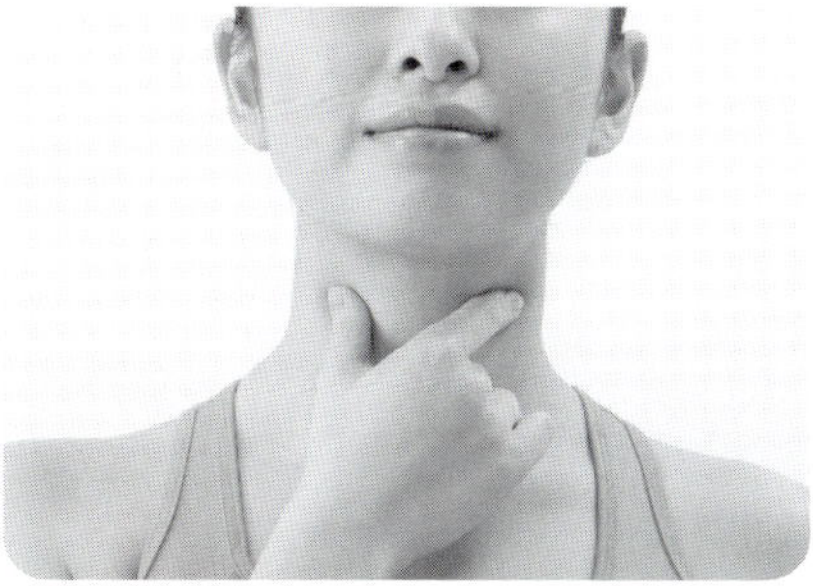

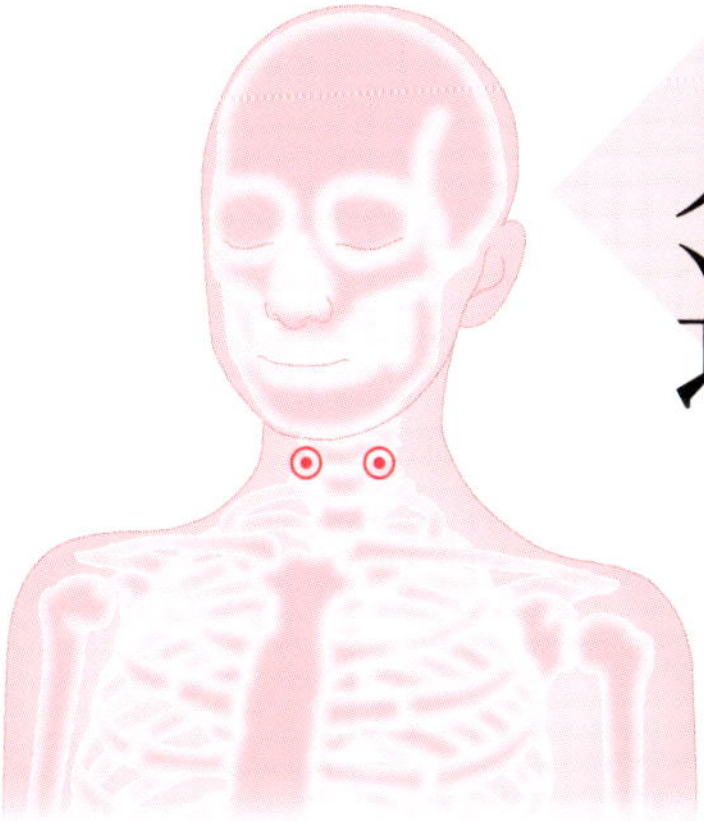

押し方 親指と人差し指をツボに当て、首の中心に向かって呼吸が苦しくならない程度に優しく押す。人差し指と中指を使って左右交互に行うのでもよい。

見つけ方 のどぼとけから左右それぞれ指幅2本分外側で、指を当てると脈を感じるところ。

労宮（ろうきゅう）

血行をよくして体内の酸素量を増やす

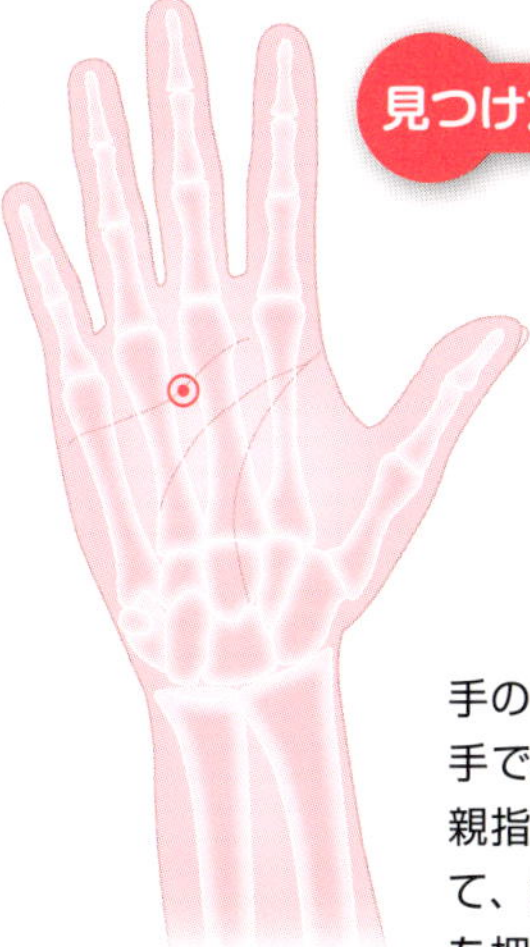

見つけ方 手を握ったときに、中指と薬指の先端が手のひらに当たる中間あたり。中指の骨を手首のほうへなぞっていくとくぼみに当たり、その少し小指側にある。

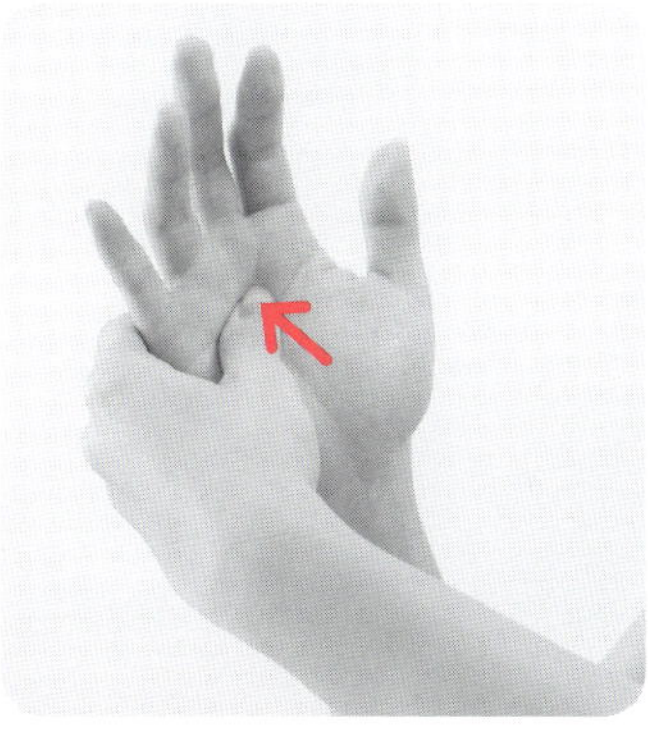

押し方 手のひらを反対側の手で挟むようにして親指の腹をツボに当て、指先の方向へ骨を押し上げるようなイメージでしっかり押す。左右同様に。

プラス1アドバイス

大人ぜんそくが増加中

この30年間で３倍に増加した大人ぜんそく。大人になってから突然発症する人が増えており、40歳を超えてからの発症が半数以上を占めています。ストレスや風邪をきっかけに発症することが多く、タバコや食物添加物、鎮痛剤なども発作の引き金になります。

花粉症

鼻の不快な症状や目のかゆみ。アレルゲンを排除する力を高める。

目・鼻・喉のつらい症状に異物の排除を助けるツボ

日本人の4人にひとりは花粉症だといわれ、一日中くしゃみや鼻水、目のかゆみに悩まされるつらい症状です。鼻が詰まると口呼吸になり、呼吸が浅くなって酸欠状態になるため、集中力や判断力も低下します。ひどいと発熱や下痢を伴うこともあります。子どもの花粉症も増えており、鼻水はサラサラより粘っこくて詰まりやすいので、集中力が低下して学習にも影響を与えます。

花粉という異物（アレルゲン）への抗体ができると、次に入ってきたときに排除しようとしてくしゃみや鼻水、涙が出てきます。排除する力を高めるツボである**行間**を刺激すると、解毒力と肝臓機能が高まり、症状が楽になります。

人迎《じんげい》

免疫系統に働きかけ免疫力と自然治癒力を高める

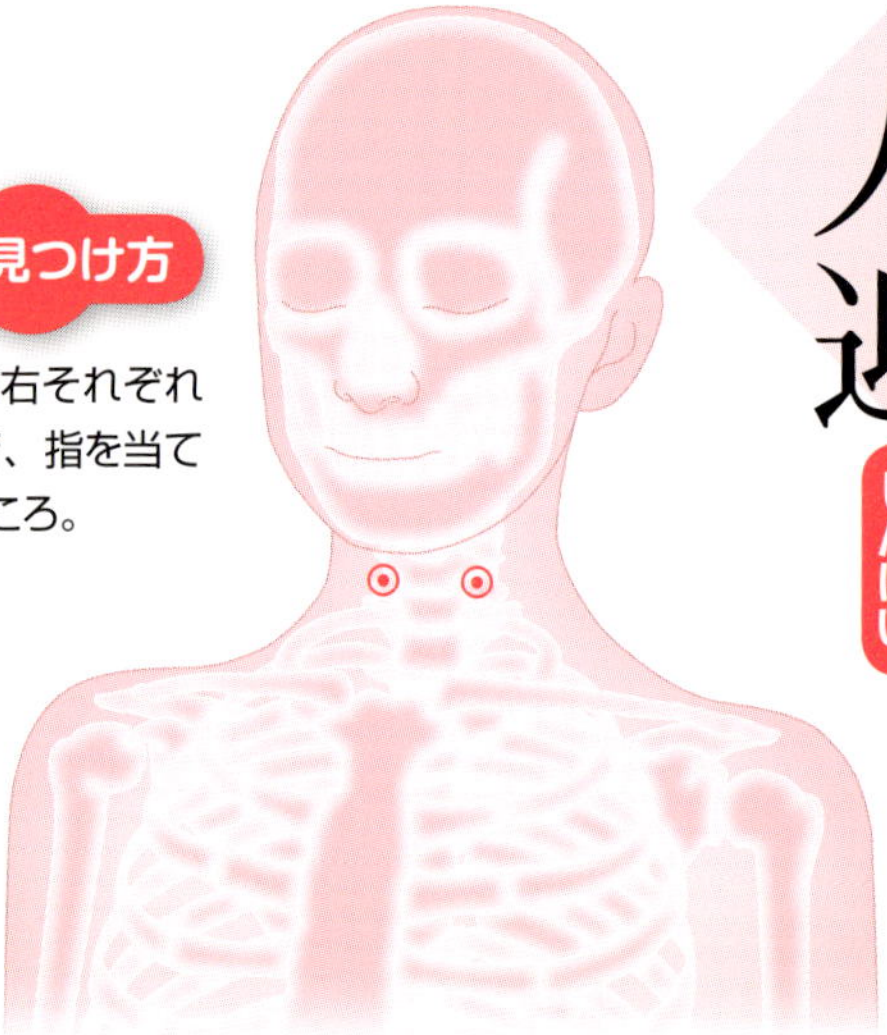

見つけ方

のどぼとけから左右それぞれ指幅2本分外側で、指を当てると脈を感じるところ。

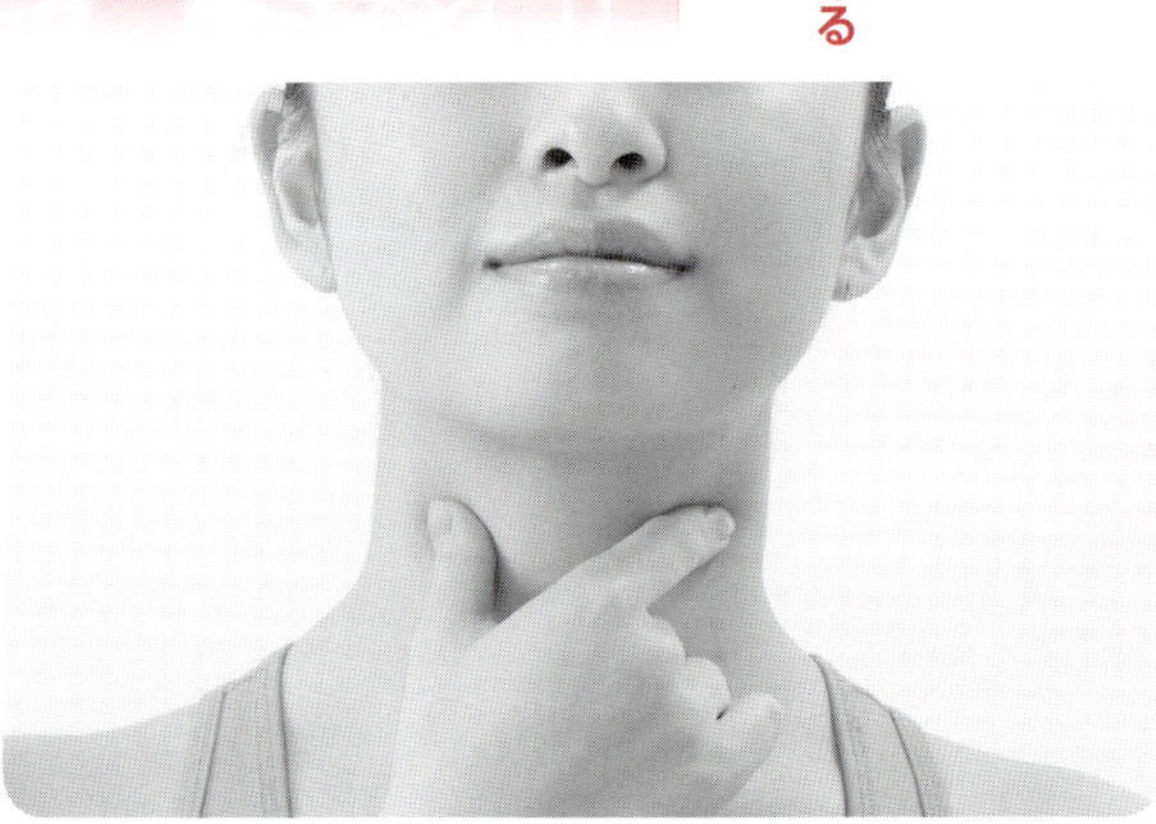

押し方

親指と人差し指をツボに当て、首の中心に向かって呼吸が苦しくならない程度に優しく押す。人差し指と中指を使って左右交互に行うのでもよい。

行間《こうかん》

解毒作用を高めて肝臓の機能を活性化

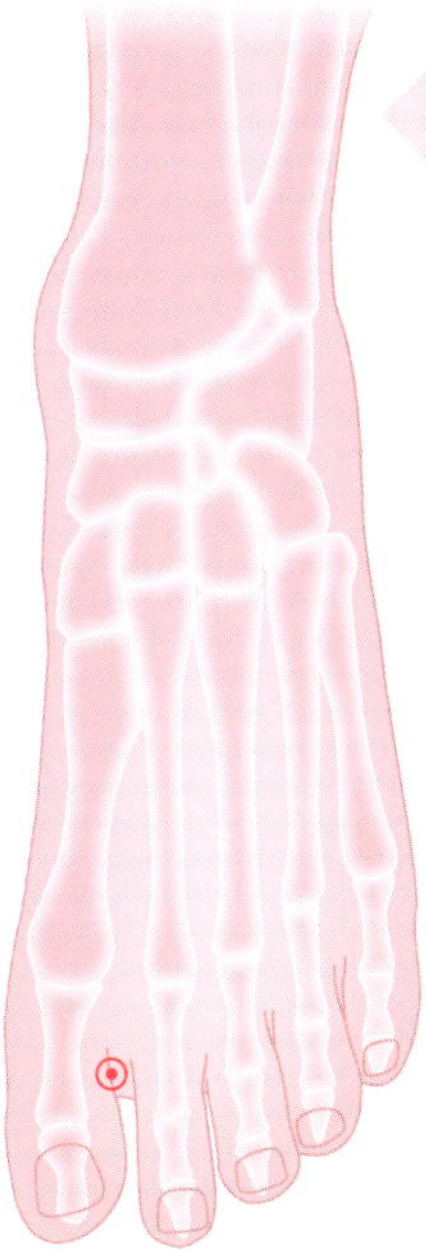

見つけ方

足の甲側で、親指と人差し指のあいだにある、いわゆる水かきの部分でくぼんでいるところ。

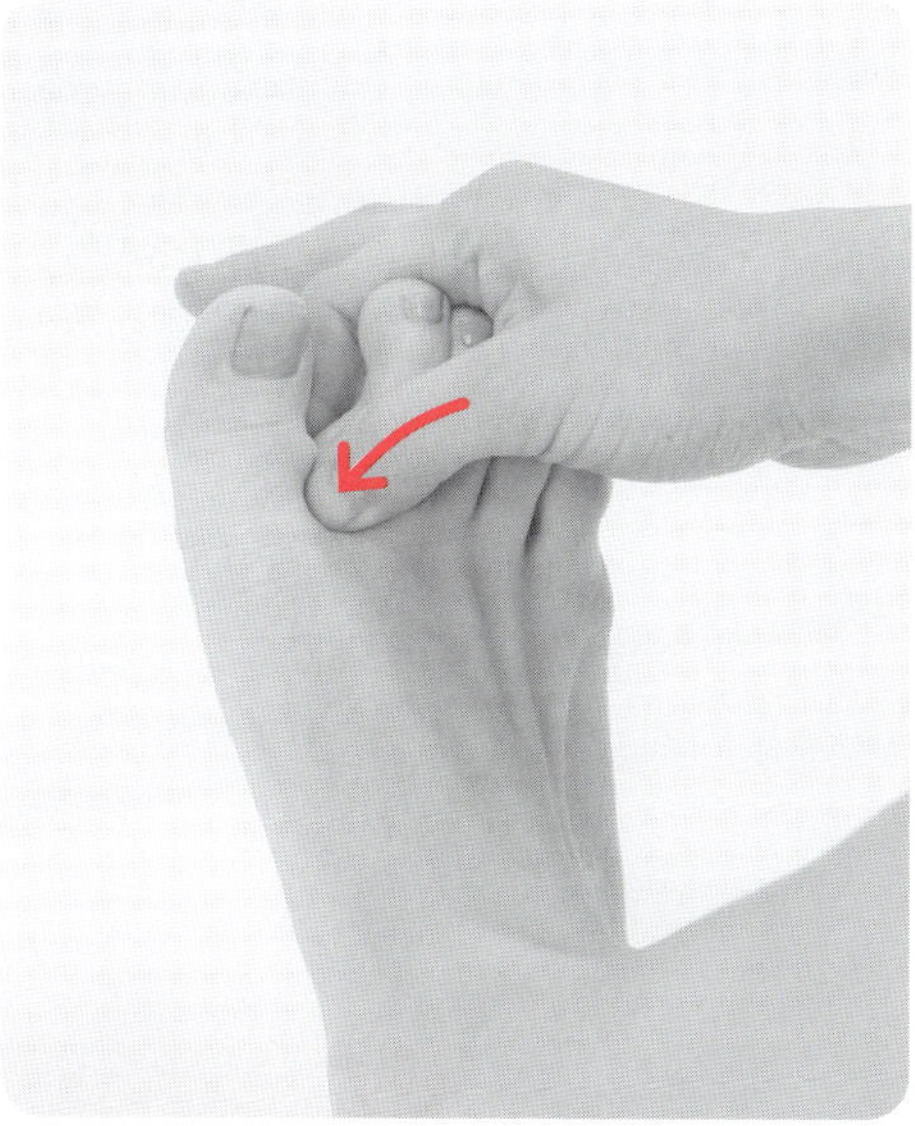

押し方

親指の腹をツボに当て、気持ちいいと感じる強さで押す。あるいは、水かき部分を親指と人差し指でつまむようにして、もみほぐす。左右同様に。

プラス1アドバイス

花粉症の人はメロンに注意

花粉にはたんぱく質が含まれます。食物アレルギーも卵や牛乳などのたんぱく質が原因ですが、ブタクサとメロンのたんぱく質の形が似ているため、花粉症の人がメロンを食べると口腔内が腫れたりすることもあります。きゅうりやスイカも、同じく要注意です。

気・血・水のバランスが乱れて体の不調が起こる

便秘、冷え性、頭痛など体の不調は、東洋医学では体内の「気・血・水」のバランスが乱れることが原因と考えられています。

「気血水（きけっすい）」は、体を構成する基本物質とされ、内臓や組織、器官が活動を行うもととなるもの。それぞれの基本物質をそれぞれ下記の図にまとめました。

気　「元気」や「気力」の気。目に見えない生命エネルギー。血液や水分を巡らせ、新陳代謝を高め、体の機能を調整する自律神経の働きに近いと考えられている。

血　血液は、酸素や栄養を全身の細胞に運んで全身の機能が正常に働くように作用。血の不足や血行不良は、貧血や不眠、肩こりや頭痛、肌トラブルを引き起こす。

水　血液以外の体液全般（リンパ液や汗、だ液など）。水分代謝と免疫システムに関わり、水には「気」や「血」を円滑に循環させる働きもある。

第4章

心の悩みに効くツボ

ストレス社会に暮らす現代人の
心のトラブルは増えるいっぽう。
心の健康は体の健康につながります。
自律神経を整えるツボ刺激で、
心身をリラックスさせて
精神的な悩みを解きほぐしましょう。

イライラ

訳もなく心がイライラして
他人に攻撃的になる自分を穏やかにするツボ。

足心
そくしん

気分を落ち着かせて感情をコントロール

精神疲労を解消して体の不調も整える

ものごとが思うように進まなかったり、他人の些細なひと言にカチンときたり、このような精神的な疲労の原因は、体の疲労からきている場合があります。前日によく眠れなかったりして疲れが残っていると、感情のコントロールがうまくできなくなるものです。

そんなときは、足裏にある**足心**への刺激が効果的です。精神的疲労を回復させ、心の働きを整えるツボです。また、手首にある**神門**のツボは、ホルモンバランスの変動が原因で起こるイライラと無気力、そして不眠に効果を発揮します。とくに**神門**は、イライラからくる動悸や胸の苦しさを軽減し、緊張や不安を和らげる作用があります。

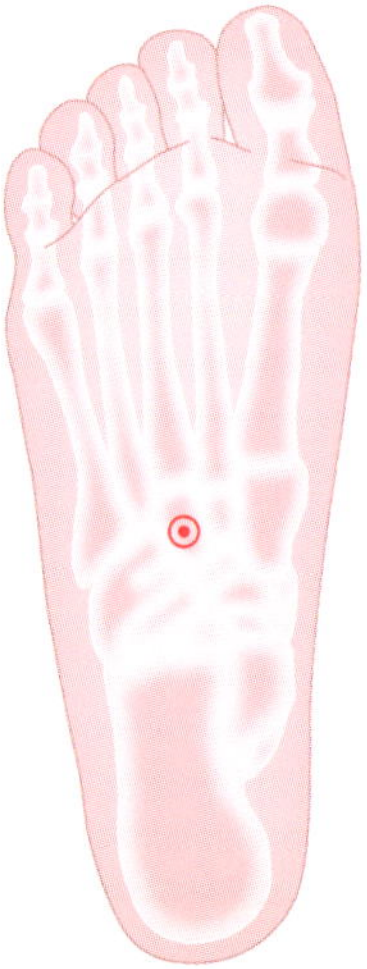

見つけ方

足の裏のちょうど中心あたり。第2指のつけ根とかかとを結んだ直線の中間地点にある。

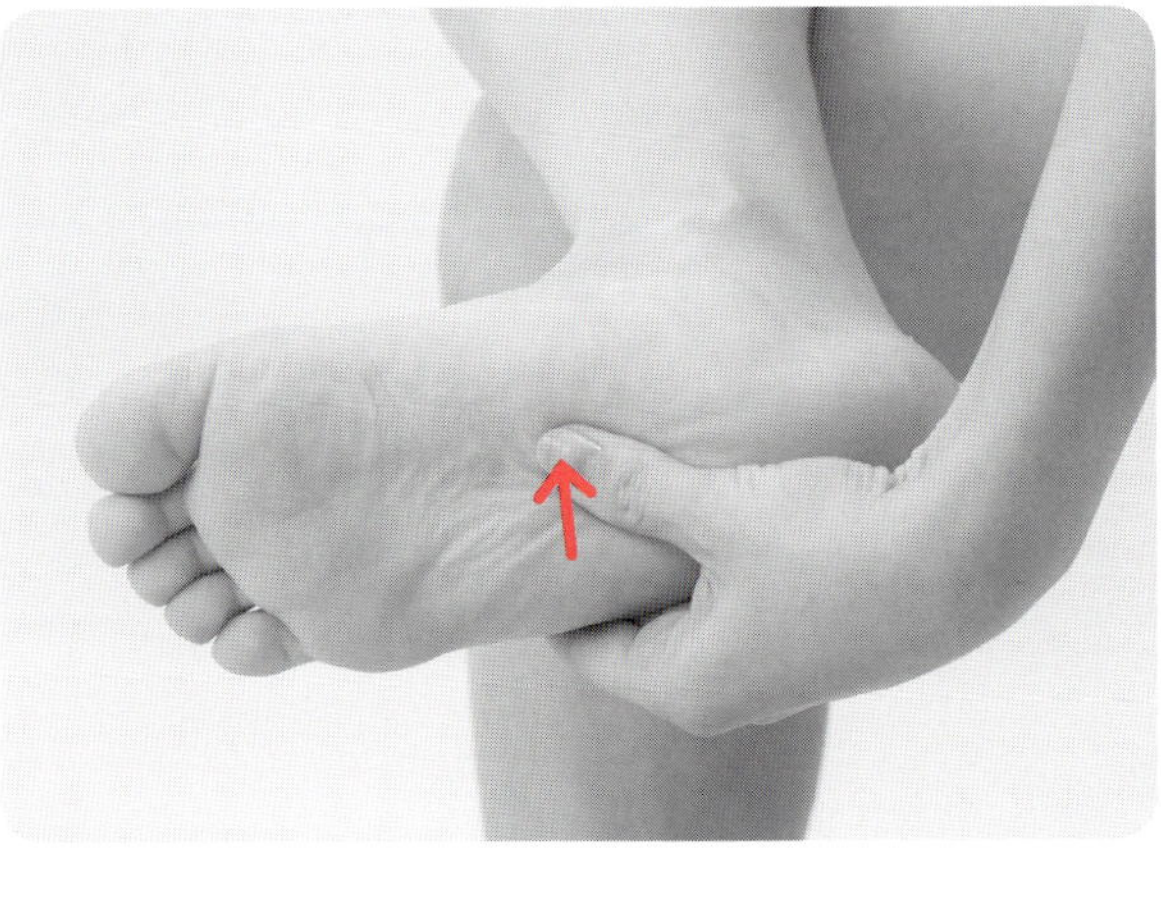

押し方

親指の腹をツボに当てて、かかとを包むようにしてほかの指で足の甲側を支え、やや強めに押す。

神門

しんもん

過剰なエネルギーを鎮め神経を落ち着かせる

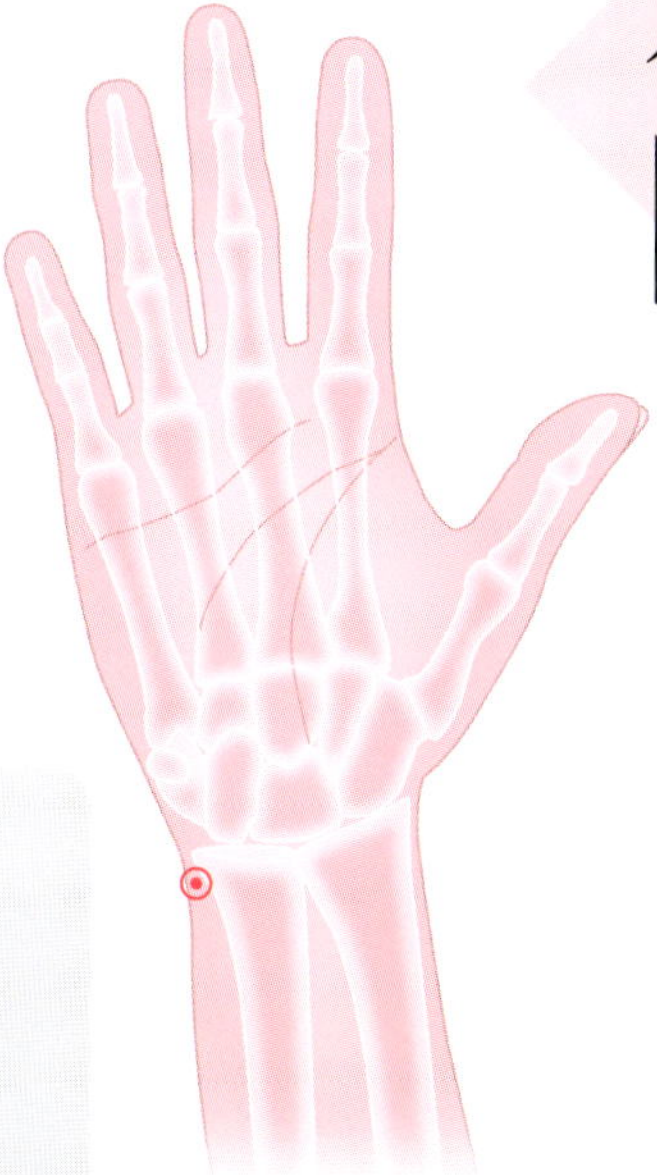

見つけ方

手首の内側にできる横ジワの小指寄りで、くぼんでいるところ。小指の骨をたどっていくと手首の線に交わるのでわかりやすい。

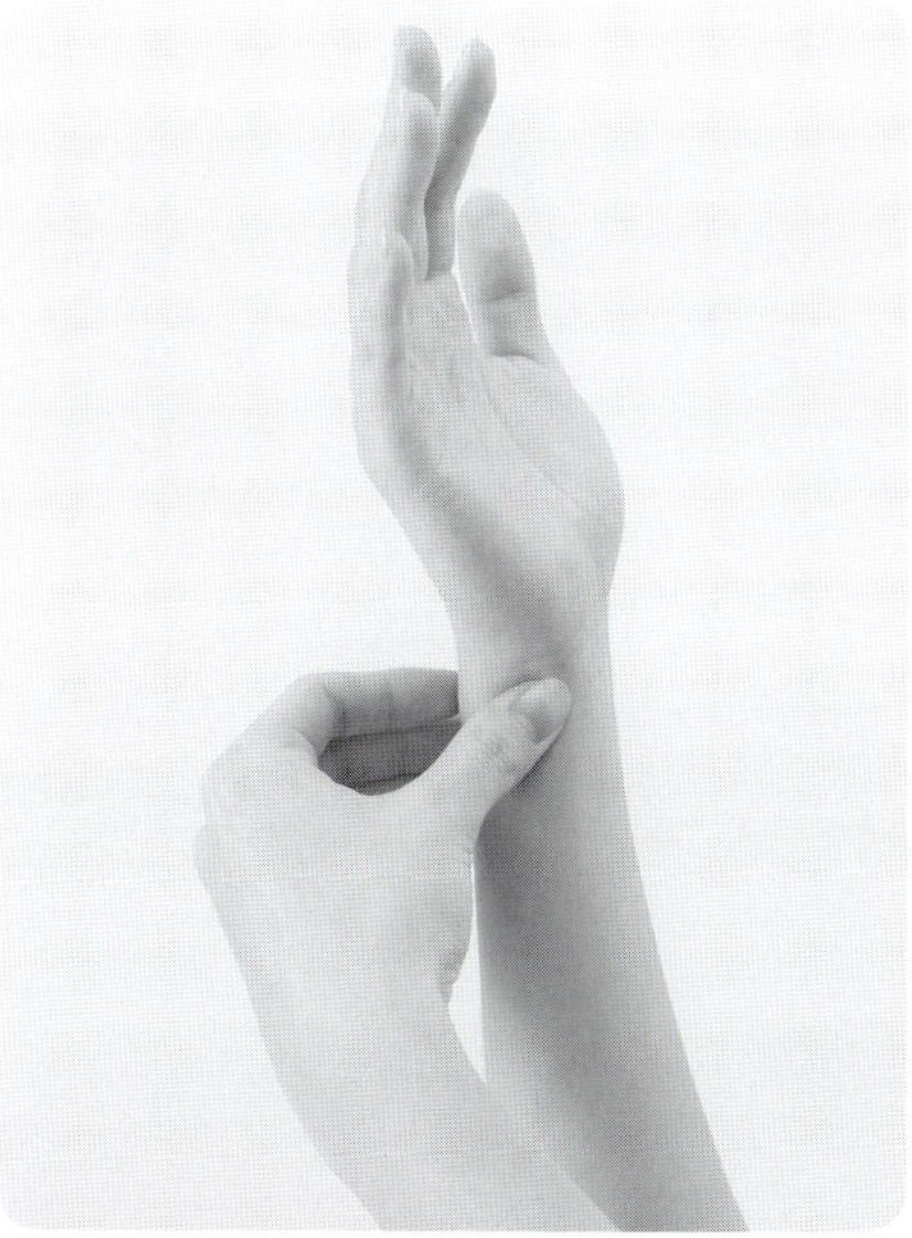

押し方

手首をつかむように親指の先をくぼみのなかに押し込むようにして、少し軽く長めに押す。左右同様に。

プラス1アドバイス

香りの作用でイライラを鎮静化

香りは心に作用し、不安や緊張をなくす効果があります。嗅覚は、喜怒哀楽や食欲などを支配する脳と直接結びついているので、アロマなどでお部屋に好きな香りがあると心が落ち着きます。精油のイランイランは、ホルモンバランスに作用して心を穏やかにしてくれます。

不眠症

心配ごとをかかえ頭も体も緊張して、布団に入ってもなかなか眠れないときに。

全身の血流をアップして心身ともにリラックス

ふつうは夜になると副交感神経が優位になって、末梢の血管が拡張し、体の血流が増加します。すると、脳の血流が減って脳機能が低下するので自然に眠くなります。ところが、心配ごとや緊張などがあると、脳が活発に動くため眠れなくなってしまいます。眠りは、まさに心のバロメーターなのです。

肩こりや手足の冷えなどの不快な刺激なども、脳を興奮させる原因です。**風池**を刺激すると、首や肩のこりと緊張をとり除き、頭に上った血液を全身に流してリラックスさせる作用があります。また、**人迎**は冷え性を解消するツボです。全身の血行を促進するだけではなく、心にも作用して不安と緊張を和らげます。

人迎《じんげい》

自律神経を安定させ神経を穏やかにする

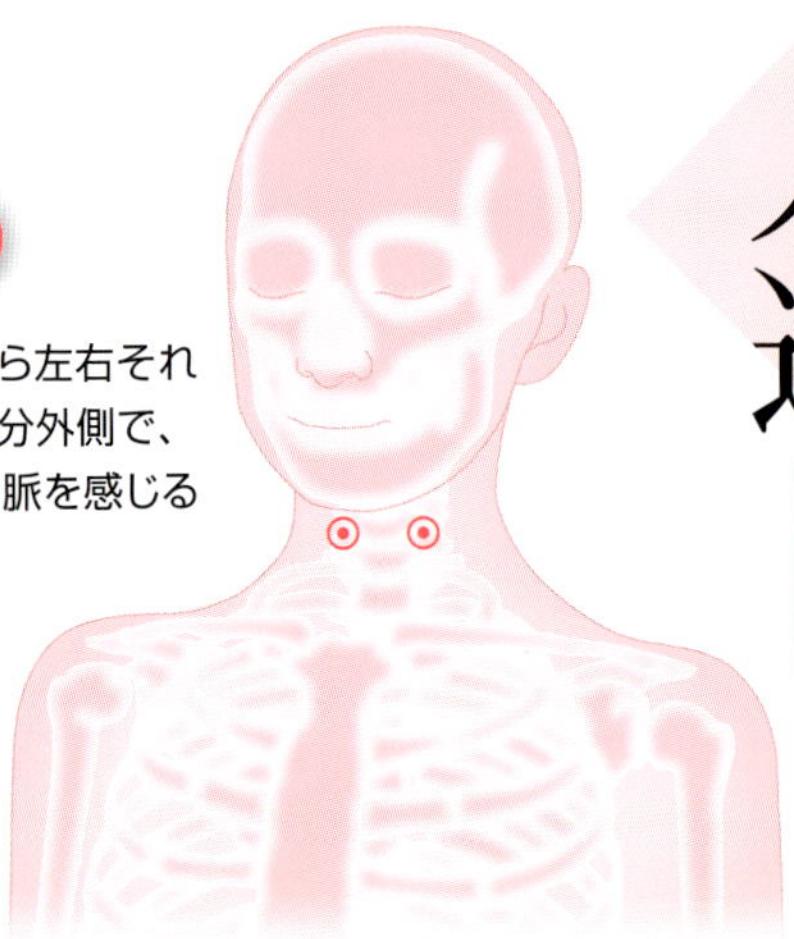

見つけ方

のどぼとけから左右それぞれ指幅2本分外側で、指を当てると脈を感じるところ。

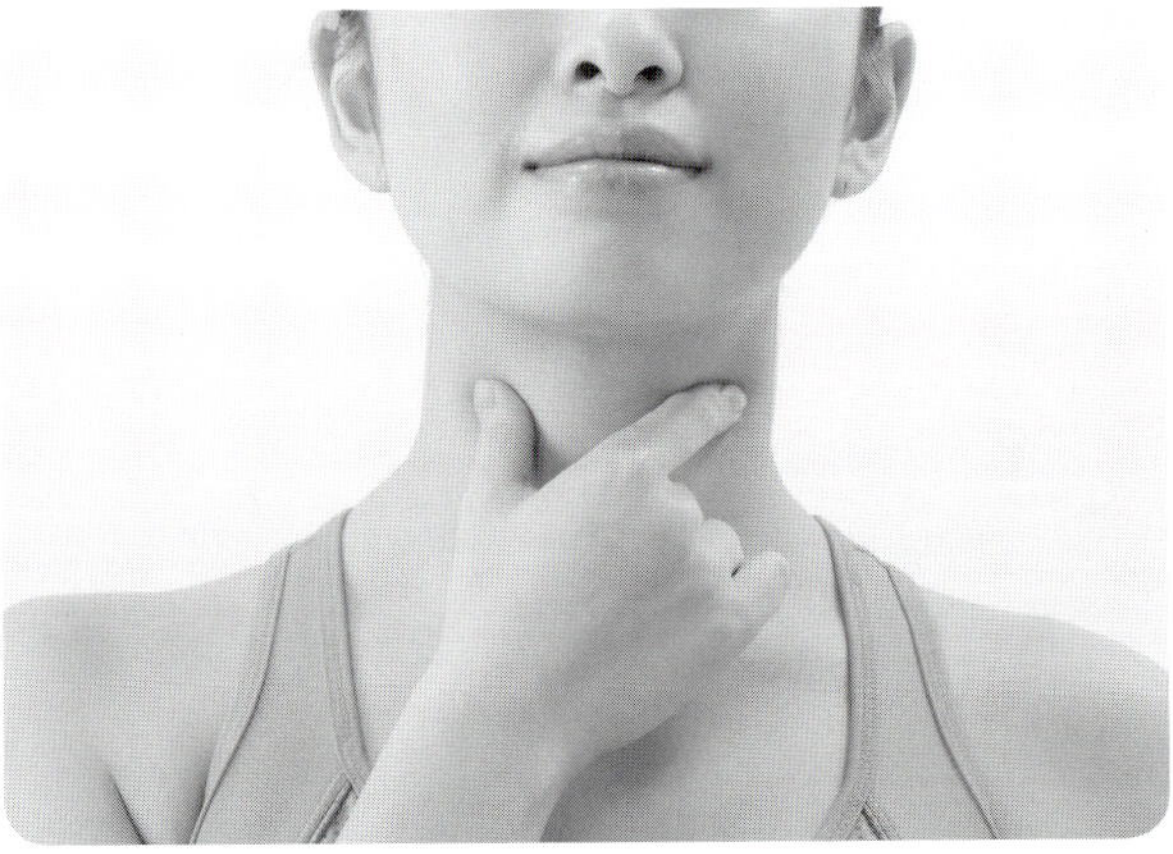

押し方

親指と人差し指をツボに当て、首の中心に向かって呼吸が苦しくならない程度に優しく押す。人差し指と中指を使って左右交互に行うのでもよい。

風池《ふうち》

血液の循環をよくして心身をリラックスさせる

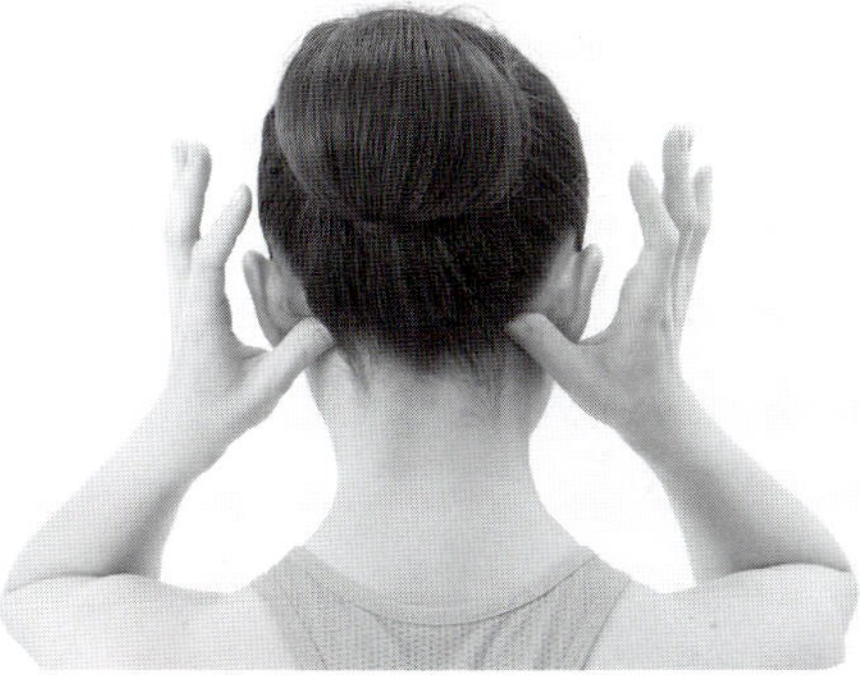

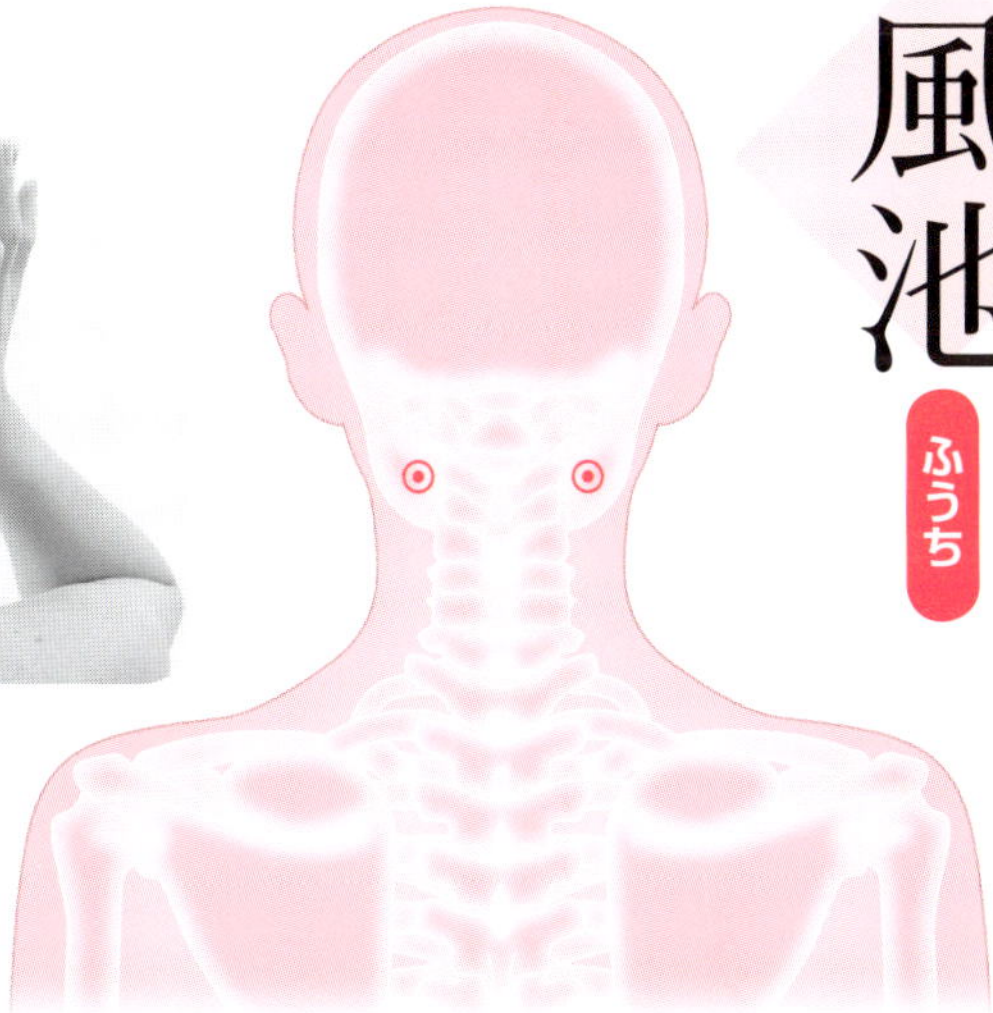

見つけ方

後頭部中央の「ぼんのくぼ」と呼ばれるくぼみから、左右それぞれ親指2本分外側に離れたくぼみ。

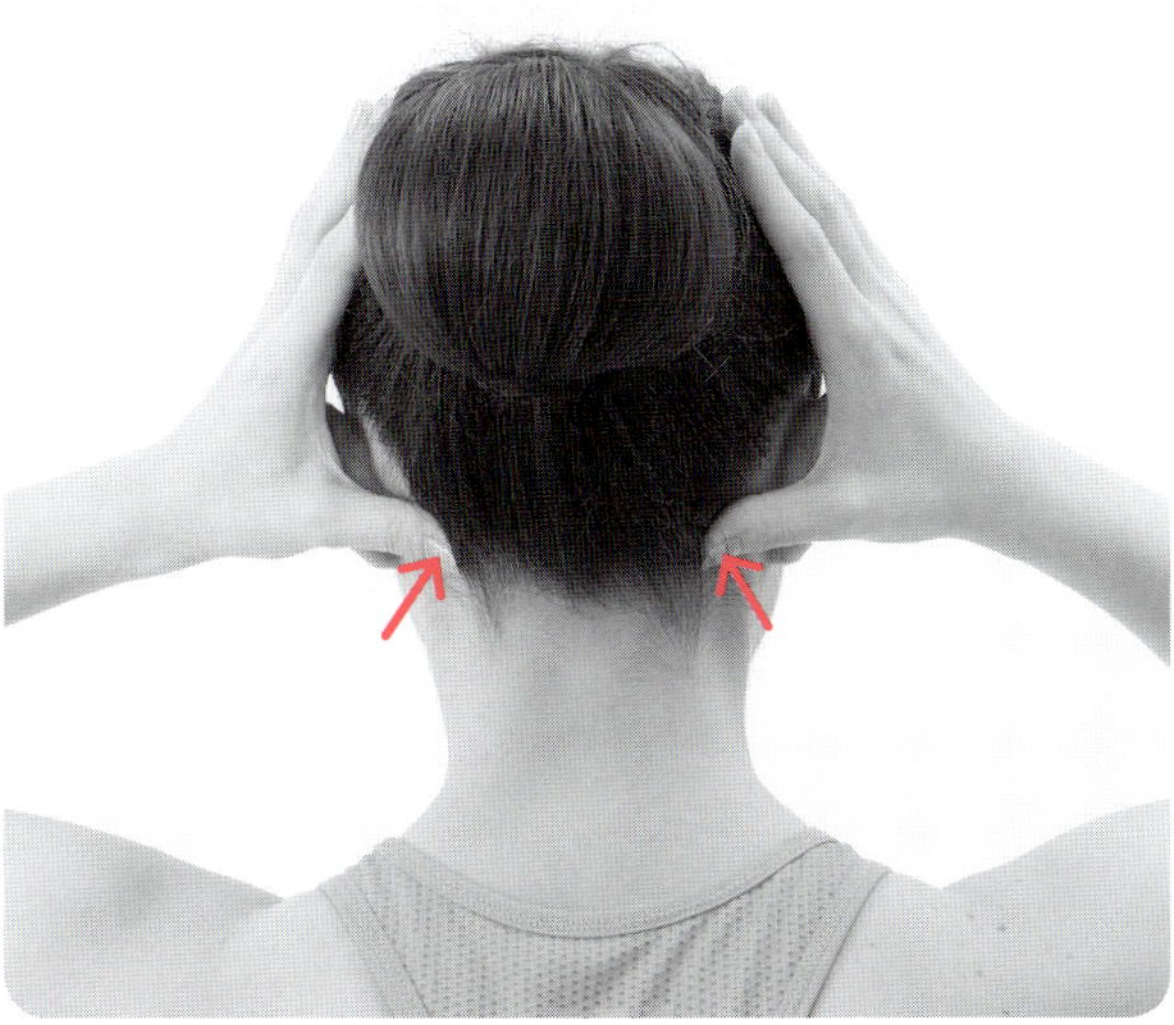

押し方

頭を抱えるようにして両手の親指をくぼみの縁に当て、痛気持ちのいい程度に頭の中心に向かってやや強めに押しもむ。左右同時に。

プラス1アドバイス

眠りにつきやすくなる安眠体操

寝つきの悪い「入眠障害」、夜中に何度も目が覚める「途中覚醒」、熟睡感がない「熟眠障害」など、翌日の生活に支障が出るつらい症状。寝る前の肩まわしは、肩甲骨の緊張をほぐして深い呼吸がしやすくなります。手首足首を30秒ぶらぶらさせる体操もおすすめです。

不安

未来に対する予期不安から理由もなく込み上げてくる恐怖や不安に。

漠然とした不安・怖れに身体症状の不調も改善

試験、または人前で何か発表するなどの精神的なプレッシャーがあると、うまくいくか誰でも不安になるものです。これは未来に対する予期不安といわれ、人間の本能。心が健康なしるしです。このとき、不安物質「ノルアドレナリン」を分泌して、外敵から自分の身を守ります。この分泌低下がうつの原因になるともいわれています。

ただし、はっきりとした理由もなく漠然とした恐れ・不安がある場合は、不安神経症ともいわれ、体にも不調があらわれます。たとえば、イライラ、筋肉の緊張、首や肩のこり、頭痛、震え、息苦しさ、下痢、不眠など。ツボを刺激することで、リラックスのスイッチをオンにします。

人迎

じんげい

神経の高ぶりを抑えて胸の詰まりを取り去る

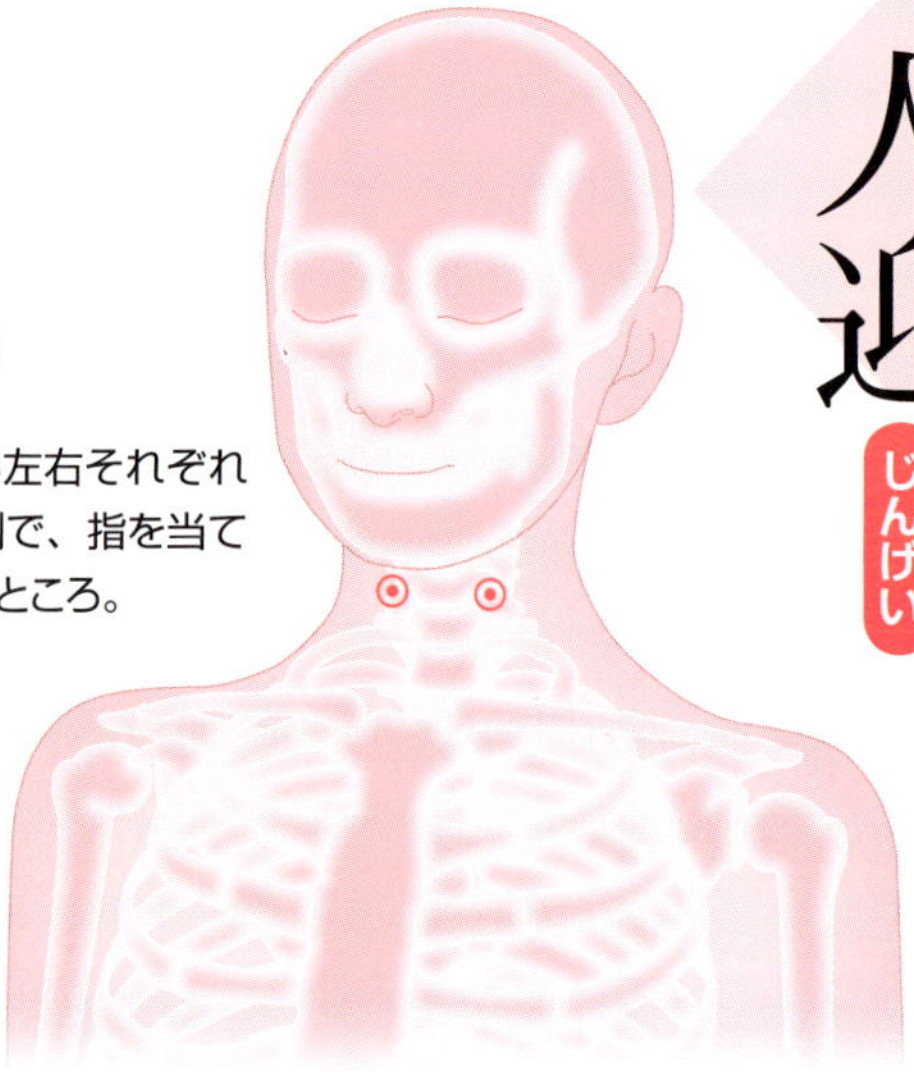

見つけ方

のどぼとけから左右それぞれ指幅2本分外側で、指を当てると脈を感じるところ。

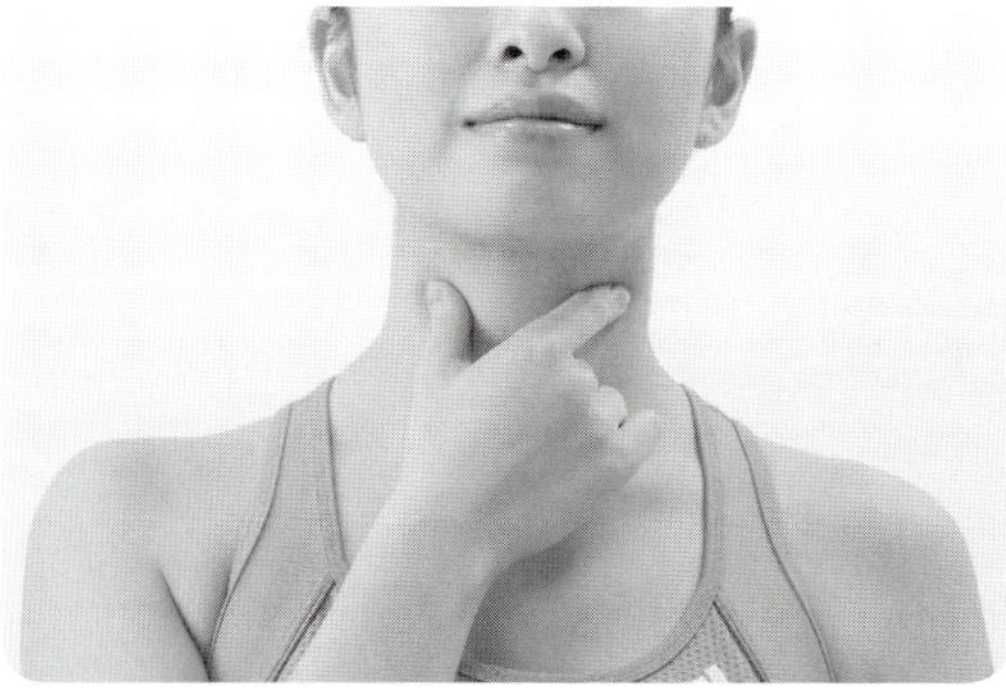

押し方

親指と人差し指をツボに当て、首の中心に向かって呼吸が苦しくならない程度に優しく押す。人差し指と中指を使って左右交互に行うのでもよい。

瘂門《あもん》

自律神経を安定させ気分を落ち着かせる

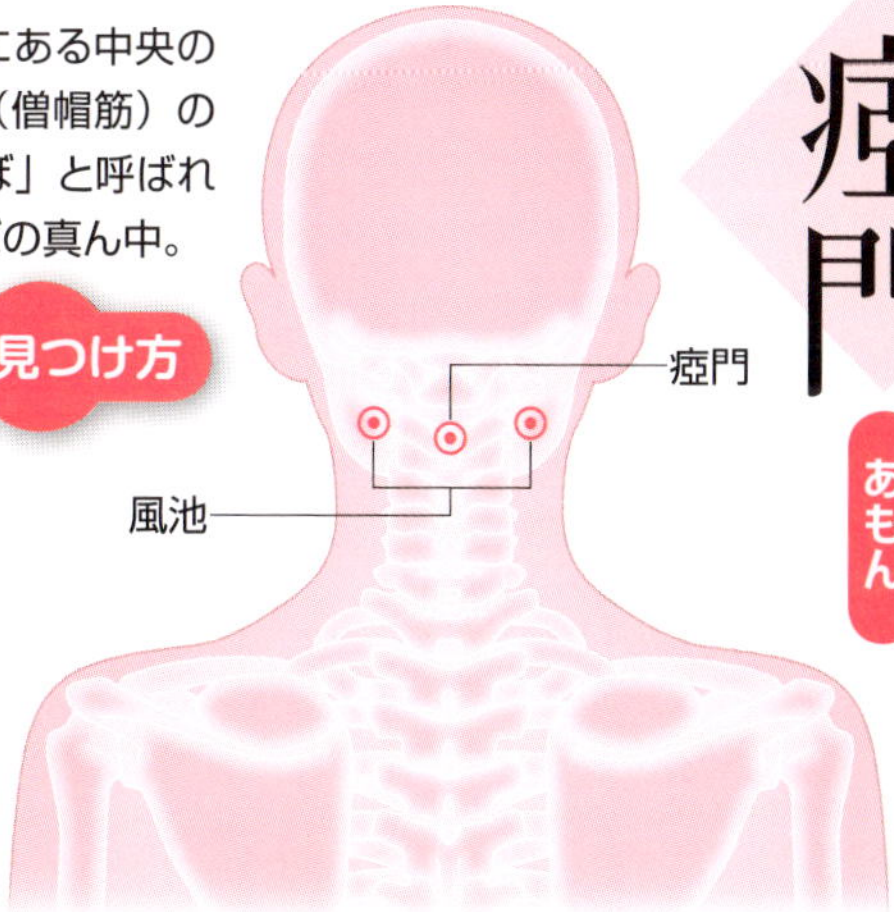

見つけ方

うなじの髪の毛の生え際にある中央のくぼみ。2本の太い筋肉（僧帽筋）のあいだにある「ぼんのくぼ」と呼ばれるくぼみ部分。天柱のツボの真ん中。

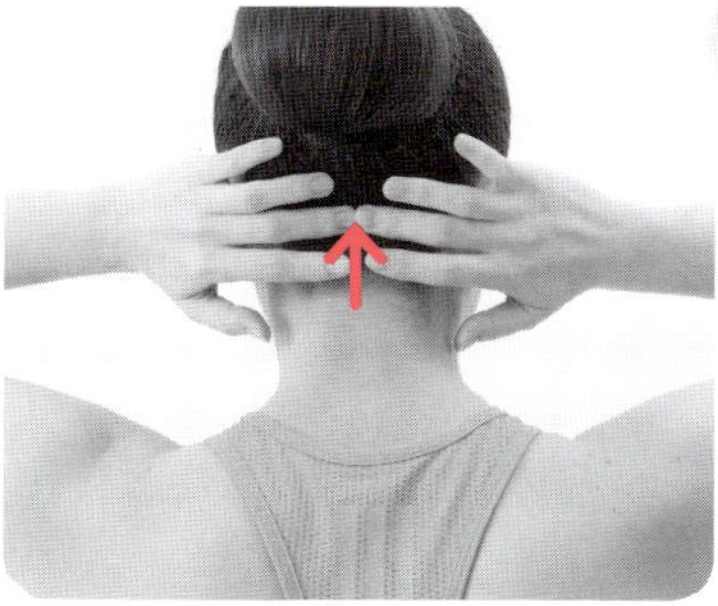

押し方

後頭部を支えるようにして両手中指の先をツボに当て、そこに頭の重みをかけるようなイメージで刺激する。

風池《ふうち》

自律神経のバランスを整えて心身をリラックス

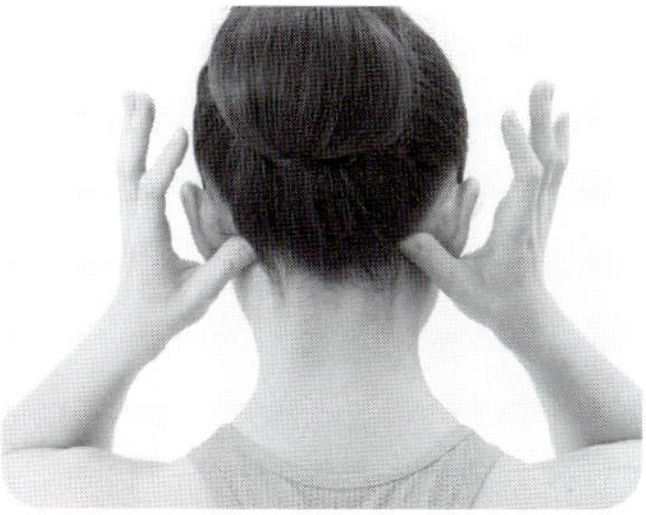

見つけ方

後頭部中央の「ぼんのくぼ」と呼ばれるくぼみから、左右それぞれ親指2本分外側に離れたくぼみ。

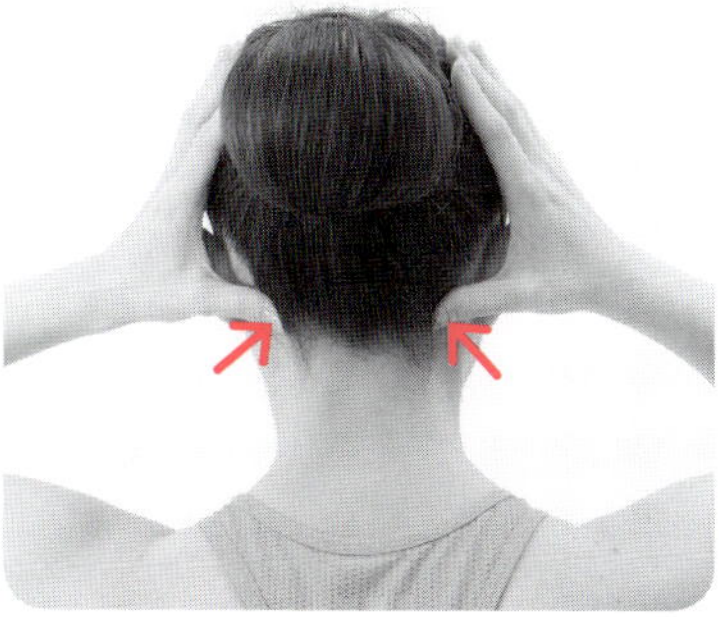

押し方

頭を抱えるようにして両手の親指をくぼみの縁に当て、痛気持ちのいい程度に頭の中心に向かってやや強めに押しもむ。左右同時に。

プラス1アドバイス

「不安は生命の母」という五木寛之氏

　作家・五木寛之氏は著書の『不安の力』で、“不安を追い出すことはできない。不安は決してなくならない”と述べています。危険回避のために不安物質ノルアドレナリンを分泌するのが人の本能のように、不安があるから人は強くなれるのかもしれません。

落ち込み

自分がどうしようもなくダメ人間に思えて、気持ちがドーンと落ち込むときに。

自己肯定したくなって心が軽やかになるツボ

気分が落ち込むと、うつむくことが増え、姿勢も猫背になって体も心もこわばりがちです。自分をそんなに否定することはありません。すでに十分頑張っているはずですから。もちろん他人の欠点に目がいって攻撃的になるのはよくありませんが、自己否定はもっとよくありません。

そこで活躍するのがツボ刺激。自分を肯定したくなるツボを紹介しましょう。手首にある**養老**は、全身の疲れをほぐす作用があるツボです。自律神経の不調と更年期障害を改善するツボでもあるので、ホルモンバランスの乱れやストレスなど、さまざまな原因からくる落ち込みを軽減して、心を軽やかにします。

人迎《じんげい》

自律神経に働きかけストレスからくる疲労を軽減

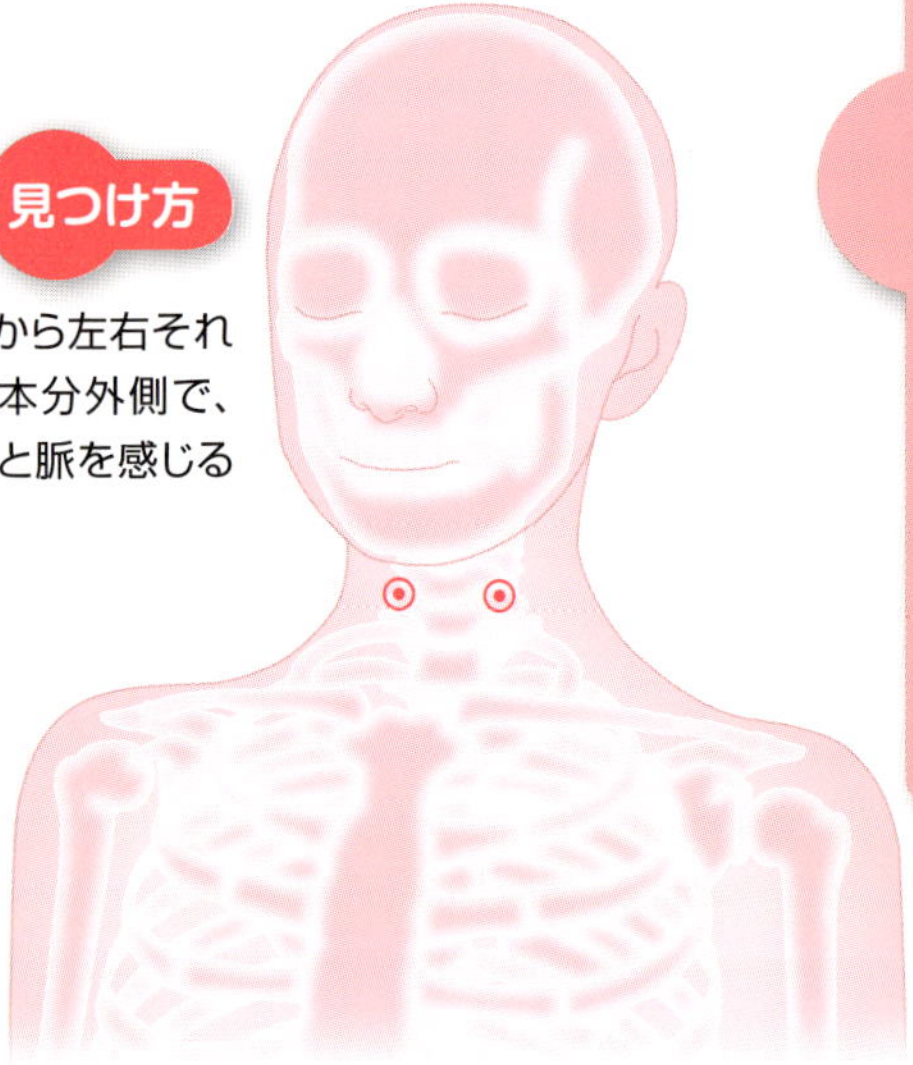

見つけ方

のどぼとけから左右それぞれ指幅2本分外側で、指を当てると脈を感じるところ。

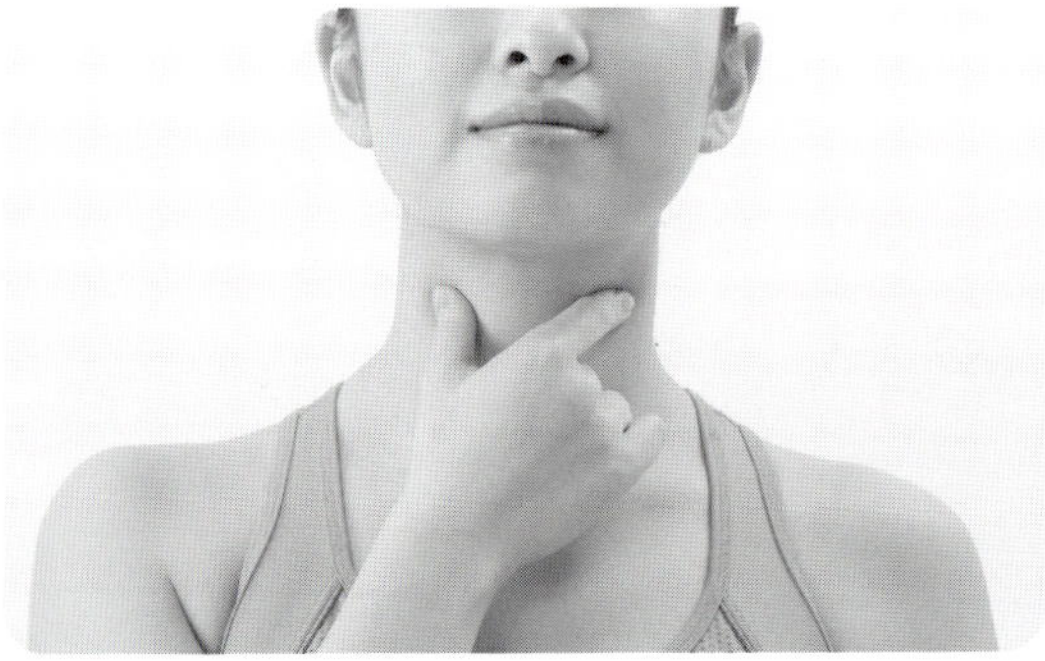

押し方

親指と人差し指をツボに当て、首の中心に向かって呼吸が苦しくならない程度に優しく押す。人差し指と中指を使って左右交互に行うのでもよい。

養老
ようろう

疲労を回復させ気分の波を引き上げるツボ

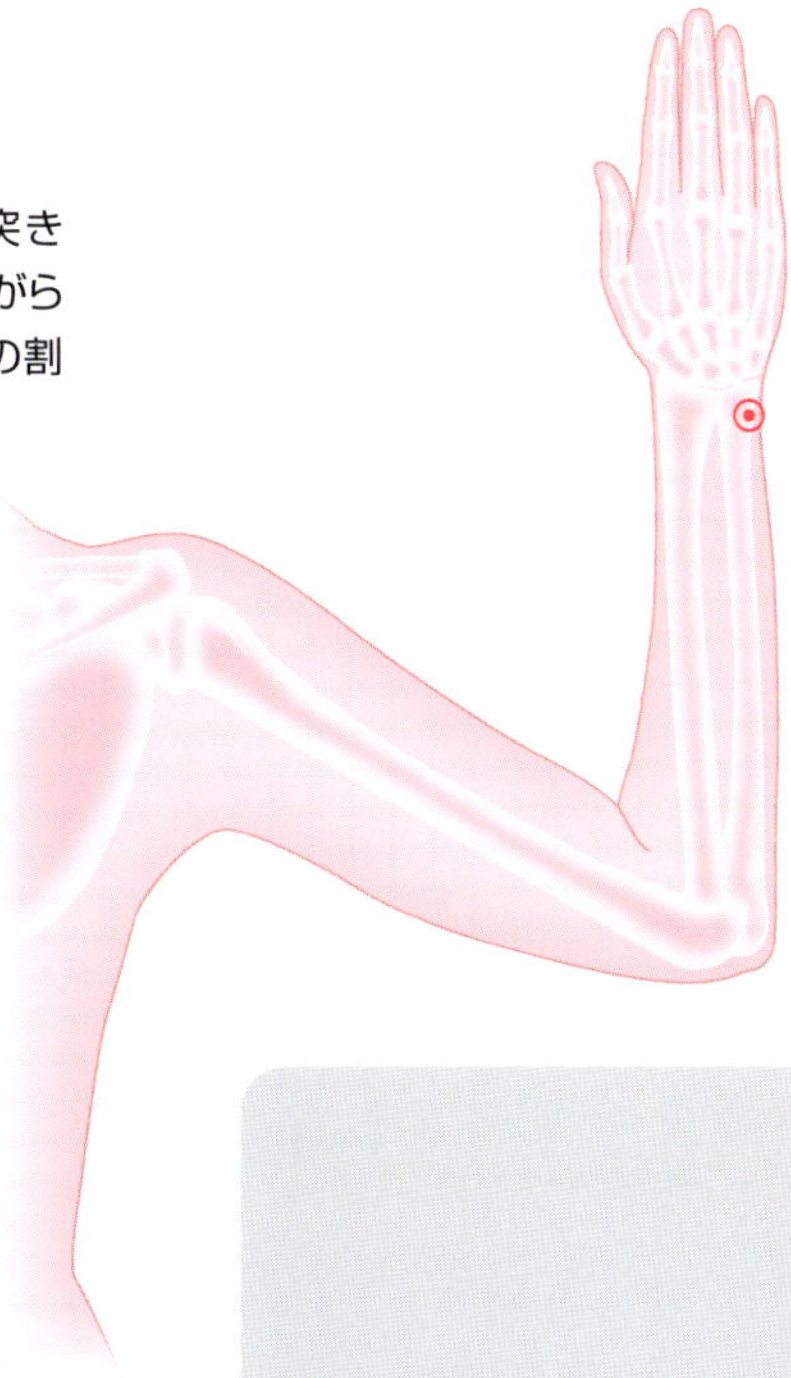

見つけ方

手首の小指側にある、突き出た骨の縁を指で押しながら探ると割れ目があり、この割れ目のなかにある。

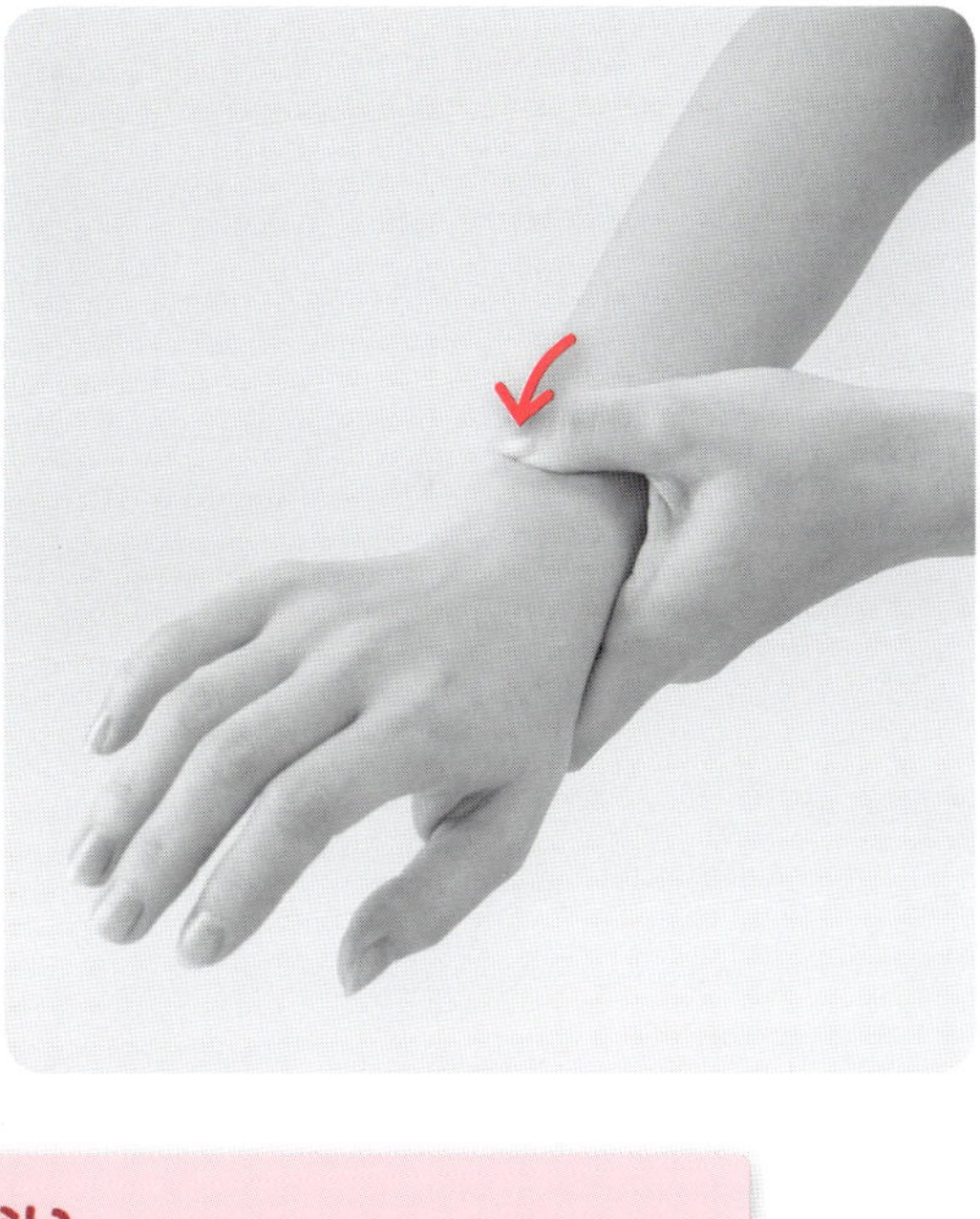

押し方

ツボに親指の腹を当てて残りの4本の指で手首を支え、親指に力を入れて押しもむ。左右同様に。

プラス1アドバイス

元気な人とは一緒にいない

パワーの強い人といると落ち込みが余計に悪化します。元気な人は自信にあふれていて、自分がダメな人間に思えて自己否定感が強まります。「頑張ってね」と励まされるのもプレッシャー。無理して出かけず、家で自分のペースで時間を過ごすのがよいでしょう。

やる気が出ない（無気力）

人に会うのも、ご飯を食べるのも
億劫になったときの活力をつけるときに。

自律神経に作用して情緒を安定させる

湧泉《ゆうせん》

脳を活性化して やる気のスイッチをON

身体的なエネルギーが低下してくると、感情の起伏が小さくなり、意欲や自発性、情熱の量まで減って何をするにも億劫になってしまいます。意欲はあるのにやる気がでない、といった矛盾が生じることもあります。

じつは、やる気のスイッチを入れるのは意外に単純です。脳に刺激を与えさえすれば、脳が活性化されてやる気も湧いてきます。そのスイッチこそがツボ。指や体を動かすだけでも脳が刺激されるので、難しく考えずにまずツボを刺激してみましょう。**湧泉**は、生命エネルギーがこんこんと湧き出る気力も体力もアップする万能のツボ。**足三里**への刺激で全身の疲れを吹き飛ばします。

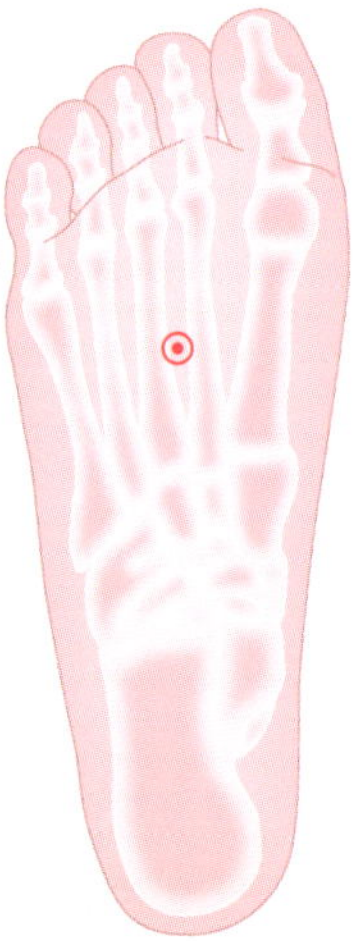

見つけ方

足裏の中央より指寄りで、親指側のつけ根のふくらみと小指側のふくらみのあいだにできる「人」の字の交わるところ。足の指を曲げると、2つのふくらみの交わりが出やすくなる。

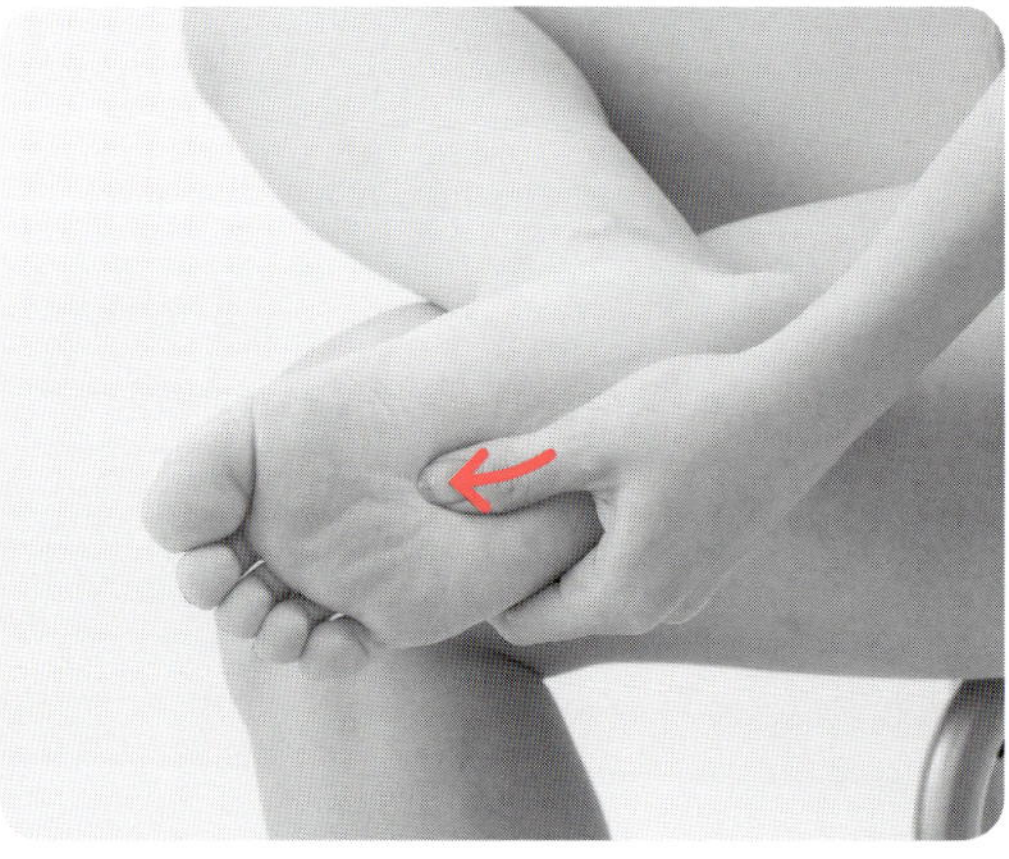

押し方

足の甲を手のひらで抱えて親指の腹をツボに当て、くぼみの縁を足先に向かって少し強めに押し上げる。両手の親指を重ねて押してもよい。左右同様に。

足三里《あしさんり》

疲労を回復して体全体のエネルギーを高める

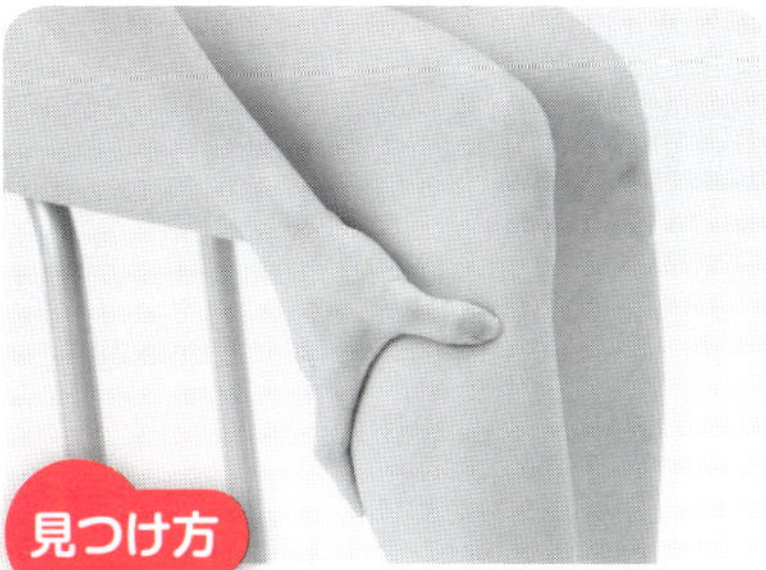

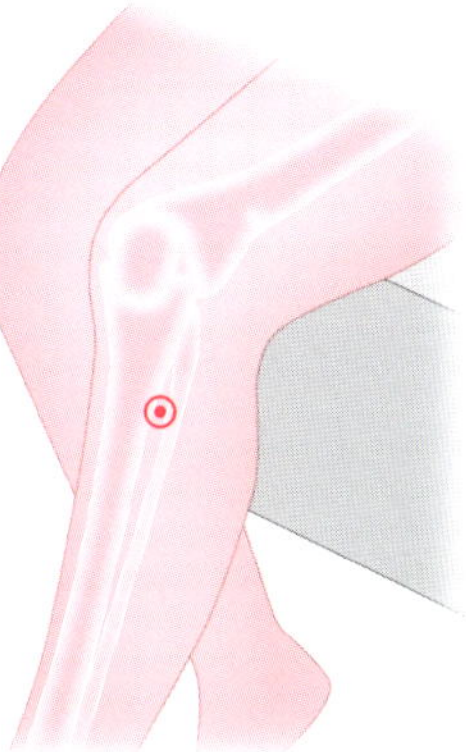

見つけ方

向こうずねの外側で、ひざのお皿のすぐ外側下のくぼみから、指4本分つま先方向に下がったところ。

押し方

ふくらはぎを両手のひらで包み、親指の腹を重ねてツボに当て、ひざのほうに引き寄せるようにして力を入れてやや強めに押す。左右同様に。

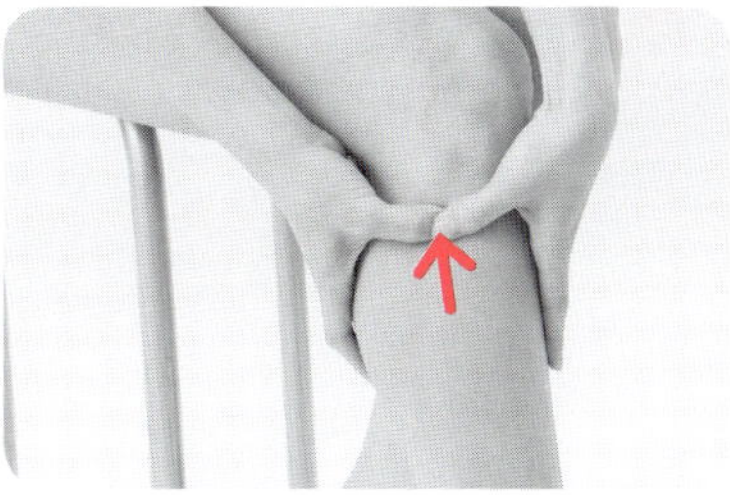

神門《しんもん》

自律神経のバランスを整え心身を元気にする

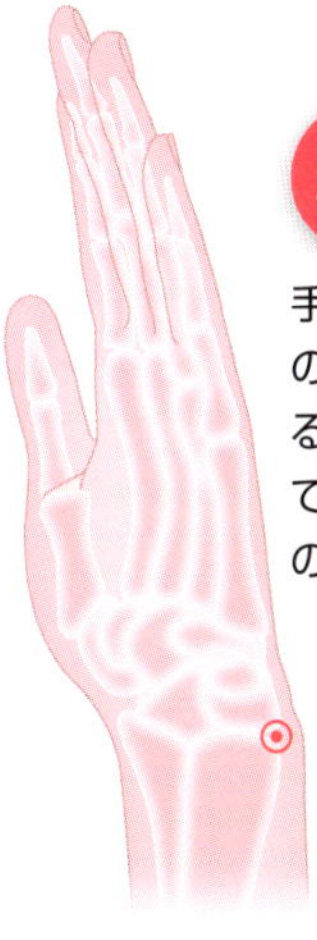

見つけ方

手首の内側にできる横ジワの小指寄りで、くぼんでいるところ。小指の骨をたどっていくと手首の線に交わるのでわかりやすい。

押し方

手首をつかむように親指の先をくぼみのなかに押し込むようにして、少し軽く長めに押す。左右同様に。

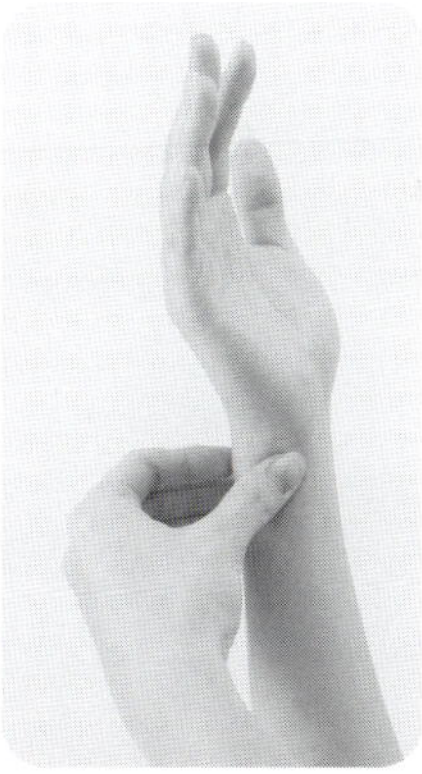

プラス1アドバイス

集中力とやる気を高める食べ物

不規則な食事やダイエットで食事を抜くと、体に必要な栄養素が不足し、脳に十分なエネルギーを届けることができません。一日3食、規則正しく食べることでやる気はアップ。食べるだけで脳を活性化する、くるみや大豆食品がおすすめです。

うつうつ

眠れない、一日中気分が落ち込んで何をしても楽しめないという状態から脱出するために。

関元《かんげん》

ホルモンバランスと心のコンディションを整える

ホルモンバランスを正常化 精神を安定させる

気分がうつうつする要因はいろいろあり、うつ発症のメカニズムははっきりと解明されていません。原因のひとつに、幸せホルモンともいわれる「セロトニン」や意欲・気分を調整する「ノルアドレナリン」の不足など、神経伝達物質がうまく機能していないことが考えられます。神経伝達物質を活性化するには、抗うつ剤と同じくらいツボ刺激が有効です。

また、妊娠・出産によるホルモンバランスの変化で起こるマタニティブルーもあります。責任感が強い人や完璧主義に多く、赤ちゃんが泣き止まないと自己嫌悪に陥り、そのまま育児ノイローゼに移行する場合も。お腹にある**関元**のツボで、女性ホルモンを整えます。

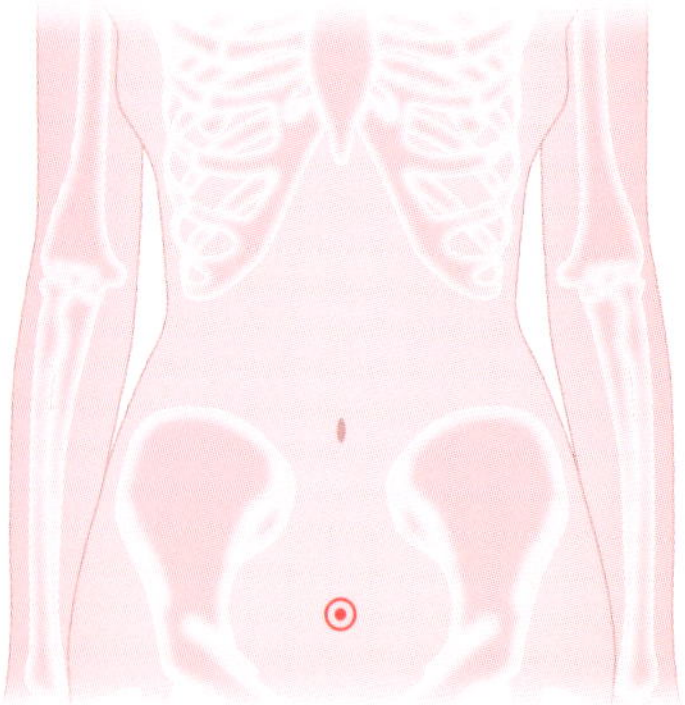

見つけ方

体の中心線上で、おへそから指幅3本分下がったところ。おへそのすぐ下に人差し指を当て、指幅3本目の薬指が当たる部分。

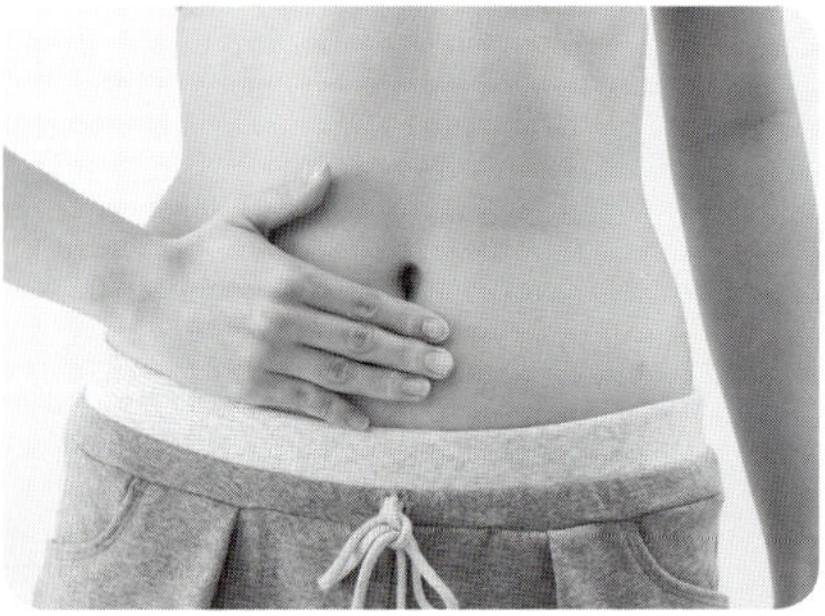

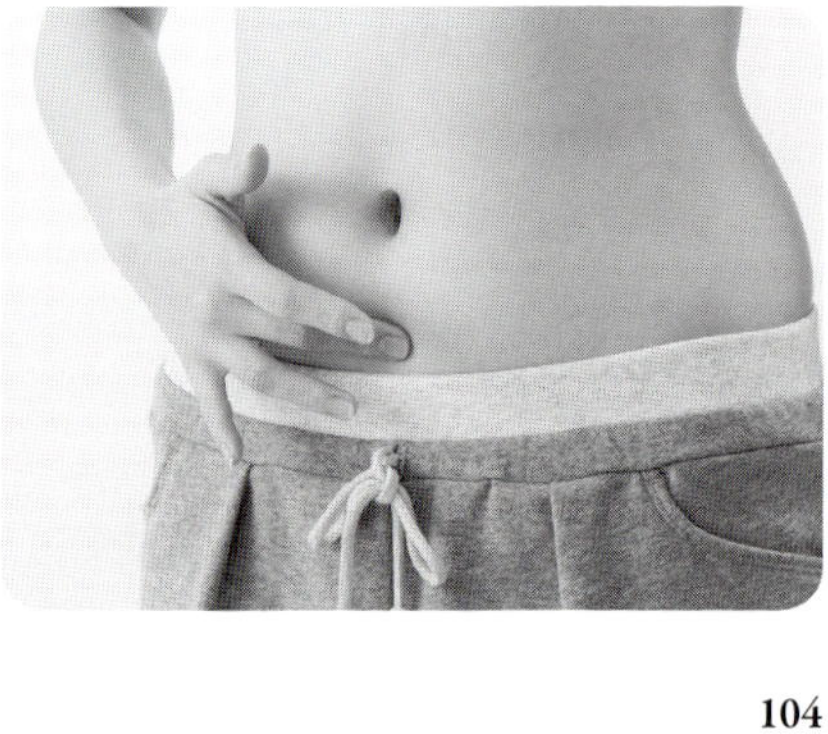

押し方

中指の腹をツボに当て、体の中心に向かって優しく押しながら細かくまわすようにして刺激する。

隠白 いんぱく

自律神経に働きかけて疲れや倦怠感を軽減

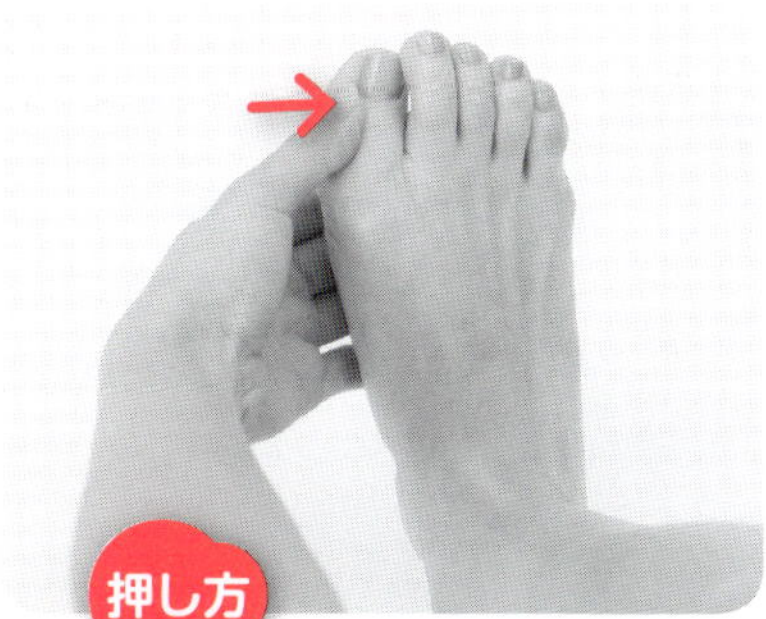

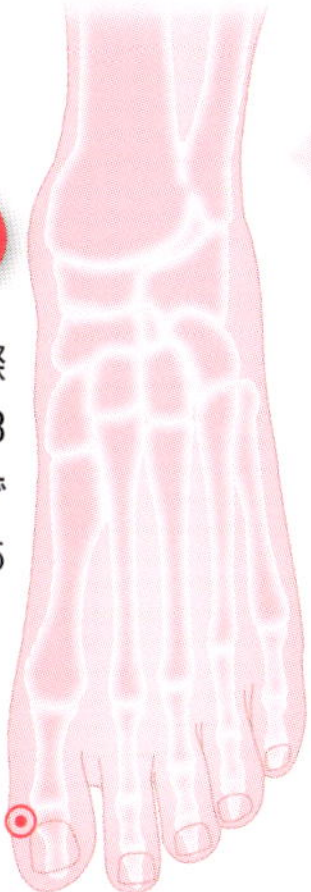

見つけ方

親指の爪の生え際から外側へ2～3mmほど外側へずらしたところにある。

押し方

親指の腹をツボに当て、痛気持ちいい程度に押す。親指の爪で押す場合は、チクチクするくらいの刺激をリズミカルに加えると効果的。

足三里 あしさんり

精神を穏やかにし、体全体のエネルギーアップに効果的

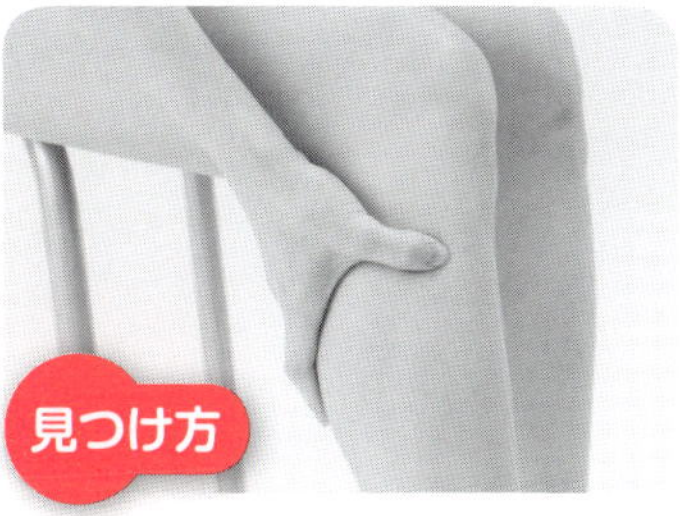

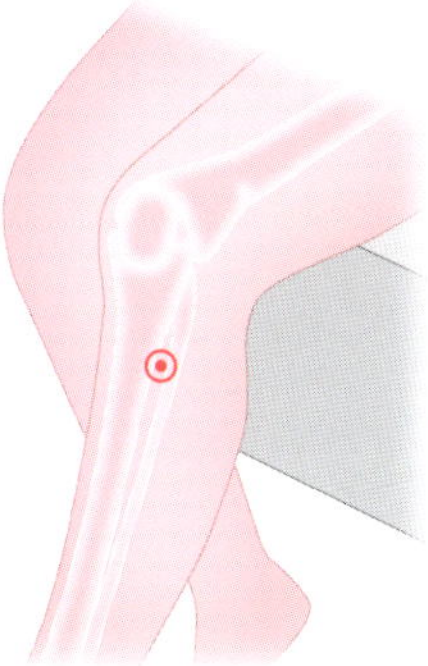

見つけ方

向こうずねの外側で、ひざのお皿のすぐ外側下のくぼみから、指4本分つま先方向に下がったところ。

押し方

ふくらはぎを両手のひらで包み、親指の腹を重ねてツボに当て、ひざのほうに引き寄せるようにして力を入れてやや強めに押す。左右同様に。

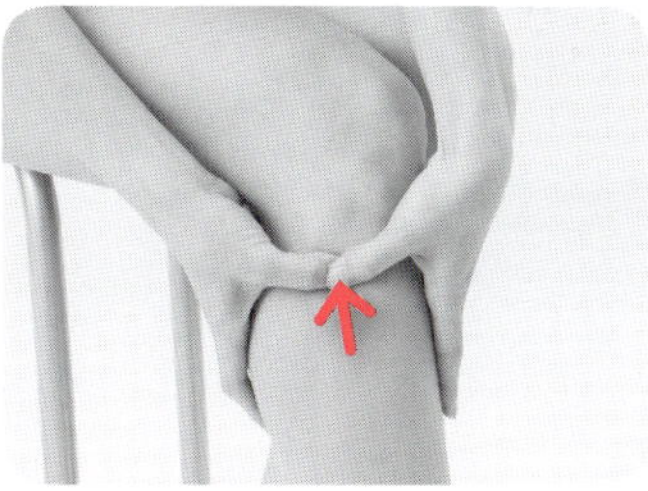

プラス1アドバイス

セロトニンを増やしてうつ解消

いちばん手っ取り早いのは「早寝早起き」。セロトニンは朝の光を浴びることで分泌を促します。ウォーキングやフラダンスなどのリズミカルな運動でも活性します。セロトニンの材料のトリプトファンは、赤身魚や豚肉、チーズ、そばなどに豊富に含まれます。

自律神経の不調

頭痛やめまい、多汗、頻尿、関節の痛み、不安感などの自律神経失調症に。

神経バランスを整え体の機能を正常化する

内臓の働きや血圧、体温調節、食べ物の消化、呼吸などをコントロールしているのが自律神経です。交感神経と副交感神経の2つがあり、活動しているときやストレス・緊張を感じているときは交感神経、睡眠中やリラックスしているときは副交感神経が優位になります。この2つがシーソーのように働きながら、体を正常に機能させています。

交感神経ばかりが優位になるストレスの多い生活が続くと、筋肉が緊張して血管が縮み、全身に酸素や栄養が届けられずに体の疲労修復が追いつかなくなります。筋肉の緊張をほぐすのに役立つのがツボ刺激です。自律神経を整え、精神疲労を和らげる作用もあります。

全身の緊張をほぐして心をリラックスさせる

天柱《てんちゅう》

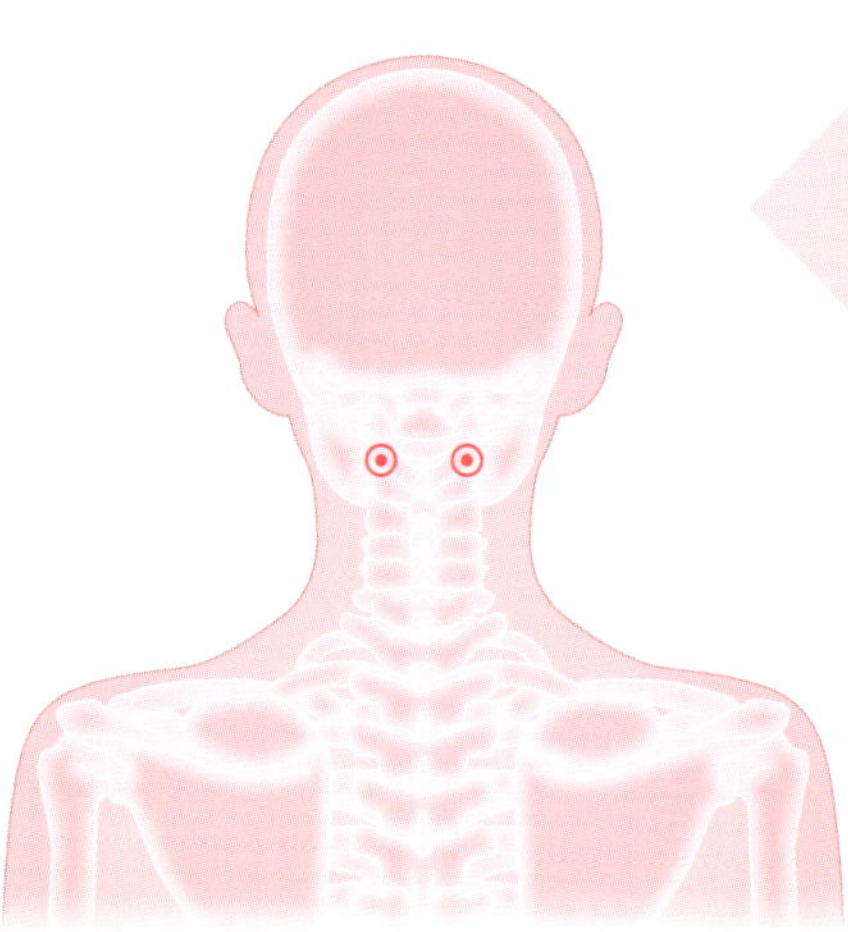

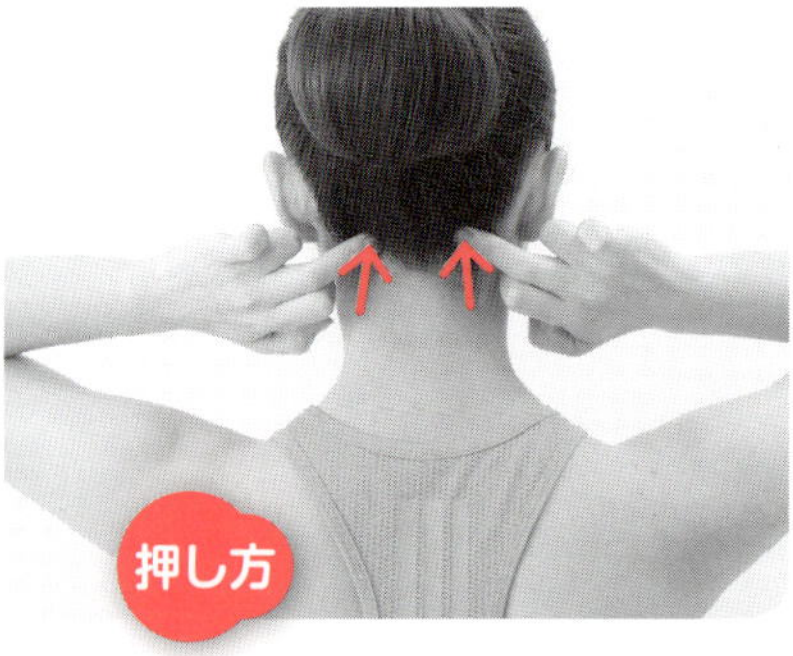

押し方

後ろに両手まわして両手中指の腹をツボに当て、痛気持ちのいい程度に頭の中心に向かって押しもむ。左右同時に。

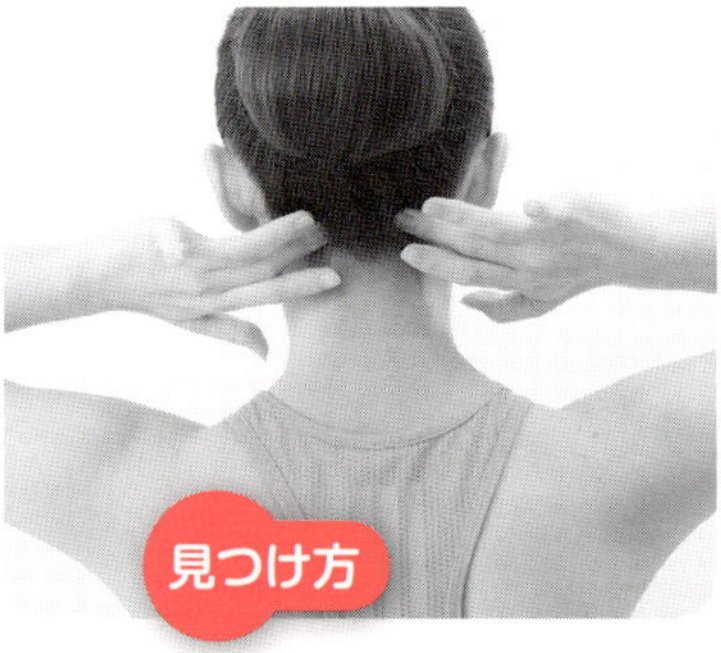

見つけ方

後頭部のうなじの生え際の中央に「ぼんのくぼ」と呼ばれるくぼみがあり、そのすぐ左右にある。

養老《ようろう》

疲労を回復させ精神をリラックスさせる

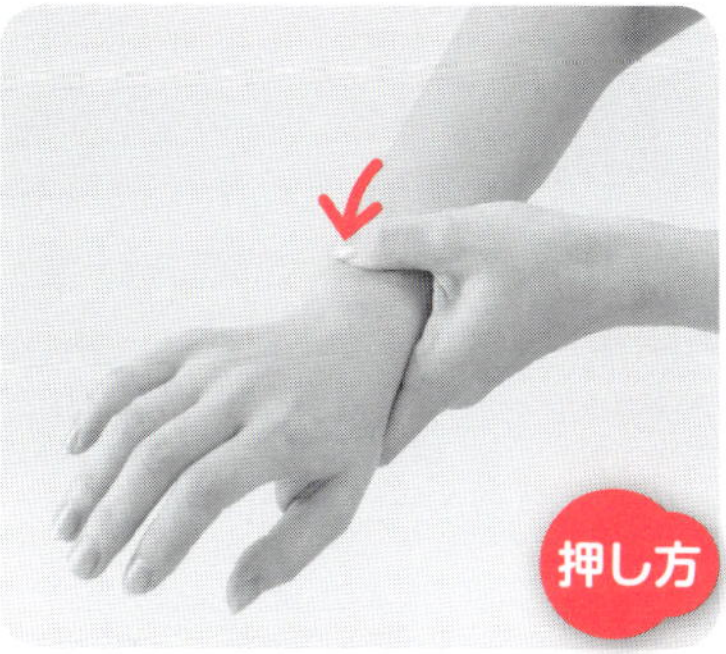

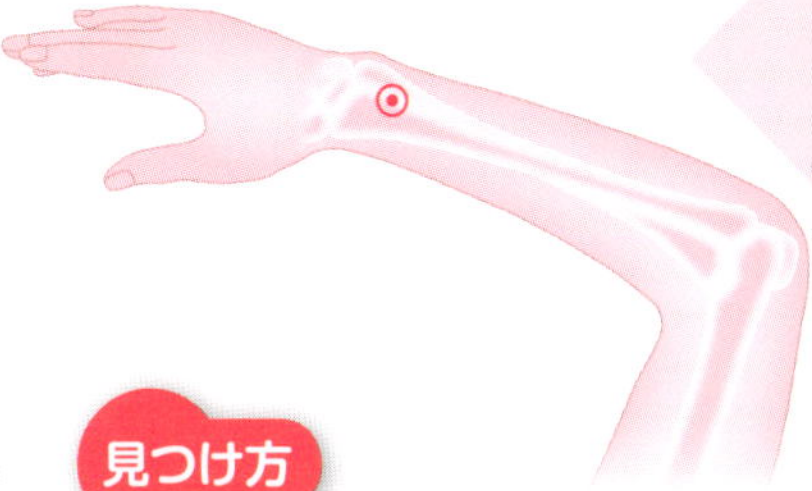

押し方

ツボに親指の腹を当てて残りの4本の指で手首を支え、親指に力を入れて押しもむ。左右同様に。

見つけ方

手首の小指側にある、突き出た骨の縁を指で押しながら探ると割れ目があり、この割れ目のなかにある。

瘂門《あもん》

自律神経を整えて、感情を鎮め心を穏やかにする

見つけ方

うなじの髪の毛の生え際にある中央のくぼみ。2本の太い筋肉（僧帽筋）のあいだにある「ぼんのくぼ」と呼ばれるくぼみ部分。天柱のツボの真ん中。

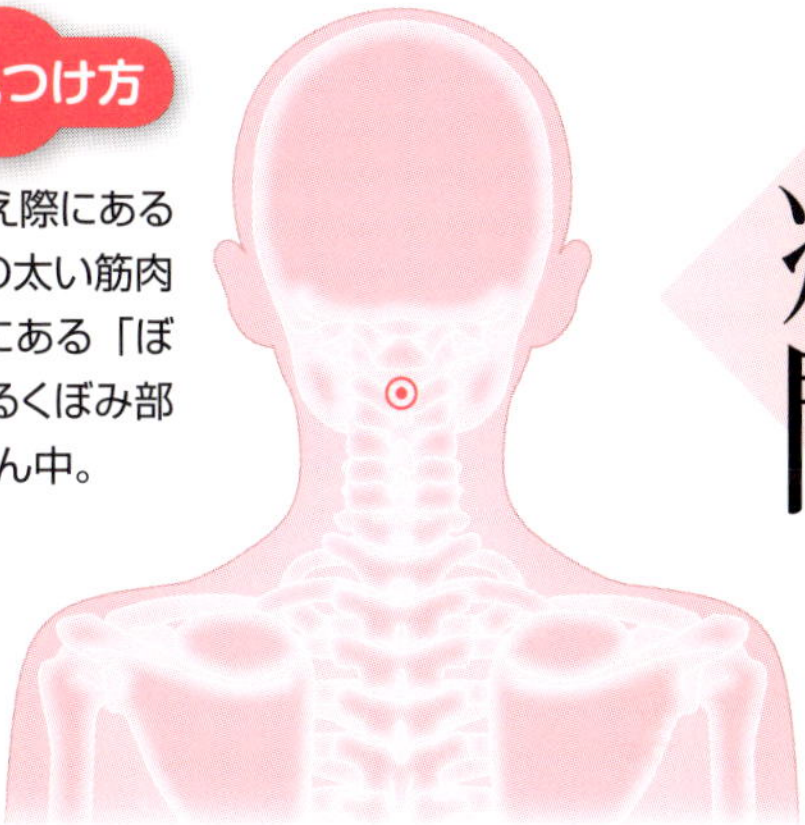

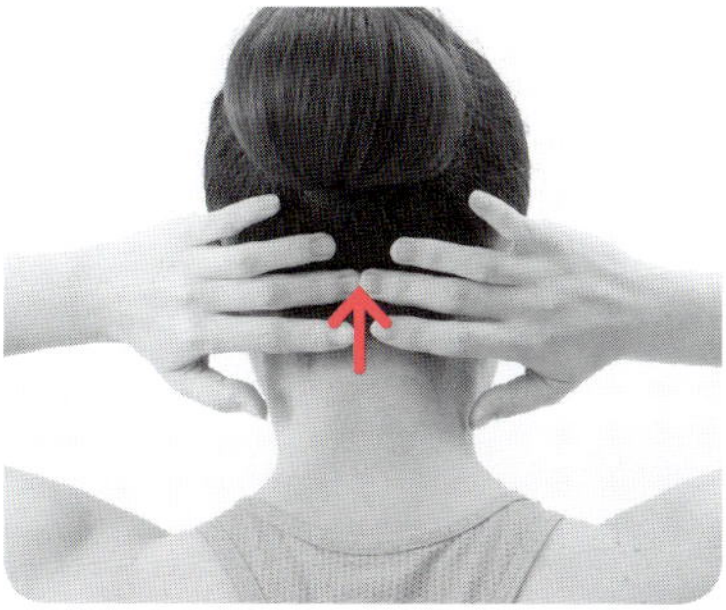

押し方

後頭部を支えるようにして両手中指の先をツボに当て、そこに頭の重みをかけるようなイメージで刺激する。

プラス1アドバイス

ライフスタイルを見直すチャンス

ストレスや加齢が原因になることが多い自律神経失調症ですが、生活習慣とライフスタイルを見直す絶好のチャンスです。若いときのようなやり方ではダメ、というサインなので、食生活を変えたり、有酸素運動やヨガをはじめるなど、新しいことに挑戦してみましょう。

病いは気（感情）から
すべての感情は五臓と直結

東洋医学では、怒・喜・思・憂・悲・恐・驚の7つの情緒変化を「七情」といいます。感情が強すぎたり、怒りを長期間抱えていたりするとさまざまな病気を引き起こします。

七情は、五臓（心・脾・肺・腎・肝）と深くかかわり、感情の種類によって症状があらわれる部位が変わります。また、五臓にトラブルが発生すると、感情にも変化が起こります。

喜・心

すべての感情に影響を受けます。過剰な喜びは集中力を低下させ、動悸や不眠などの原因に。動悸・不眠・無気力・不安感など。

怒・肝

過度な怒りによって興奮し、肝の気を頭部に上昇させます。頭痛や目の赤み、肋骨の下部周辺の張り、高血圧などの原因に。

思・脾

考えすぎて精神的な疲労が溜まり、食欲不振や下痢、腹部の張り、不眠などの原因に。みぞおちのつかえ、やる気が出ない、消化不良、食欲不振、腹部の張りなど。

悲憂・肺

過度の悲しみや憂いは、肺の気を消耗して意気を消沈させます。溜め息、咳、息切れなど、呼吸器系に影響が出てきます。

恐驚・腎

恐れや驚きは、腎の気を緩めて下降させ、心身のよりどころがなくなり、精神が不安な状況に陥ります。白髪増加の原因にも。

第5章

女性の悩みに効くツボ

生理痛や更年期障害など、
女性には女性ならではの体の悩みがあるものです。
そんな悩みにも、ツボ療法はしっかり応えてくれます。
ツボ刺激でつらくてイヤ～な症状を解消して、
快調な毎日を過ごしましょう。

むくみ

体内に溜まった水分をすっきり排出して、つらい「むくみ」を解消するツボ。

水泉

すいせん

腎機能を活発にして血行を促し、水分排出を助ける

デトックス力を高め水分代謝をスムーズに

人間の体は、70～80％が水分です。むくみというのは、細胞と細胞のあいだにある水分「間質液」がうまく流れていない状態のこと。この間質液は、なんと体重の15％にも相当し、疲れや寒さ、ストレスなどに影響を受けやすく、疲れが溜まると水分コントロールがうまく機能しにくくなります。余分な水分をスムーズにリンパ管に流し、むくみを即効で解消したいならツボ刺激が効果的です。

脚の内側にある**水泉**は、腎臓の機能を高める作用があり、デトックス効果が高いツボなので、足の疲れや肌荒れにも有効です。**外関**は手首のすぐ上にあるツボなので、外出先でも手軽に押せるむくみ解消のツボです。

見つけ方

足の内側のくるぶしの斜め後ろの下。くるぶしの頂点から人差し指と中指の指幅2本分外側にある。

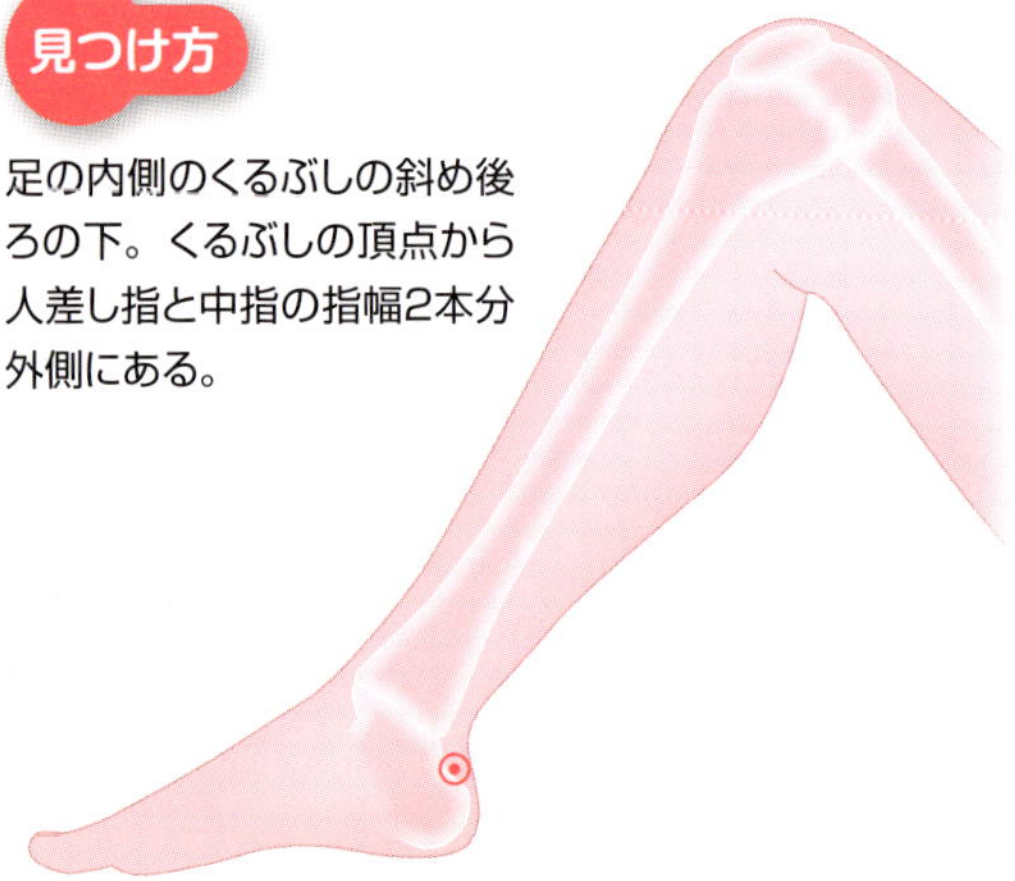

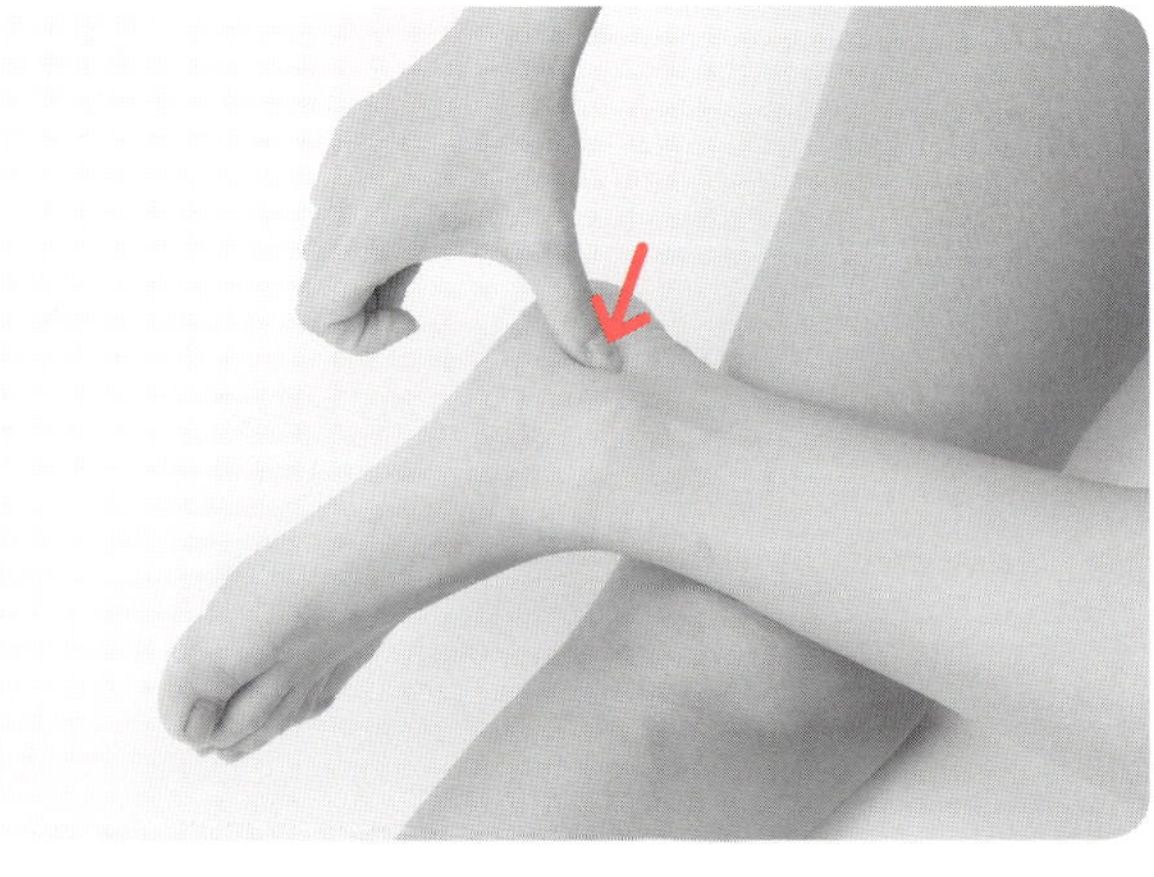

押し方

親指の腹をツボに当て、垂直方向に少し強く集中的に押す。かかとをつかみながら押すと力が入りやすい。左右同様に。

外関

がいかん

水分代謝を促して体のむくみやだるさを解消

見つけ方

手首を甲側へ反らしてできる横ジワの中央から、指幅3本分ひじ方向へ進んだ、骨のあいだの少しくぼんだ部分。

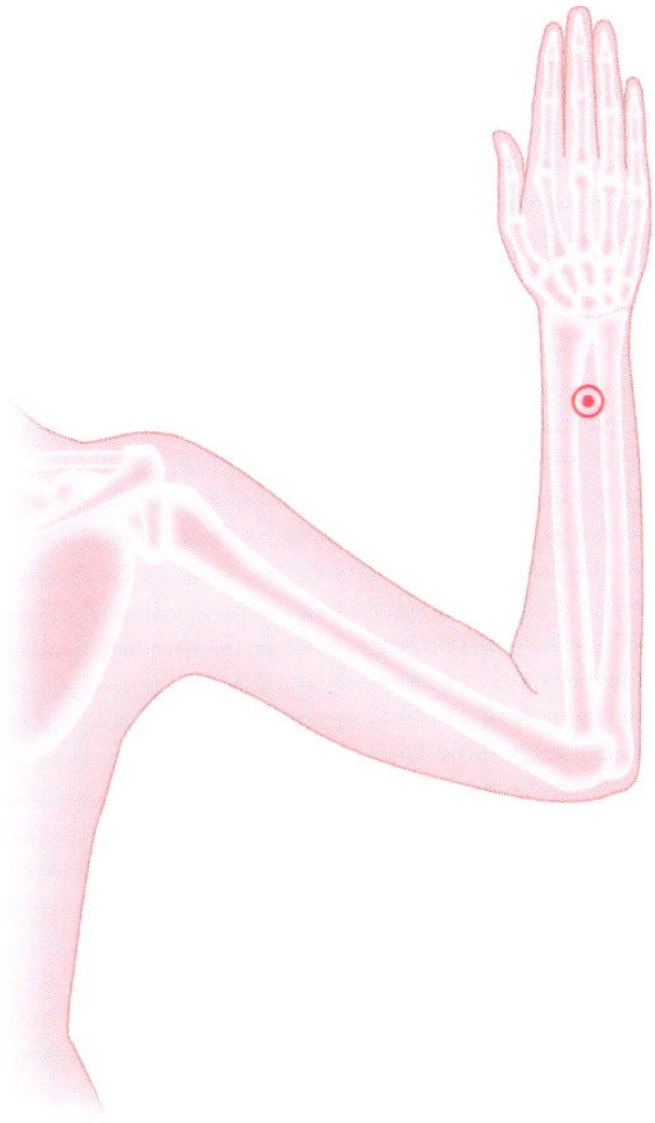

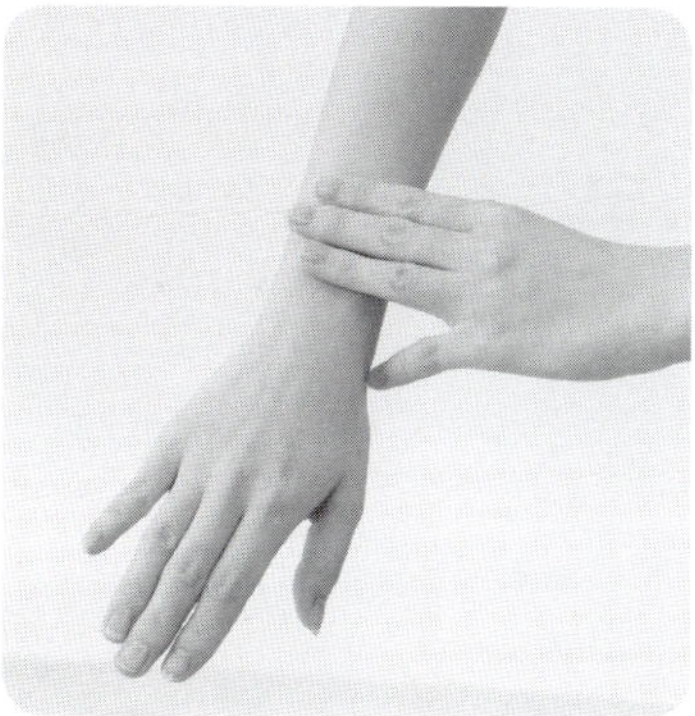

押し方

反対側の手で腕をつかむようにして親指の腹をツボに当て、ゆっくりと数回押し込む。左右同様に。

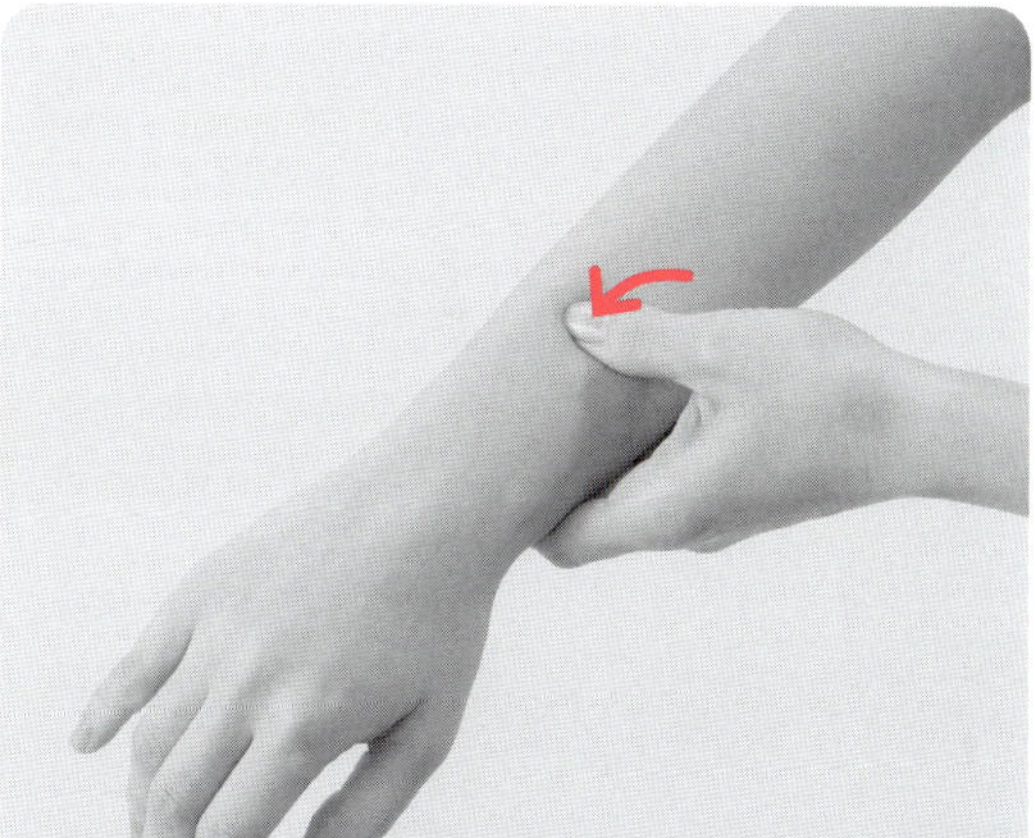

プラス1アドバイス

むくみ解消に「じゃがいも」「昆布」

生理前にむくみやすいのは女性ホルモンの変動によるもので、女性ホルモンにはナトリウムを蓄積する作用があり、水分を溜め込みます。ナトリウム排出を助けるのがカリウム。豊富なのは、カリウムの王様じゃがいも。昆布、りんご、こんにゃくもおすすめです。

冷え性

血流をアップさせるツボ押しで体を温め、冷えない体づくりを目指す。

美と健康が手に入る冷え解消のツボ刺激

「万病の元」ともいわれる冷え。原因は、血液循環の滞りによるものです。血液は全身の細胞に酸素や栄養を運んでいるので、血行不良がさまざま不調を引き起こします。西洋医学では「冷え性」は治療対象になりませんが、東洋医学では「冷え症」が病気になりうる症状として、病気予防のための治療に当たります。

　ツボを押すことで、神経に刺激が伝わって血管が広がり、血流をよくする神経伝達物質が放出されます。**三陰交**は虚弱体質の改善にも効き、下半身の冷えに有効です。**人迎**は血圧調整のツボとしてよく知られていますが、血流を正常にするので、脂肪燃焼やお腹やせにも効果を発揮するツボです。

血行をよくし、とくに下半身の冷えに効果的

三陰交《さんいんこう》

見つけ方

脚の内側で、内くるぶしの中心から指幅4本分ひざ方向に上がったところの、すねの骨（脛骨）の後ろ側のワキにある。内くるぶしの中心に小指の端を当てて、指幅4本分を測ると見つけやすい。

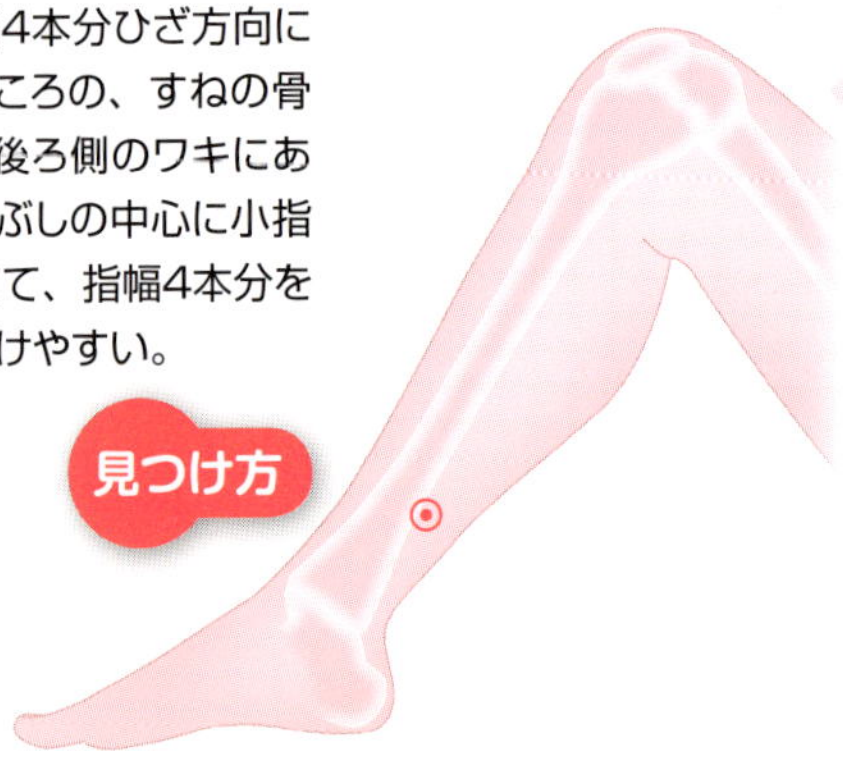

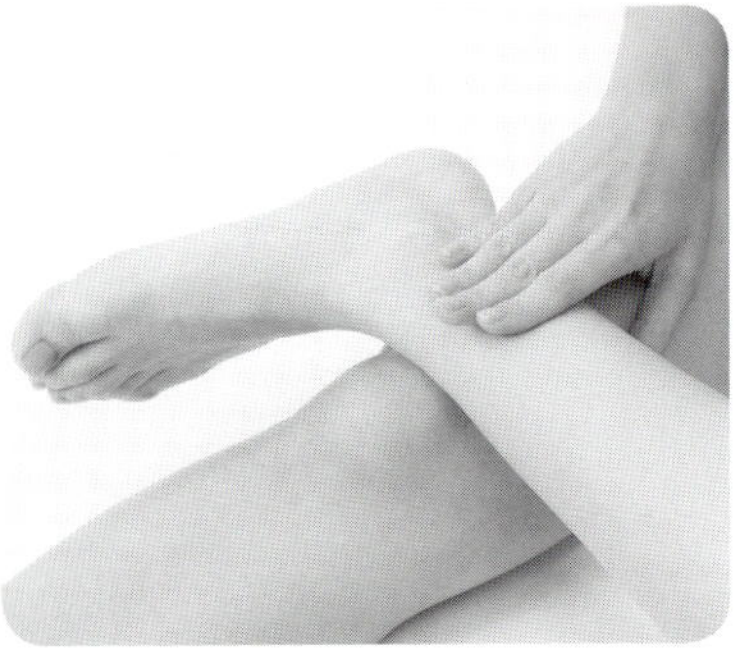

押し方

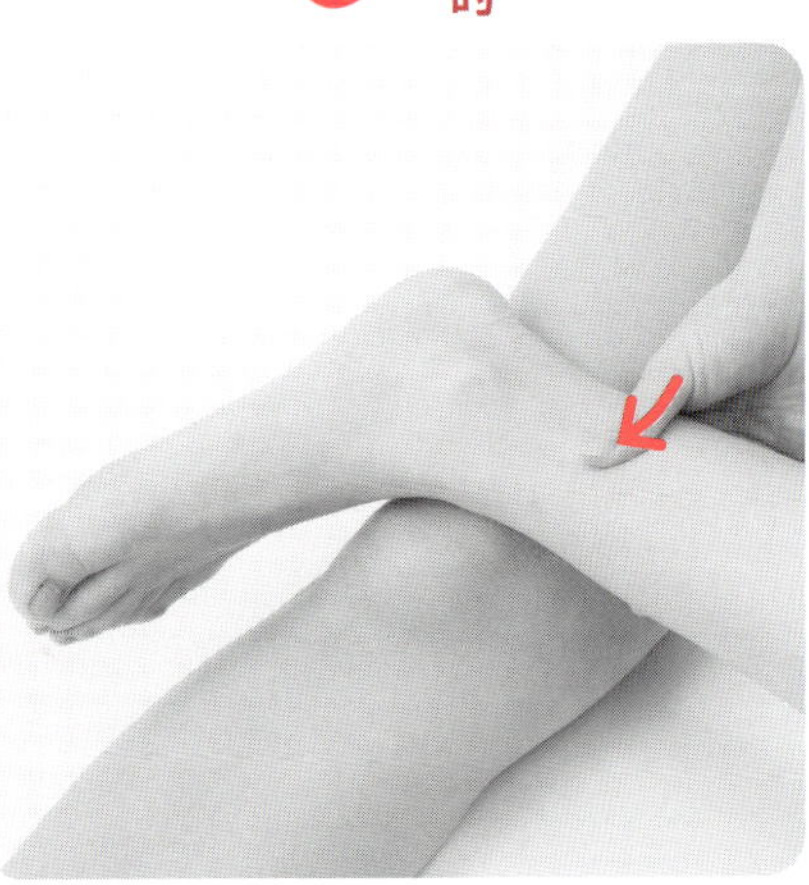

脚を後ろからつかむようにして骨のワキに親指の腹を当て、骨の内側に指を入れ込むようにして押す。または、両手の親指を重ねてツボに当て、骨の内側に向けて深く押し込む感じで押す。

人迎《じんげい》

体のエネルギーを調節し血行不良を改善する

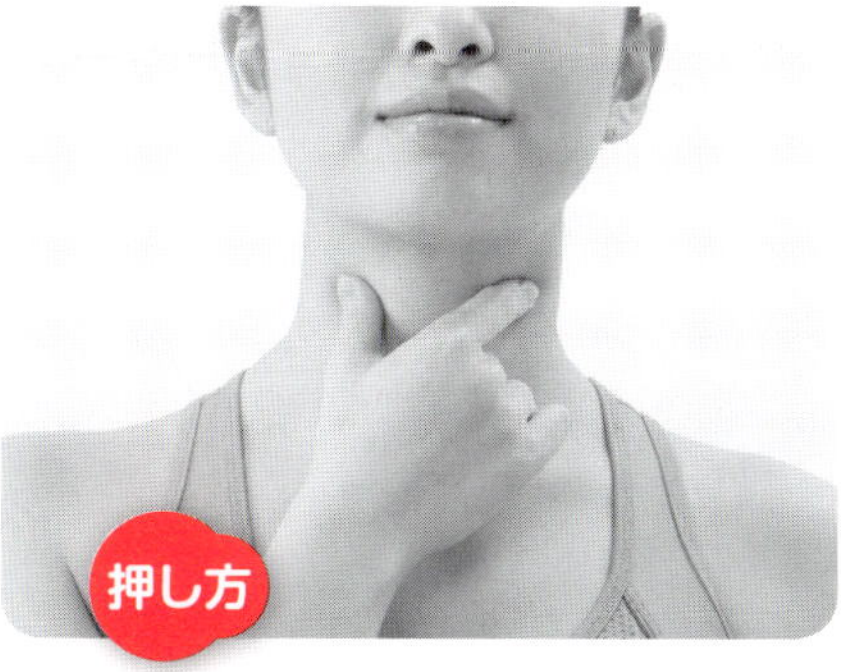

押し方

親指と人差し指をツボに当て、首の中心に向かって呼吸が苦しくならない程度に優しく押す。人差し指と中指を使って左右交互に行うのでもよい。

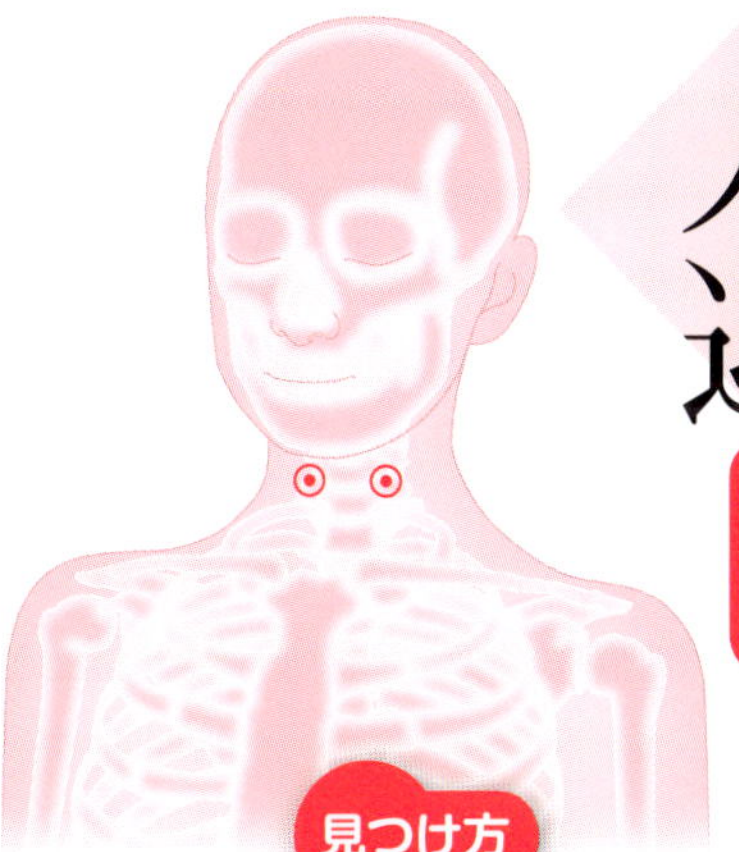

見つけ方

のどぼとけから左右それぞれ指幅2本分外側で、指を当てると脈を感じるところ。

崑崙《こんろん》

全身の血行を促進し、新陳代謝を高める

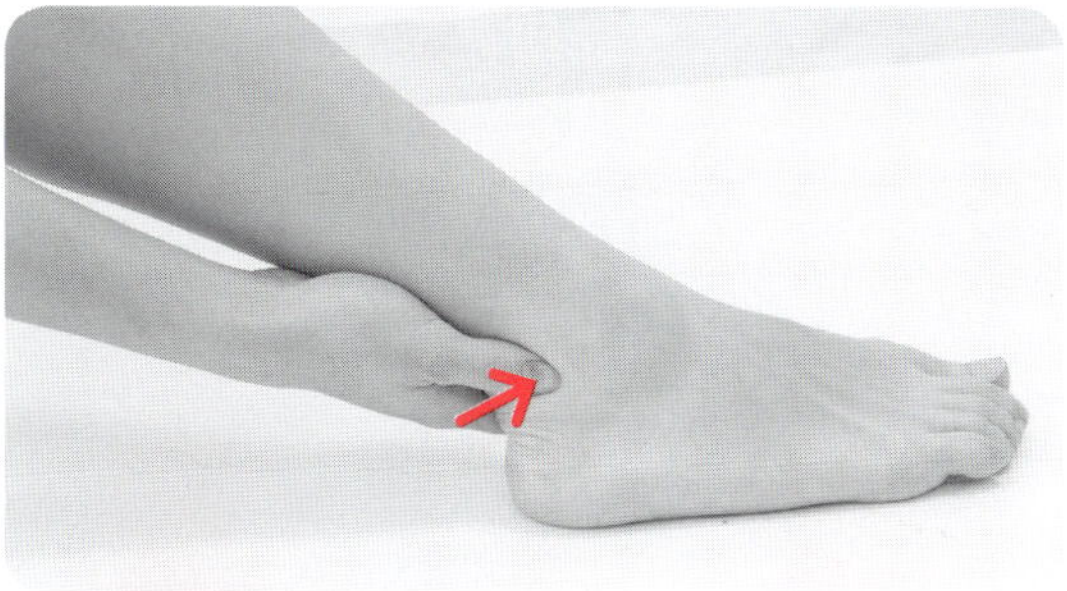

押し方

アキレス腱をつかむようにして親指をツボに当て、垂直にゆっくり押す。

見つけ方

外くるぶしの頂点からアキレス腱のほうに進み、アキレス腱とぶつかるところ。外くるぶしとアキレス腱のあいだにあるくぼみ。

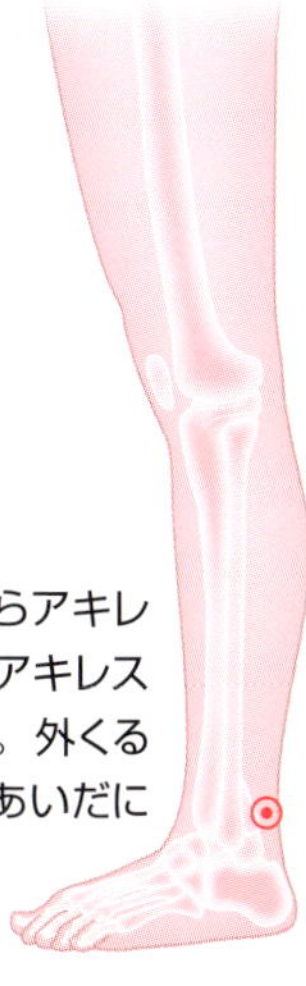

プラス1アドバイス

体を温めるには「3つの首」を保護

「寒い」と感じると、前毛細血管括約筋という筋肉がギュッと縮んで、血液の流れを弱くします。これが冷えの原因。寒冷刺激を感じやすい「首」「手首」「足首」の3つの首を温めておくと、前毛細血管括約筋が開いて、指先や足先の血流がよくなります。

便秘

毎日出るはずの便が出ず、腹痛、お腹ぽっこり、膨満感、食欲不振、肌荒れに。

腸のぜん動運動を促進 排便力を高めるツボ

腸に不調がある人は、精神的なストレスを抱えていることが多く、強いストレスは交感神経を優位にして腸の働きを悪くし、便秘を招きます。ストレス以外にも腸の働きを悪くする原因には、年齢とともに腹筋が弱って排便力が低下したことによるもの、腸管内の水分量が減り便を硬くする月経前に増える黄体ホルモンの影響によるもの、ダイエットによる少ない食事量などが挙げられます。

お腹にある**関元**は、女性ホルモンを整えて胃腸の機能を正常に戻します。また、胃腸の働きを活性化させるのが**中脘**のツボ。**足三里**のツボは、にぶっている腸をしっかり動かし、腸のぜん動運動を促して排便力を高めます。

中脘

ちゅうかん

胃腸の働きを高め排便をサポート

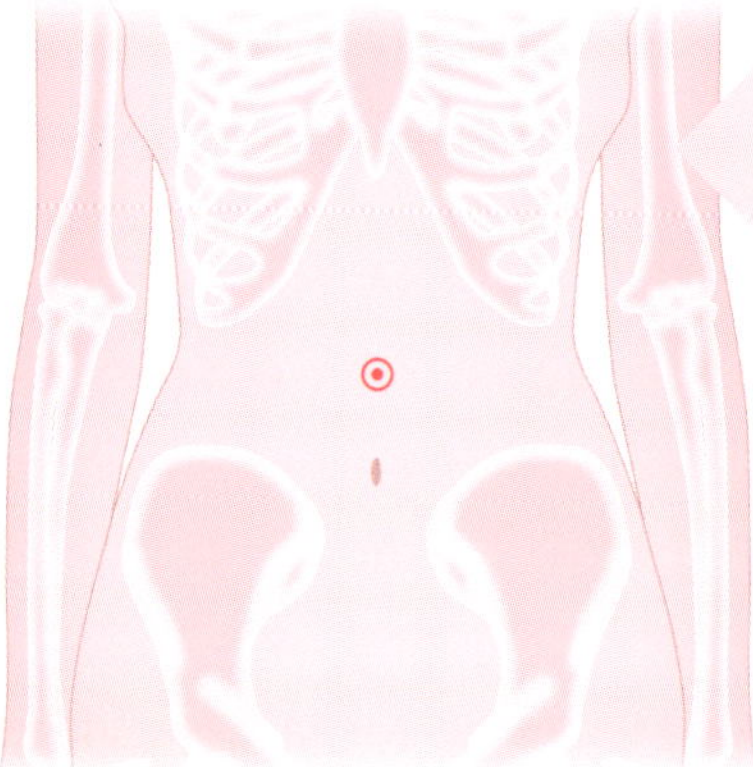

見つけ方

体の中心線上で、おへそから指幅3本分上ったところにある。おへそのすぐ上に薬指を当て、真上に指幅3本分を測る。みぞおちとおへその真ん中あたりが目安になる。

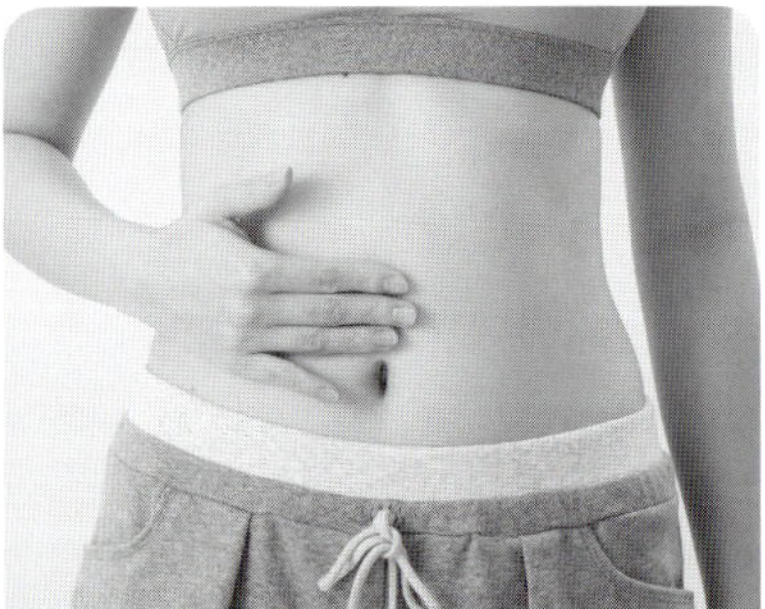

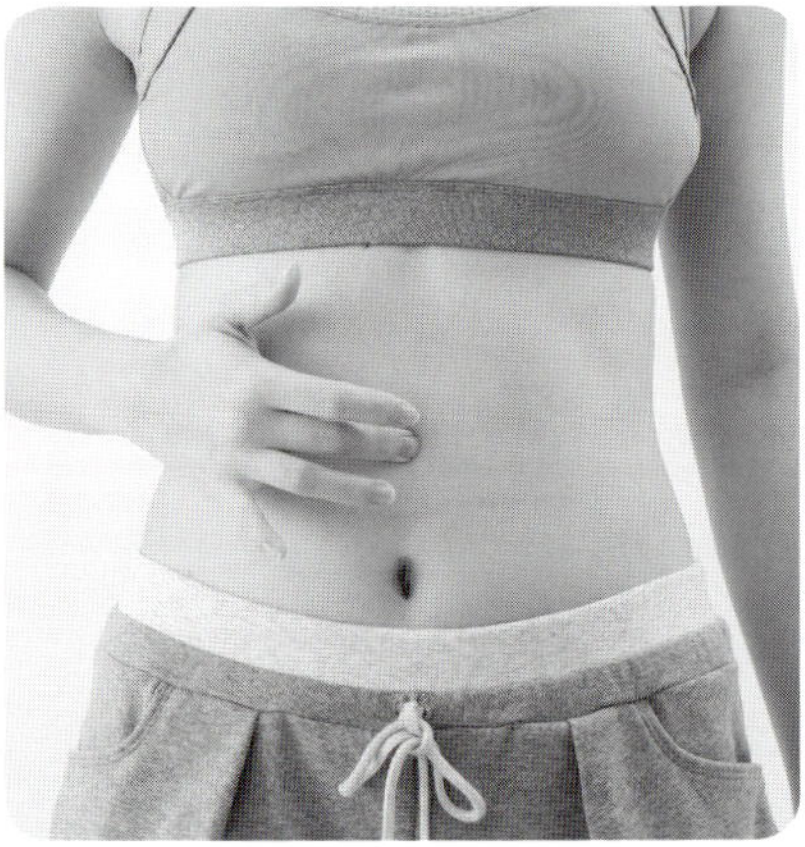

押し方

中指の腹をツボに当て、体の中心に向かって軽く押し込むようにまわしながら刺激する。

関元（かんげん）

ホルモンバランスを調整し胃腸に活力を与える

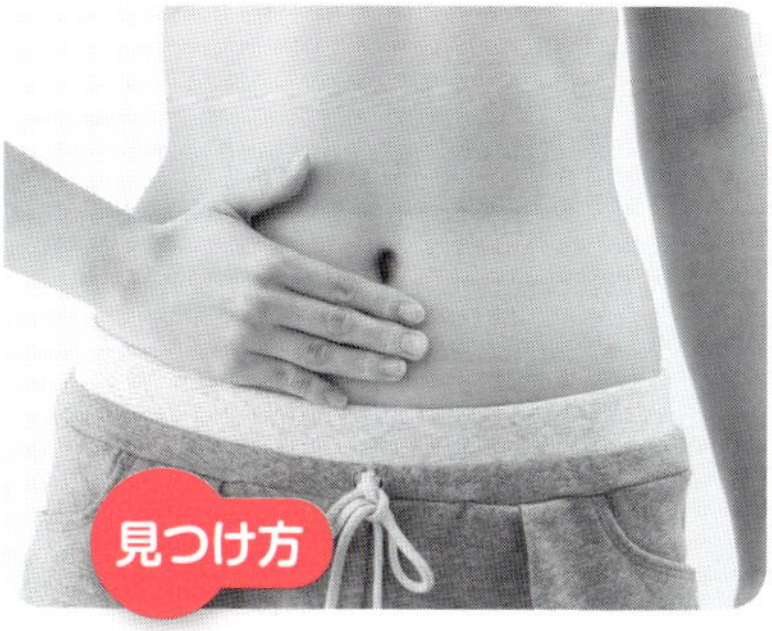

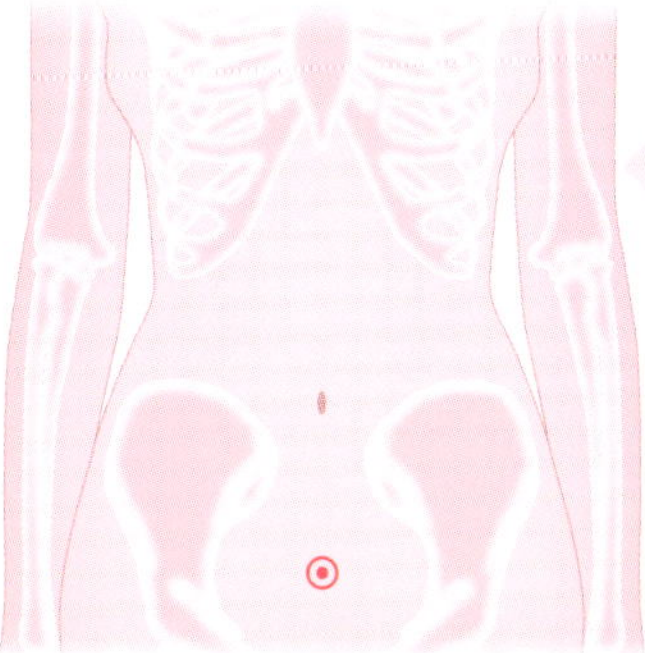

見つけ方

体の中心線上で、おへそから指幅3本分下がったところ。おへそのすぐ下に人差し指を当て、指幅3本目の薬指が当たる部分。

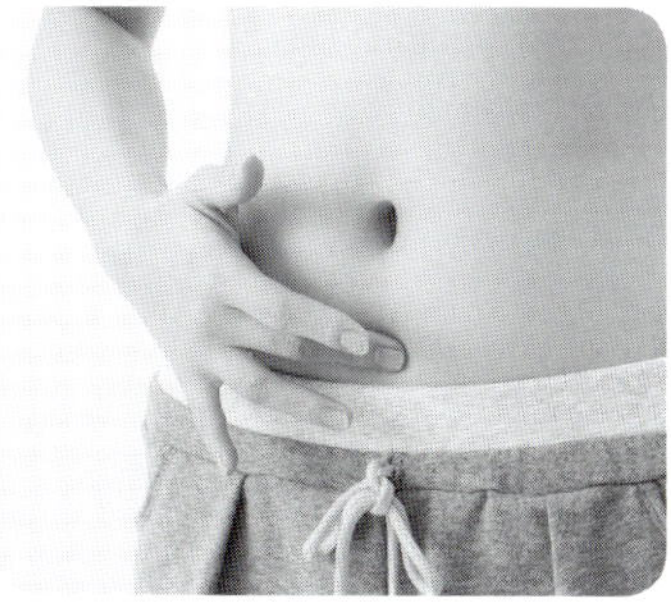

押し方

中指の腹をツボに当て、体の中心に向かって優しく押しながら細かくまわすようにして刺激する。

足三里（あしさんり）

胃腸の働きを高め、腸のぜん動運動を活発にする

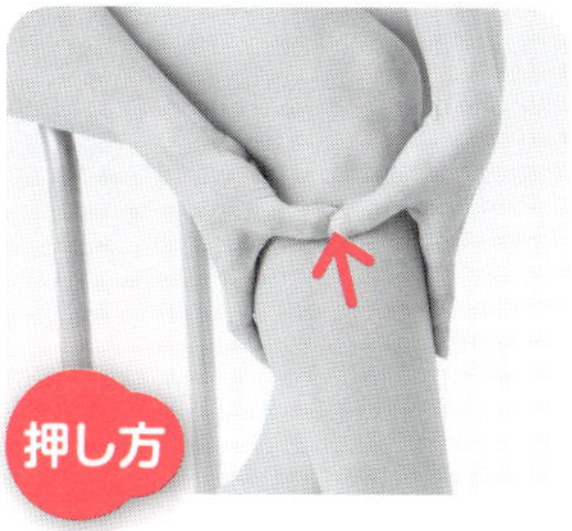

押し方

ふくらはぎを両手のひらで包み、親指の腹を重ねてツボに当て、ひざのほうに引き寄せるようにして力を入れてやや強めに押す。左右同様に。

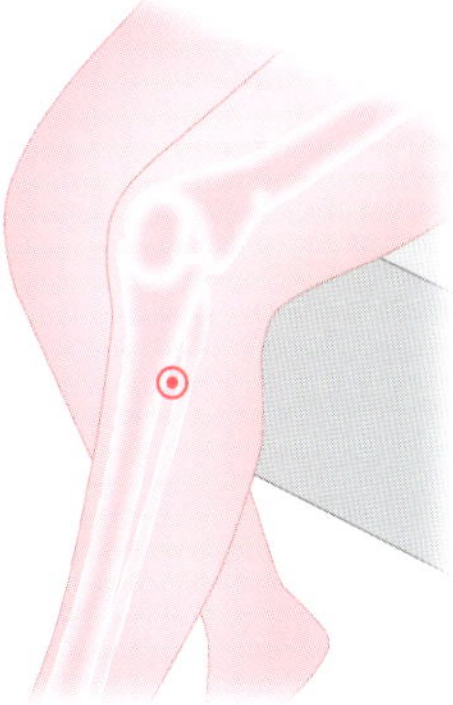

見つけ方

向こうずねの外側で、ひざのお皿のすぐ外側下のくぼみから、指4本分つま先方向に下がったところ。

プラス1アドバイス

腸内の善玉菌を増やす食べ物とは？

腸内にはビフィズス菌や大腸菌など、1000種類以上もの腸内細菌が住みつき、その細菌の重さだけで1.5Kgもあるといわれています。善玉菌のエサとなるオリゴ糖を積極的に食べると腸内環境が改善します。玉ねぎ、アスパラガス、ごぼうに多く含まれています。

生理痛、生理不順

月経中に起こる激しい生理痛とホルモンバランスの乱れによる生理不順に。

ホルモンバランスを整え婦人科系の悩みを解消

毎月やってくる生理痛がひどいと、気分まで重く憂うつになるものです。座っているだけでもつらく、頭痛、腰痛、下痢、吐き気なども伴うつらい症状です。

これに対して、次の生理の予測がつかず、何カ月も生理が来ないというのも、いざ子どもをつくろうというときに妊娠できるのか不安になります。女性の体はとてもデリケートで、仕事のしすぎやストレス、ダイエットなどで生理周期はすぐに乱れてしまいます。

生理痛の軽減・緩和と規則正しい生理には、薬よりも血行を促進するツボ刺激が効果的です。**三陰交**と**関元**は、ホルモンバランスを整え、生理痛や生理不順などの婦人科系疾患に有効なツボです。

婦人科系の不調全般に効果絶大のツボ

三陰交

さんいんこう

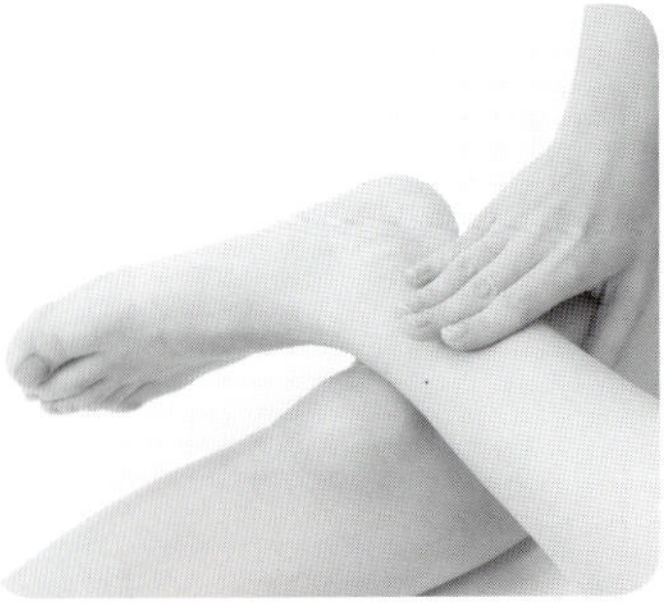

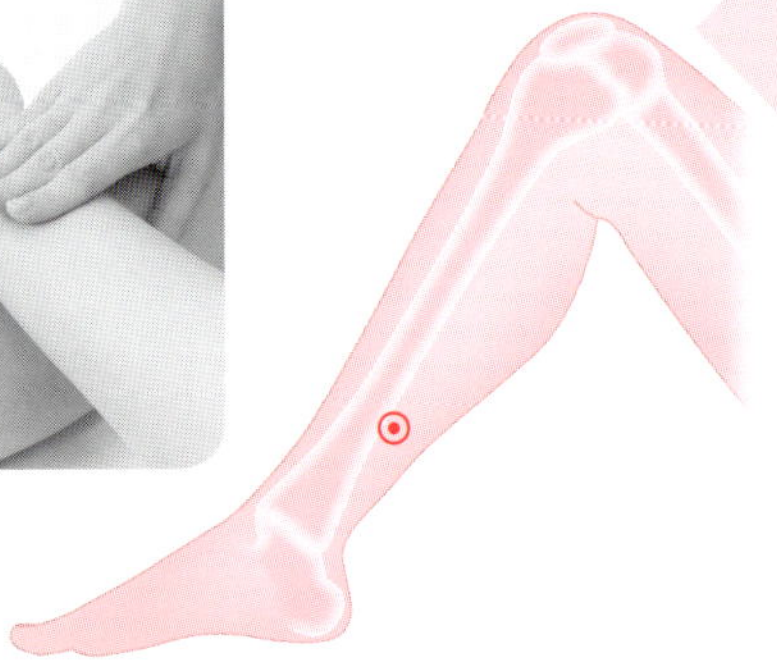

見つけ方

脚の内側で、内くるぶしの中心から指幅4本分ひざ方向に上がったところの、すねの骨（脛骨）の後ろ側のワキにある。内くるぶしの中心に小指の端を当てて、指幅4本分を測ると見つけやすい。

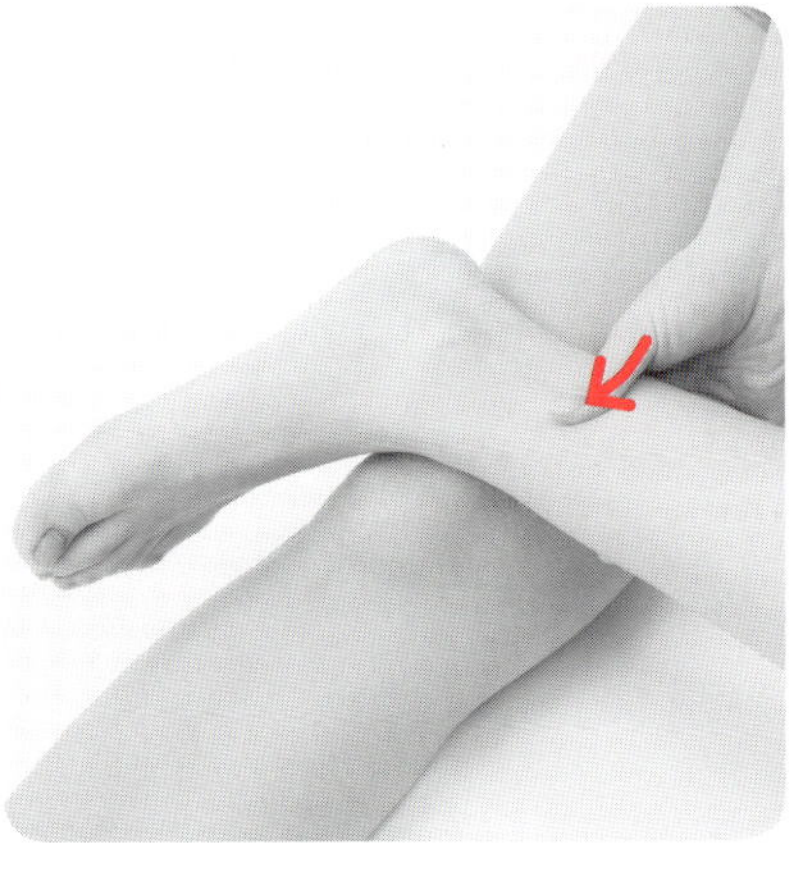

押し方

脚を後ろからつかむようにして骨のワキに親指の腹を当て、骨の内側に指を入れ込むようにして押す。または、両手の親指を重ねてツボに当て、骨の内側に向けて深く押し込む感じで押す。

崑崙《こんろん》

血液の循環を促して下腹部痛や腰痛を軽減

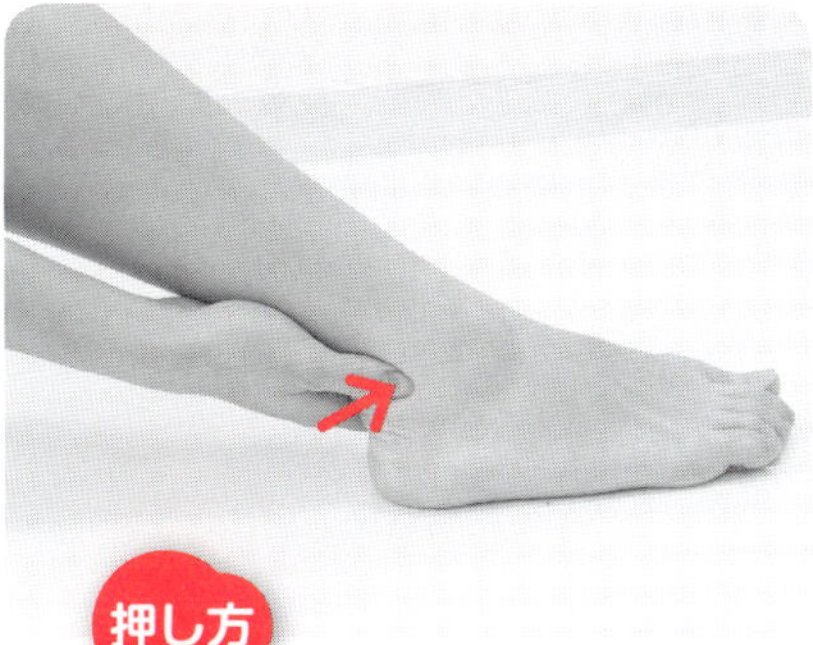

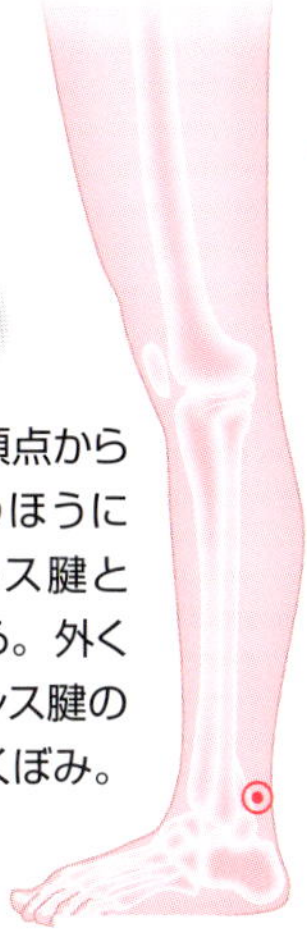

見つけ方

外くるぶしの頂点からアキレス腱のほうに進み、アキレス腱とぶつかるところ。外くるぶしとアキレス腱のあいだにあるくぼみ。

押し方

アキレス腱をつかむようにして親指をツボに当て、垂直にゆっくり押す。

関元《かんげん》

ホルモンバランスを整えて生理機能を改善

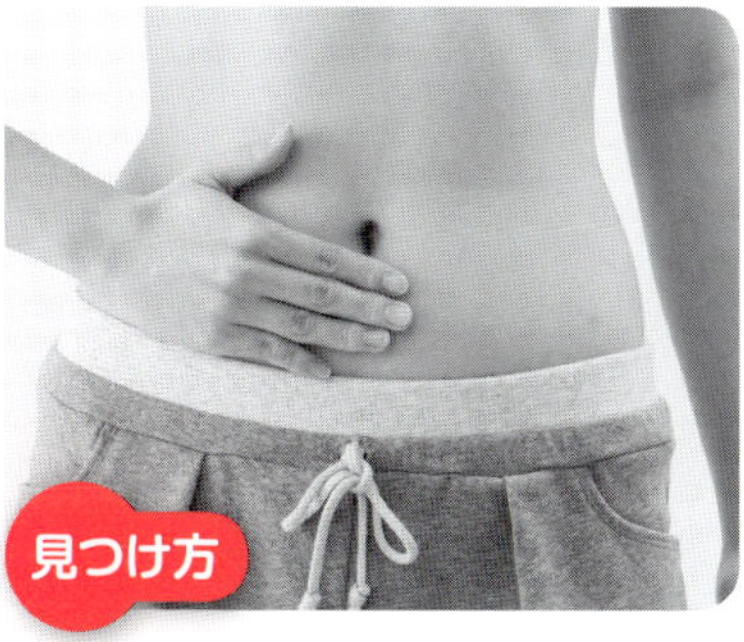

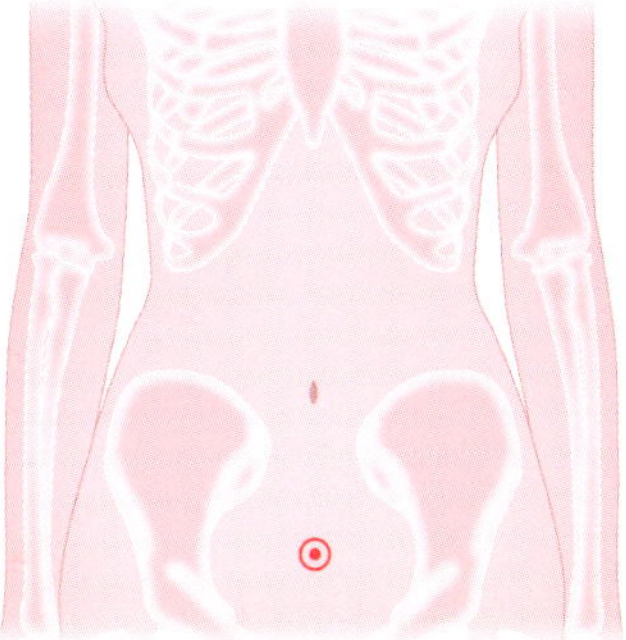

見つけ方

体の中心線上で、おへそから指幅3本分下がったところ。おへそのすぐ下に人差し指を当て、指幅3本目の薬指が当たる部分。

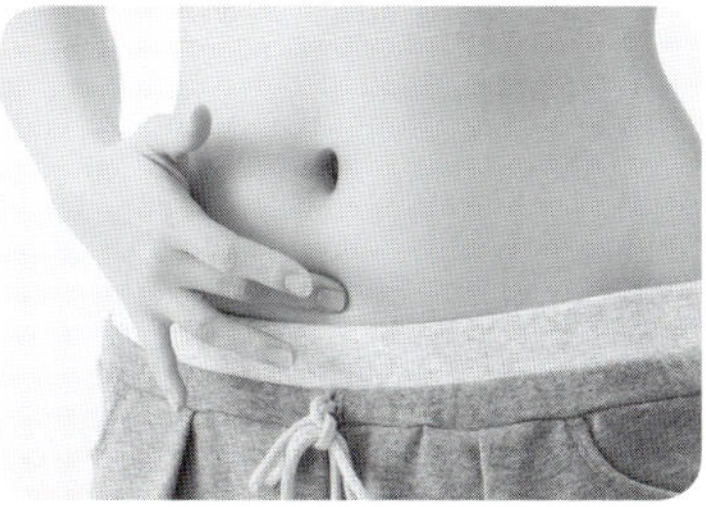

押し方

中指の腹をツボに当て、体の中心に向かって優しく押しながら細かくまわすようにして刺激する。

プラス1アドバイス

お腹と仙骨の両方を温める

　生理痛は子宮収縮による痛みですが、原因は頸管が生まれつき細かったり、子宮収縮のホルモン量が多すぎたり、骨盤の左右のゆがみによる血行不良などがあります。締めつける下着は避け、カイロなどでお腹と尾てい骨上にある仙骨を温めると痛みを和らげます。

尿もれ

腎臓と泌尿器系を強化して、排尿をコントロールする力をアップさせる。

腎臓と泌尿器の機能UP 水分代謝を正常化する

咳やくしゃみをしたり、軽くジャンプをしただけで、尿がもれてしまう尿失禁の悩みを多くの女性が抱えています。理由は、男性の尿道が10㎝以上あるのに対し、女性は4㎝ほどと短いからです。

また、加齢と出産によって、ハンモックのように内臓を支えている骨盤底筋が緩むのも原因です。エストロゲンという女性ホルモンが低下すると、尿道まわりの筋肉が緩むので、生理中と閉経後に腹圧性失禁が悪化する傾向にあります。

ひどくなると医師や専門家の治療が必要ですが、軽いうちならツボ刺激のケアで重症化を防げます。**水泉**と**湧泉**のツボを刺激することで、腎臓と泌尿器系の機能を高め、症状を軽減します。

水泉

すいせん

腎臓と尿道の機能を高め、尿失禁を改善

見つけ方

足の内側のくるぶしの斜め後ろの下。くるぶしの頂点から人差し指と中指の指幅2本分外側にある。

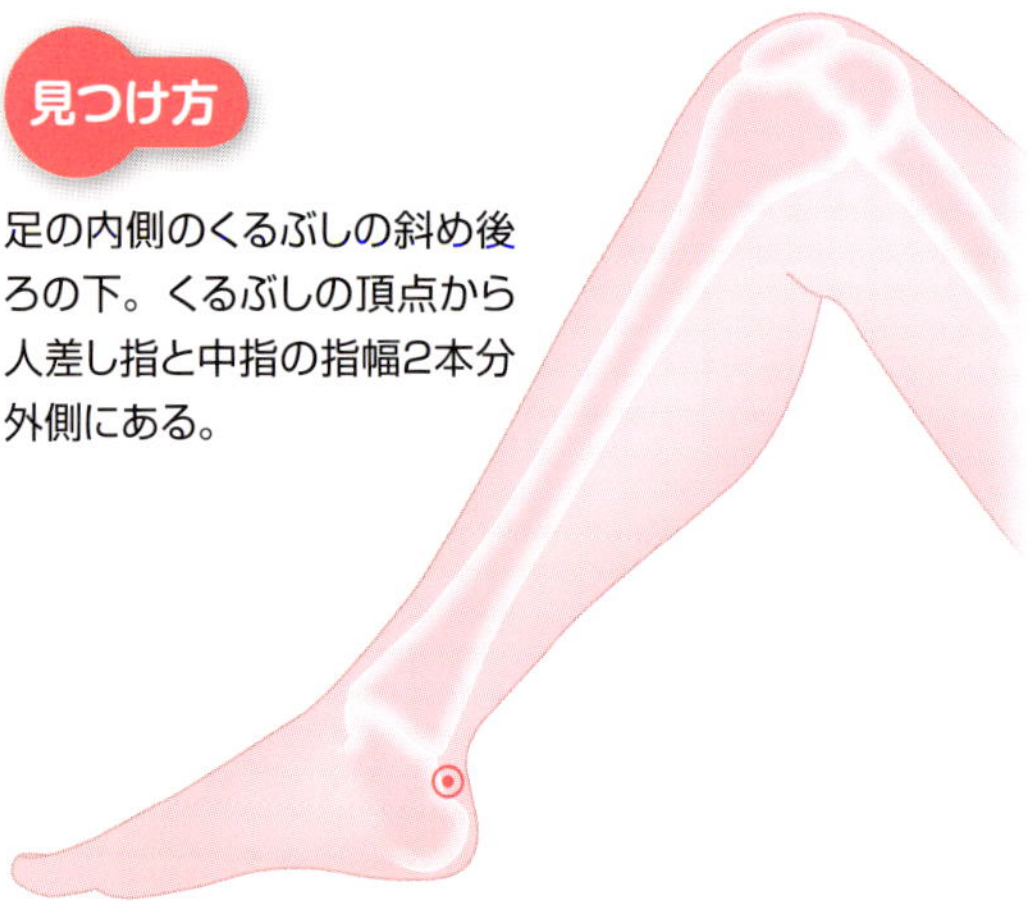

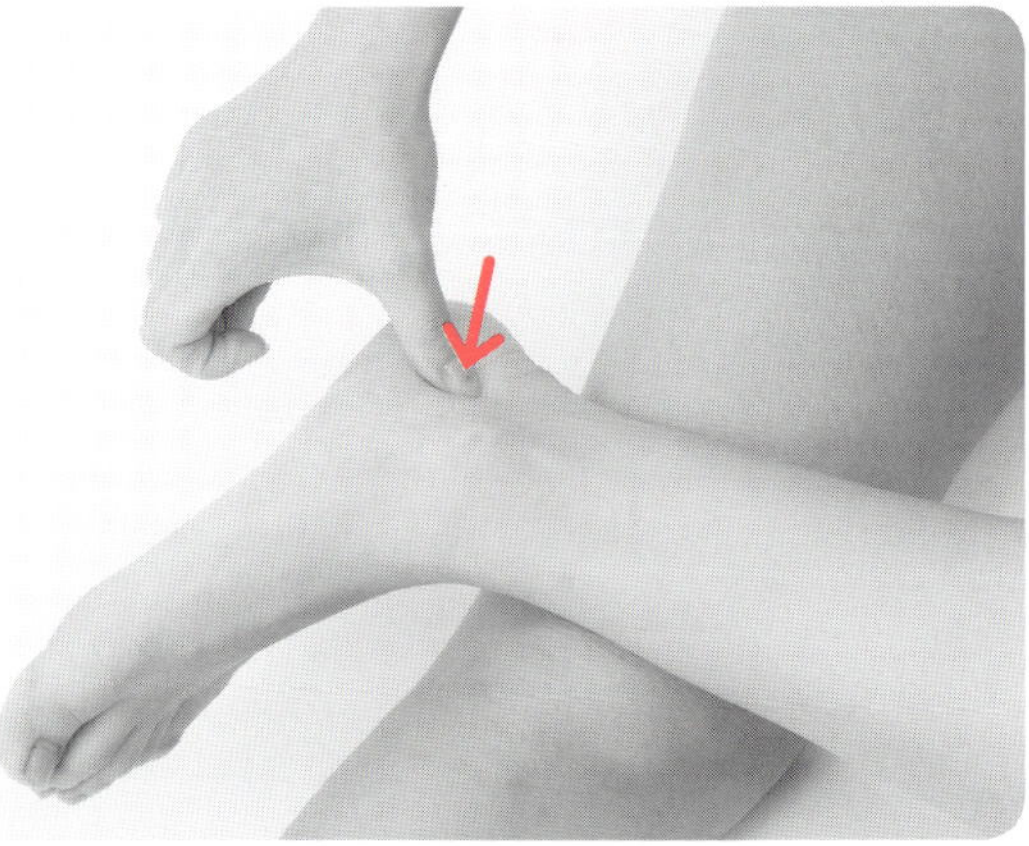

押し方

親指の腹をツボに当て、垂直方向に少し強く集中的に押す。かかとをつかみながら押すと力が入りやすい。左右同様に。

湧泉
ゆうせん

下半身の血行を促進し、腎臓の働きをサポート

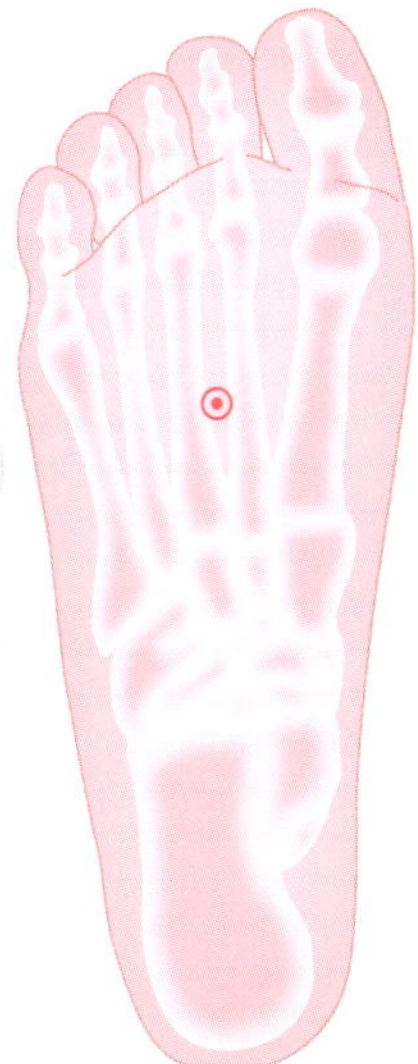

見つけ方

足裏の中央より指寄りで、親指側のつけ根のふくらみと小指側のふくらみのあいだにできる「人」の字の交わるところ。足の指を曲げると、2つのふくらみの交わりが出やすくなる。

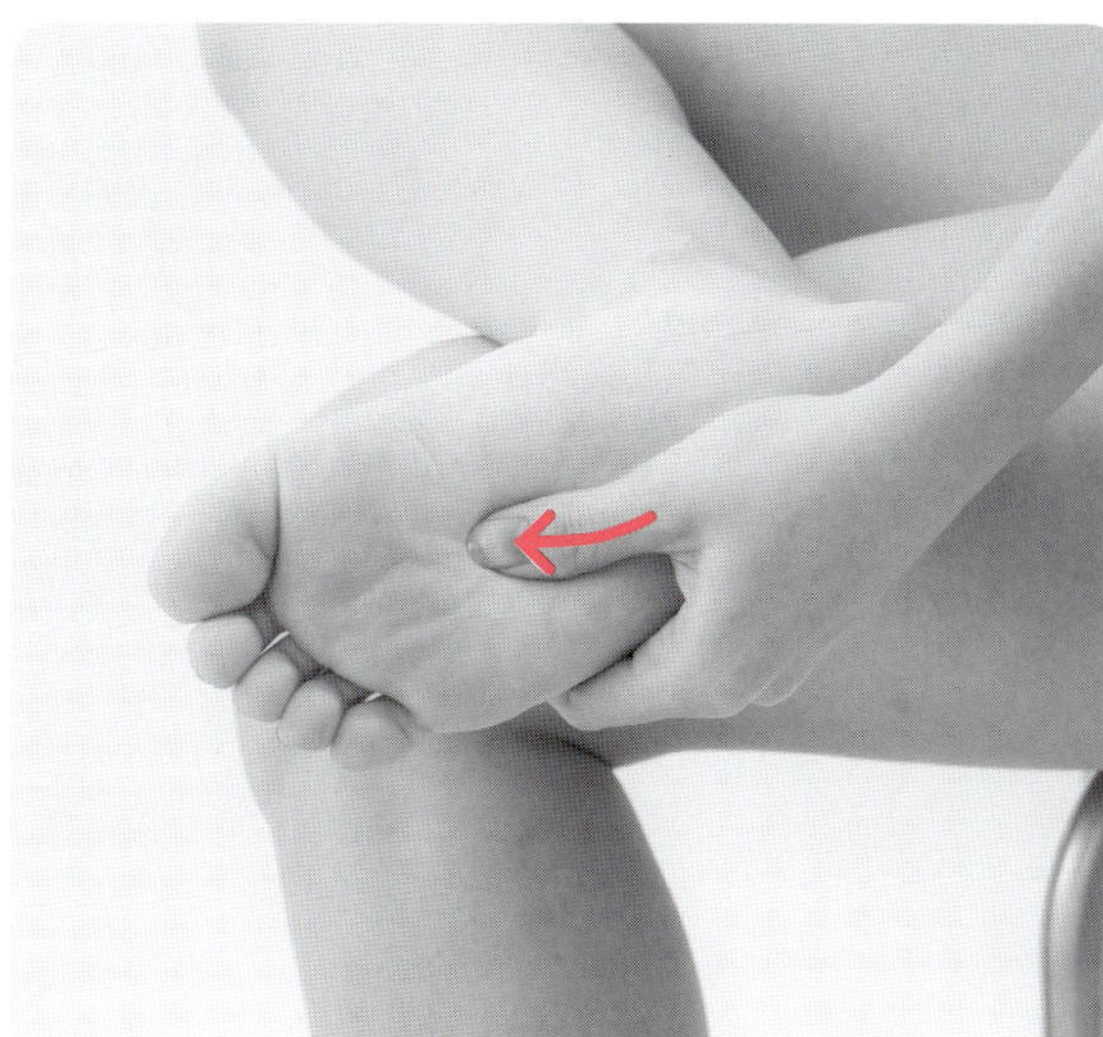

押し方

足の甲を手のひらで抱えて親指の腹をツボに当て、くぼみの縁を足先に向かって少し強めに押し上げる。両手の親指を重ねて押してもよい。左右同様に。

プラス1アドバイス

骨盤底筋体操で８割が改善

仰向けに寝転がってひざを立て、ゆっくり呼吸して、全身の力を抜きます。お腹には力を入れず、肛門、膣、尿道をギュッと締めて５秒キープ。緩めたり締めたりを10回ほど行います。この骨盤底筋体操で、女性の８割は尿失禁は治るといわれています。

頻尿

トイレが近くて何回おしっこしても
すっきりしないという過活動膀胱の悩みに。

排尿リズムを正常に
冷え性も改善するツボ

膀胱には300〜500㎖の尿を溜めることができます。満タンになるとおしっこがしたいと感じ、脳の指令によって膀胱が収縮して排尿されます。しかし、過活動膀胱になると、自分の意志とは無関係に膀胱が収縮してしまい、何度もトイレに行きたくなり、出かけるのが憂うつになるつらい症状です。膀胱や尿道に問題がなくても、糖尿病などの内分泌疾患や水分の摂りすぎも頻尿の原因になります。日本泌尿器科学会によると、70歳代では、過活動膀胱の有病率は20％以上との報告があります。

頻尿には、**三陰交**と**湧泉**、**神門**のツボへの刺激で、泌尿器系のトラブルを改善、予防する効果も期待できます。

三陰交
さんいんこう

腎臓や泌尿器官の働きをコントロール、
排尿機能を整える

見つけ方

脚の内側で、内くるぶしの中心から指幅4本分ひざ方向に上がったところの、すねの骨（脛骨）の後ろ側のワキにある。内くるぶしの中心に小指の端を当てて、指幅4本分を測ると見つけやすい。

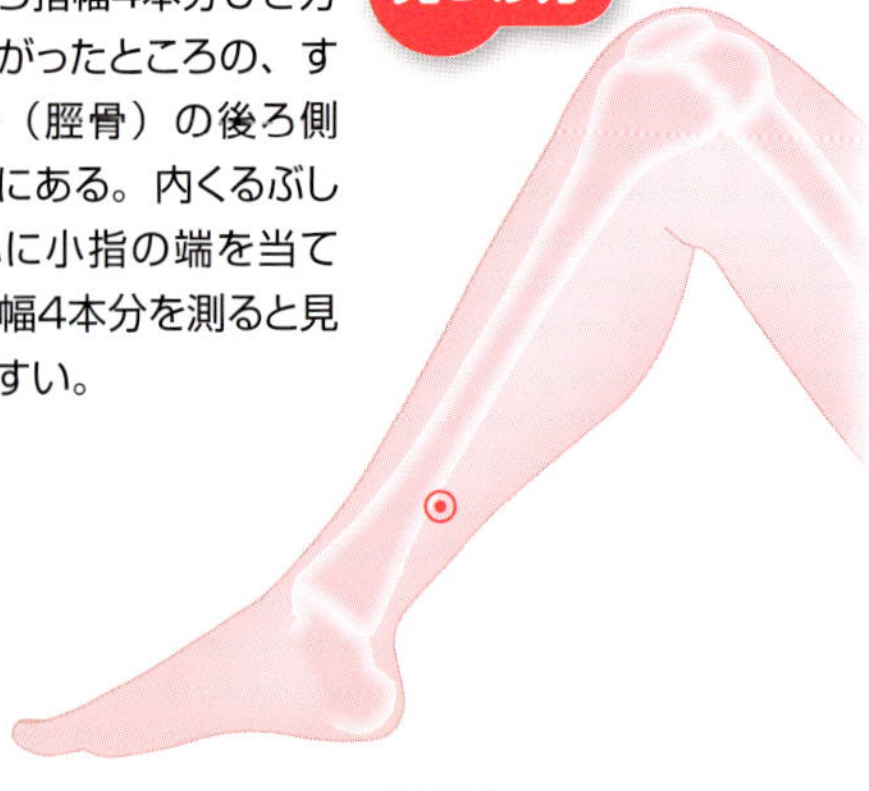

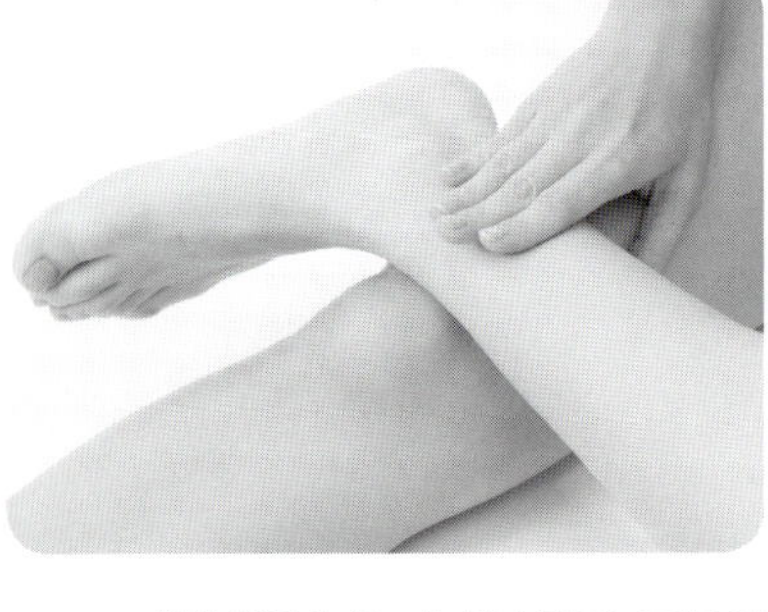

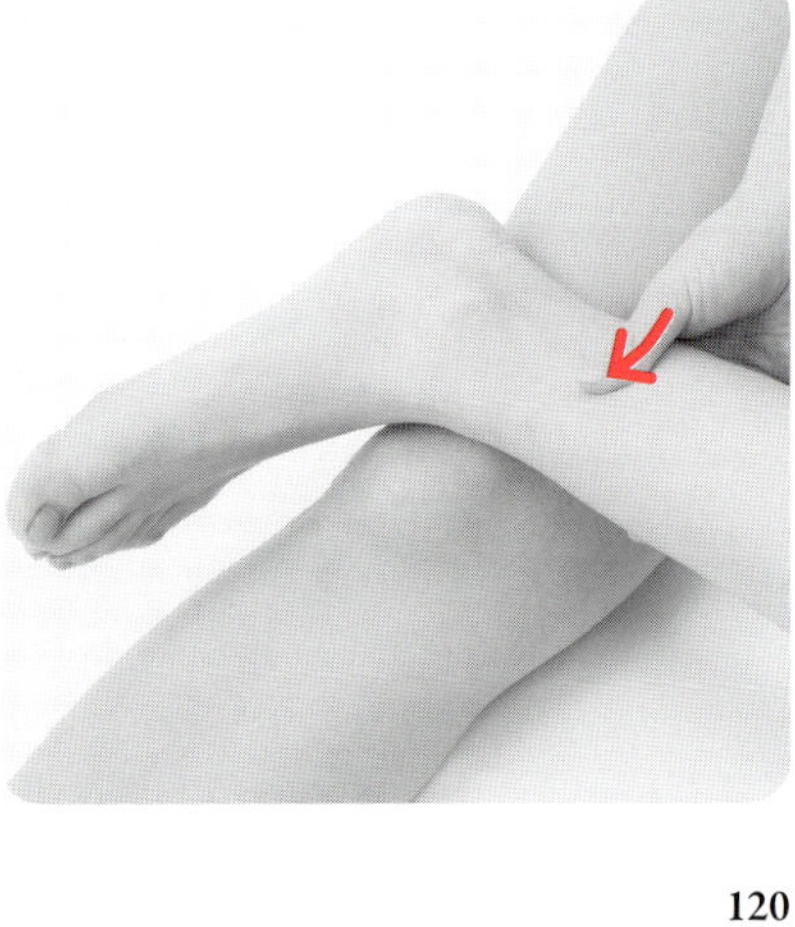

押し方

脚を後ろからつかむようにして骨のワキに親指の腹を当て、骨の内側に指を入れ込むようにして押す。または、両手の親指を重ねてツボに当て、骨の内側に向けて深く押し込む感じで押す。

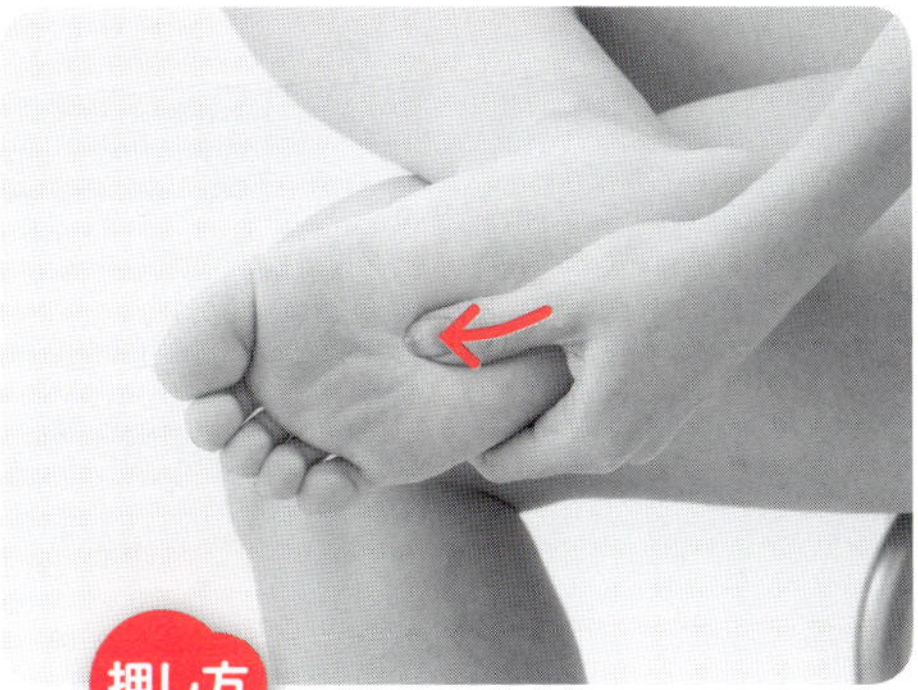

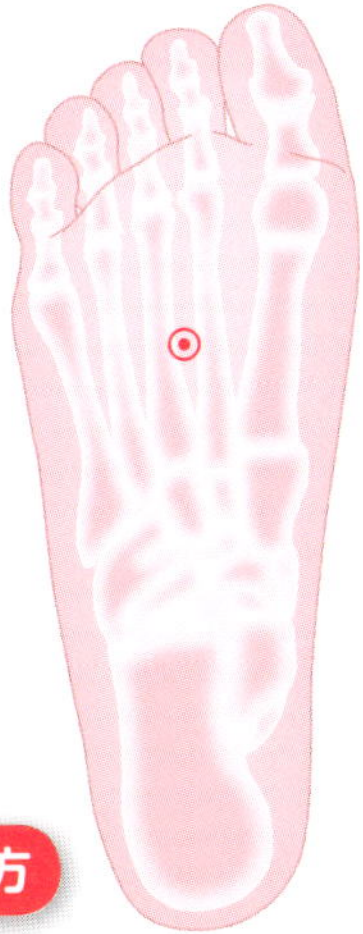

湧泉
ゆうせん

腎臓や泌尿器官の血流を増やして強化する

押し方

足の甲を手のひらで抱えて親指の腹をツボに当て、くぼみの縁を足先に向かって少し強めに押し上げる。両手の親指を重ねて押してもよい。左右同様に。

見つけ方

足裏の中央より指寄りで、親指側のつけ根のふくらみと小指側のふくらみのあいだにできる「人」の字の交わるところ。足の指を曲げると、2つのふくらみの交わりが出やすくなる。

神門
しんもん

内分泌疾患に伴う頻尿に効果大

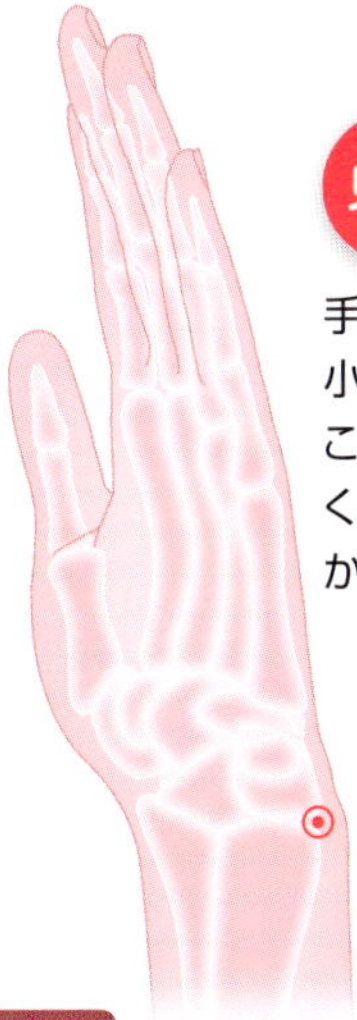

見つけ方

手首の内側にできる横ジワの小指寄りで、くぼんでいるところ。小指の骨をたどっていくと手首の線に交わるのでわかりやすい。

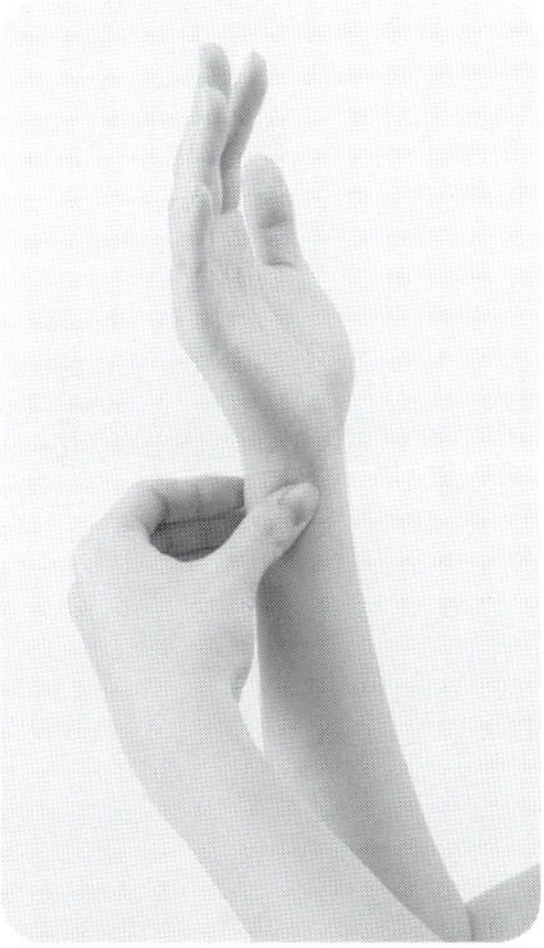

押し方

手首をつかむように親指の先をくぼみのなかに押し込むようにして、少し軽く長めに押す。左右同様に。

プラス1アドバイス

寝る前の水分の摂りすぎに注意

一日の排尿は通常は4、5回。8回以上が頻尿といわれます。年齢とともに夜間の尿量を減らす抗利尿ホルモンの分泌が減り、夜にも頻繁にトイレに目覚めます。お酒やカフェインは利尿作用が高いので、寝る前に控えるだけでも排尿回数を減らすことができます。

更年期障害

イライラ、不安、のぼせ、めまい、多汗、腰痛などのつらい症状の予防&解消に。

ホルモン分泌を調整し毎日が元気になるツボ

女性なら、避けては通れないのが更年期障害。まったく症状が出ない人もいますが、通常は卵巣の機能が役目を終えて閉経に向かっていく時期にさまざまなトラブルが押し寄せます。身体的には、のぼせや動悸、頭痛、多汗、めまい、耳鳴り、手足の冷えやしびれ、肩こり、腰痛、不眠など。精神的には、不安やイライラ、抑うつ、情緒不安定。病院に行っても改善されないことが多く、閉経前後は体も心も不調になることが増えます。

ツボ刺激は自律神経のバランスを整え、更年期障害による症状を和らげます。また予防効果もあり、ホルモン分泌や生殖器の働きを調整し、元気に毎日を過ごす手助けをしてくれます。

神門

しんもん

ホルモン分泌を整えて抵抗力・治癒力を高める

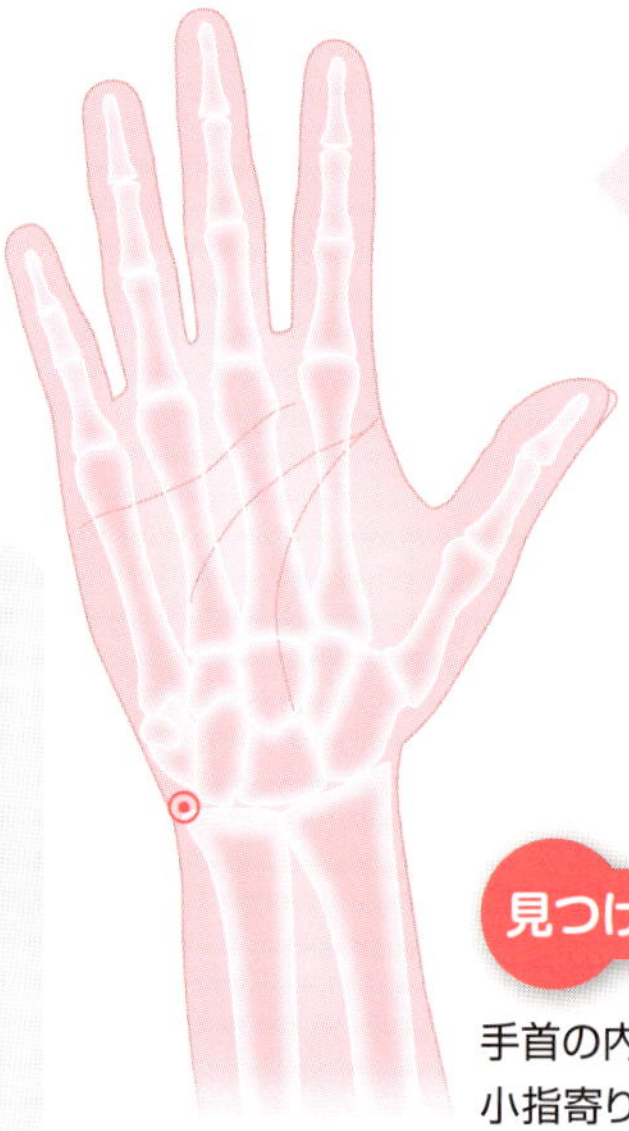

見つけ方

手首の内側にできる横ジワの小指寄りで、くぼんでいるところ。小指の骨をたどっていくと手首の線に交わるのでわかりやすい。

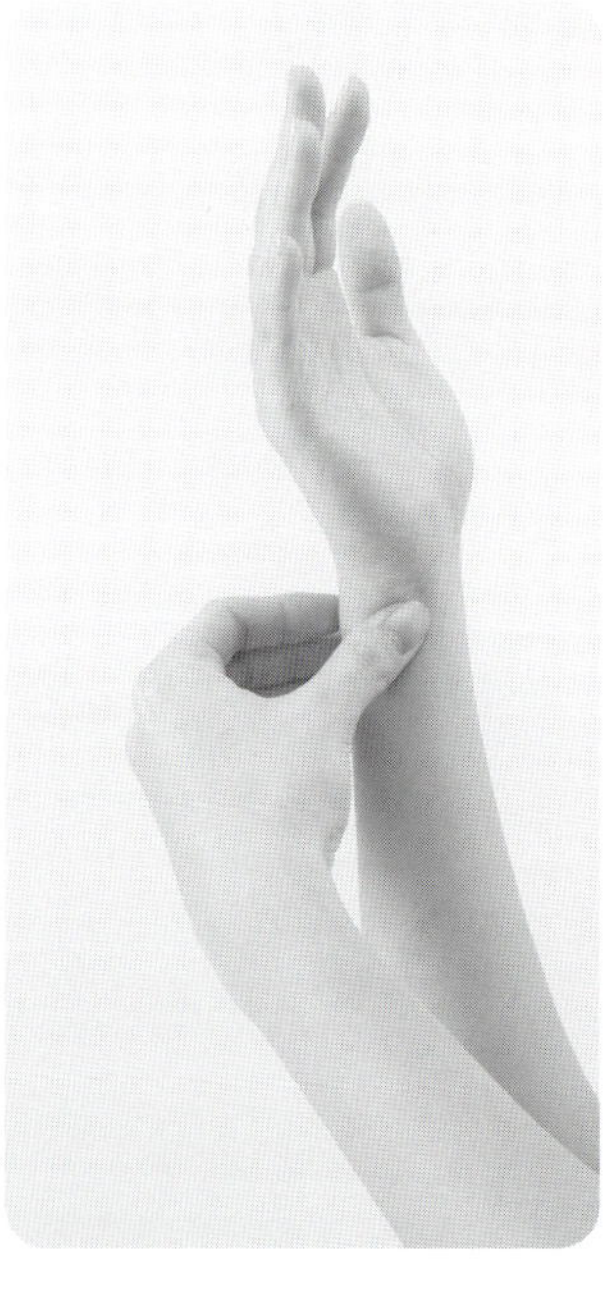

押し方

手首をつかむように親指の先をくぼみのなかに押し込むようにして、少し軽く長めに押す。左右同様に。

養老《ようろう》

血液循環を促して、冷え、肩こりなどの症状を緩和

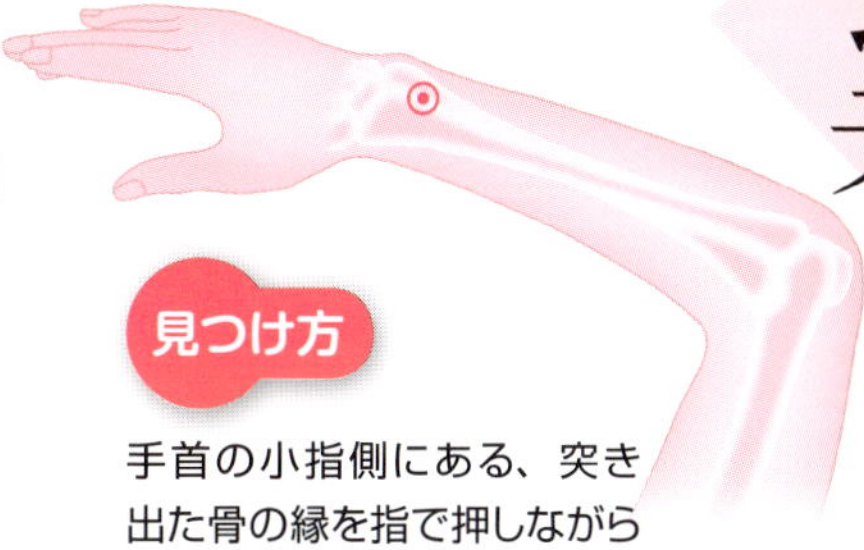

見つけ方

手首の小指側にある、突き出た骨の縁を指で押しながら探ると割れ目があり、この割れ目のなかにある。

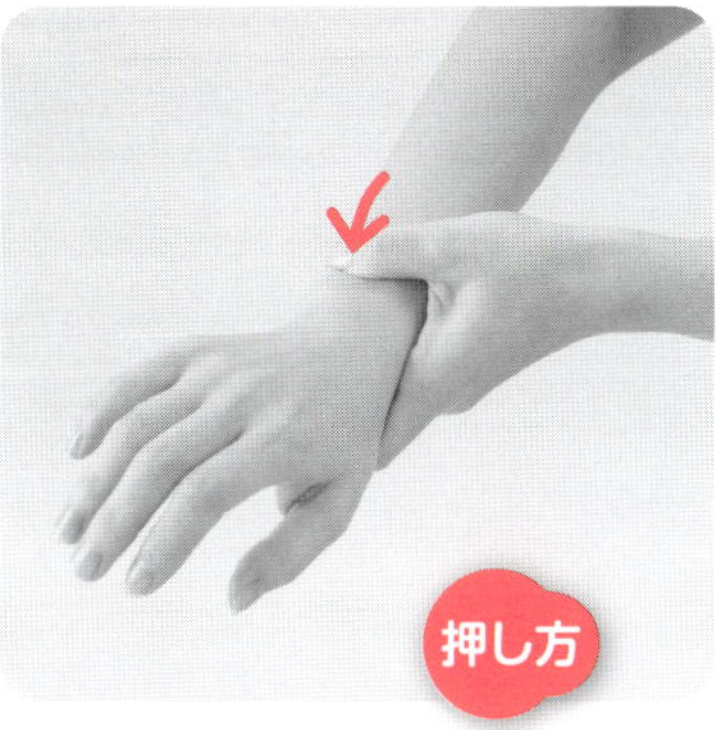

押し方

ツボに親指の腹を当てて残りの4本の指で手首を支え、親指に力を入れて押しもむ。左右同様に。

関元《かんげん》

自律神経に作用してホルモンバランスを調整

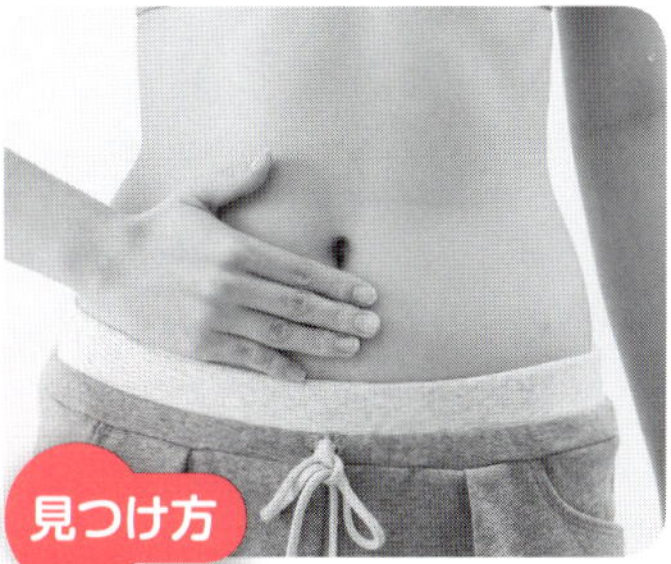

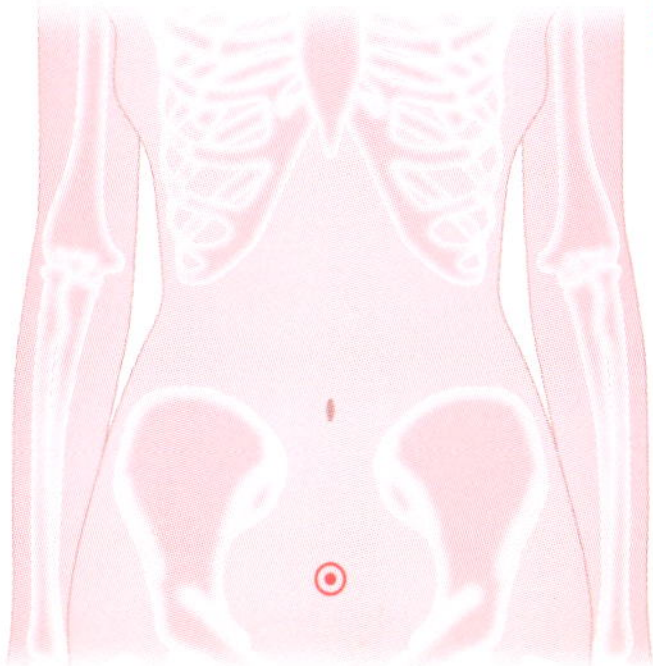

見つけ方

体の中心線上で、おへそから指幅3本分下がったところ。おへそのすぐ下に人差し指を当て、指幅3本目の薬指が当たる部分。

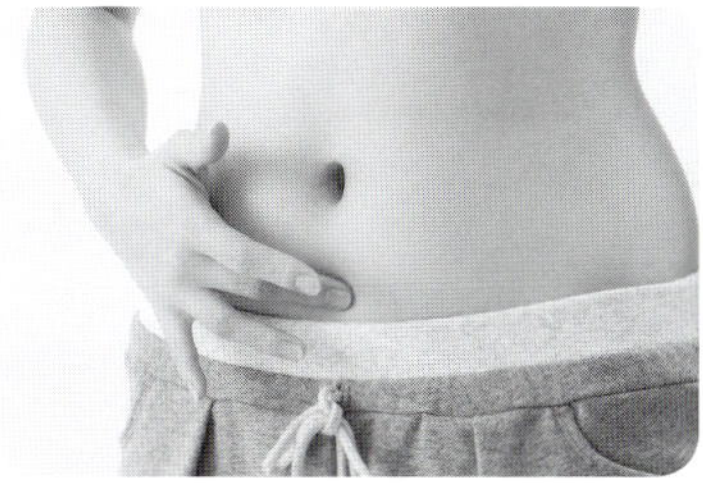

押し方

中指の腹をツボに当て、体の中心に向かって優しく押しながら細かくまわすようにして刺激する。

プラス1アドバイス

納豆を食べて更年期を乗りきる

納豆はイソフラボンを多く含みます。イソフラボンには女性ホルモンを安定させ、その働きを助ける作用があるだけではなく、心を穏やかにハッピーにする神経伝達物質セロトニンの原料となるトリプトファン、セロトニン合成に必要なビタミンB_6も含みます。

不妊

卵巣や子宮の機能を向上させ、赤ちゃんを迎えやすい体づくりに。

ツボ刺激で生殖機能UP 妊娠しやすい体質に

女性ホルモンの分泌が最高潮に達するのは20~30歳代。バランスがもっとも安定する時期です。しかし、年齢とともに生殖機能や内臓機能が低下し、35歳をすぎての出産は高齢出産といわれ、さまざまなリスクも高まります。

不妊には排卵誘発剤などを使った治療などもありますが、ツボ刺激には、卵巣や子宮の機能を高め、妊娠しやすい体に整える作用があります。ストレスや冷えなどが原因で血行不良になると内臓機能は低下し、影響を受けやすいのが子宮や卵巣です。日頃からのツボ押しケアで妊娠体質に変えていきましょう。**三陰交**は、冷えを解消し、生理のリズムを整え、正常な排卵を助けます。

体の冷えを解消し、生殖器の調子を整える

三陰交

さんいんこう

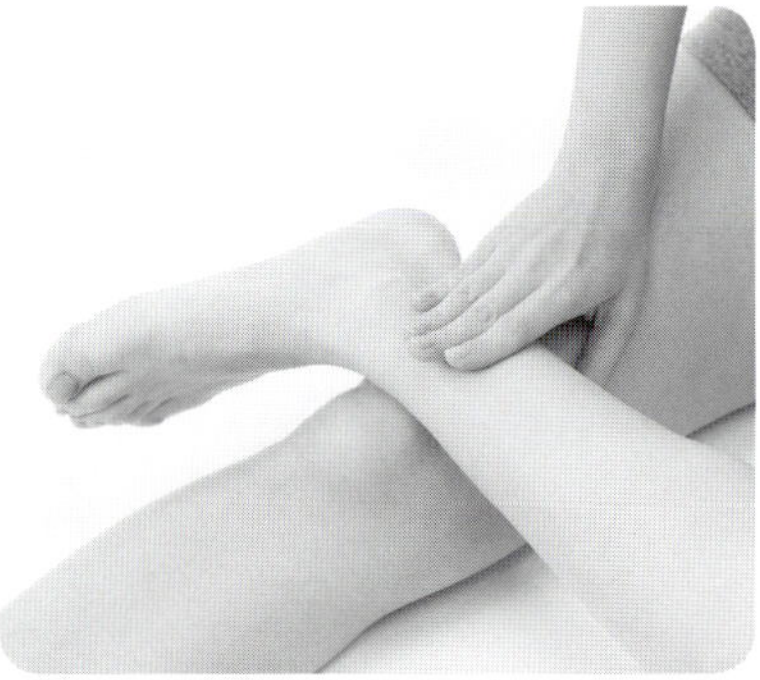

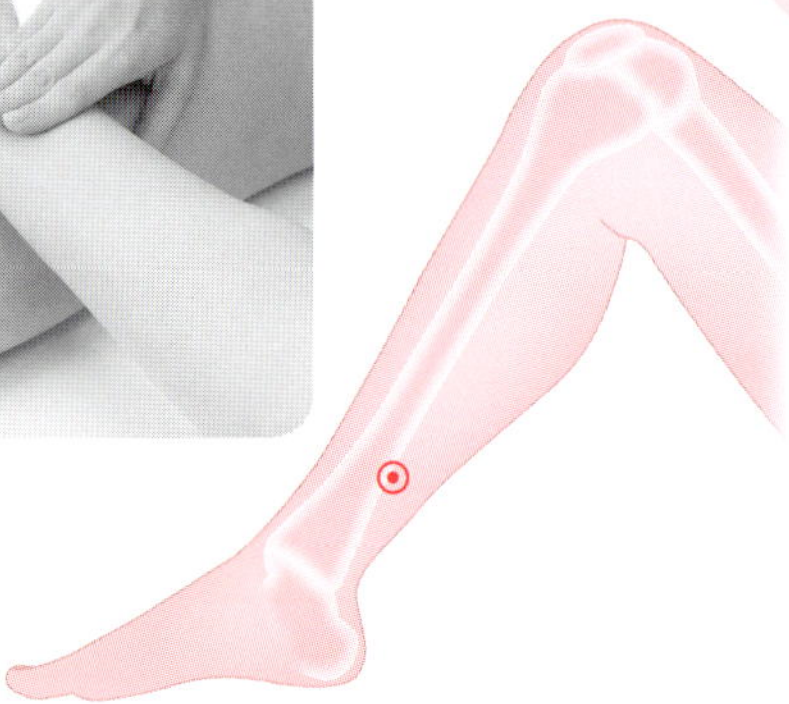

見つけ方

脚の内側で、内くるぶしの中心から指幅4本分ひざ方向に上がったところの、すねの骨（脛骨）の後ろ側のワキにある。内くるぶしの中心に小指の端を当てて、指幅4本分を測ると見つけやすい。

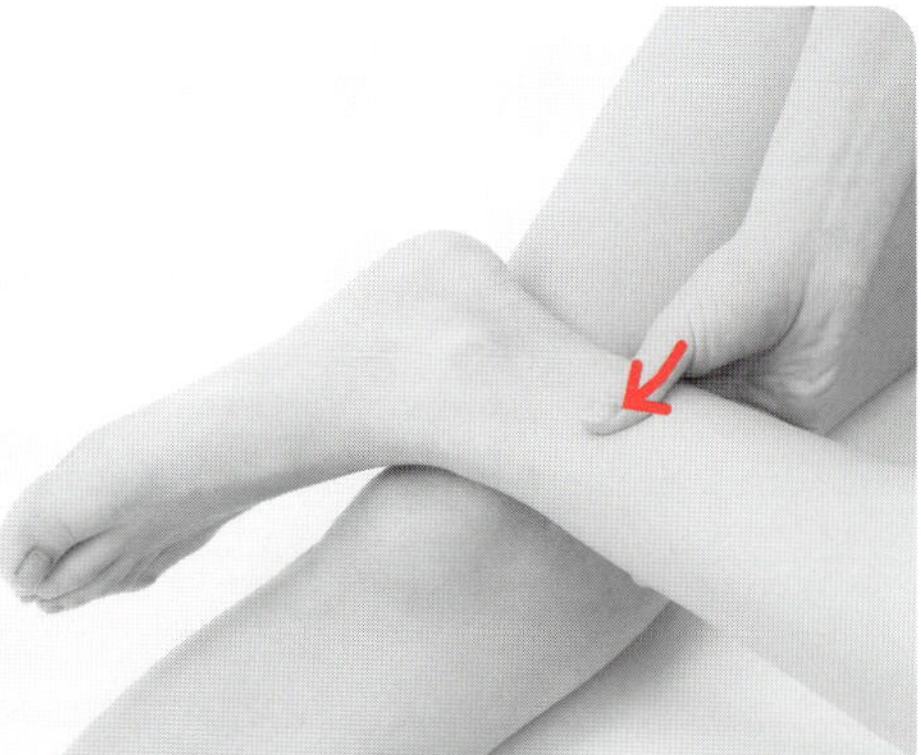

押し方

脚を後ろからつかむようにして骨のワキに親指の腹を当て、骨の内側に指を入れ込むようにして押す。または、両手の親指を重ねてツボに当て、骨の内側に向けて深く押し込む感じで押す。

人迎《じんげい》

血流を促して、内臓の冷えを改善し生命力を高める

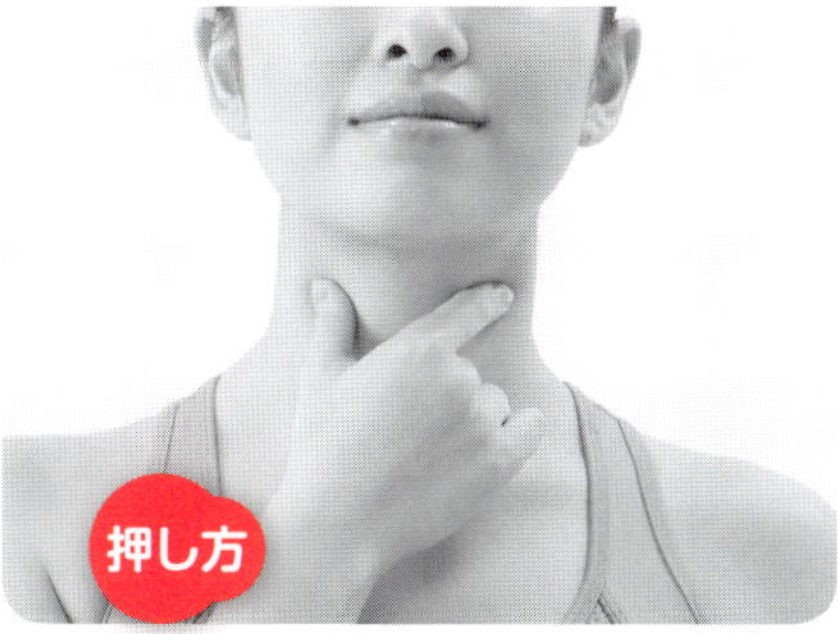

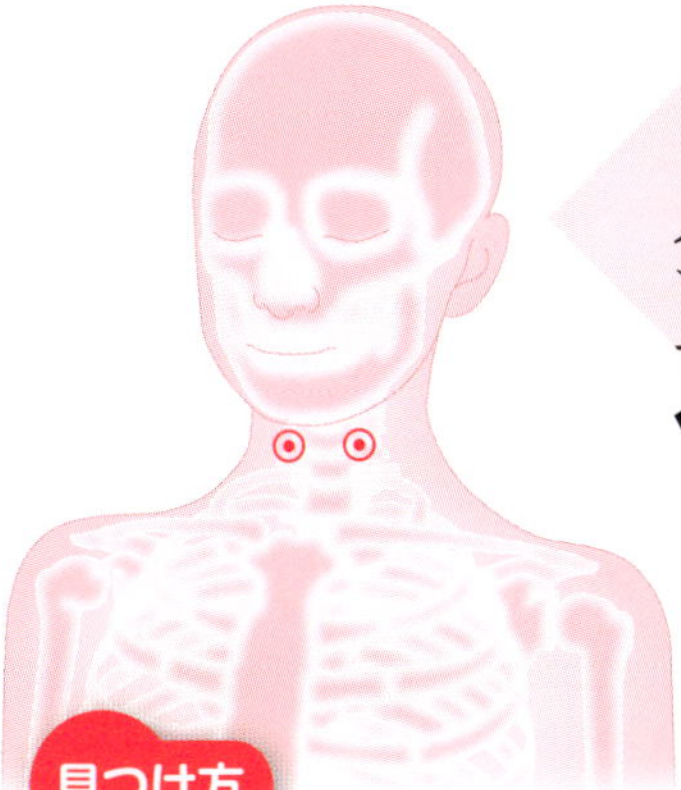

押し方

親指と人差し指をツボに当て、首の中心に向かって呼吸が苦しくならない程度に優しく押す。人差し指と中指を使って左右交互に行うのでもよい。

見つけ方

のどぼとけから左右それぞれ指幅2本分外側で、指を当てると脈を感じるところ。

関元《かんげん》

血液循環をよくし、代謝と卵巣機能を活性化

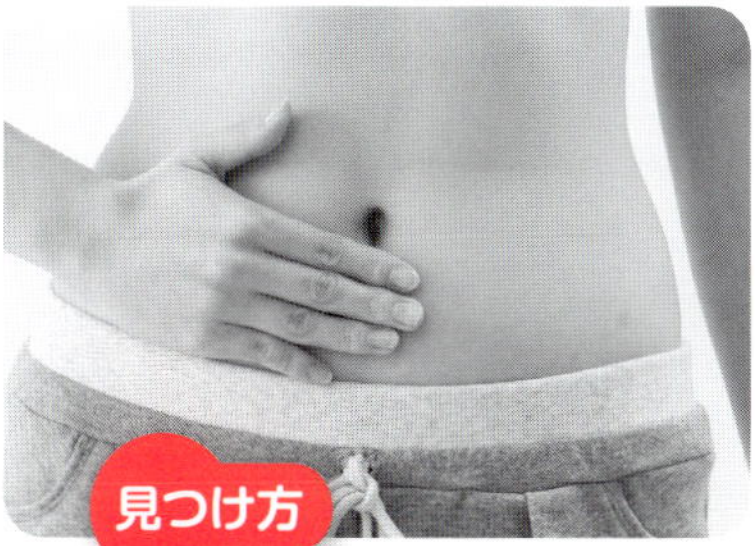

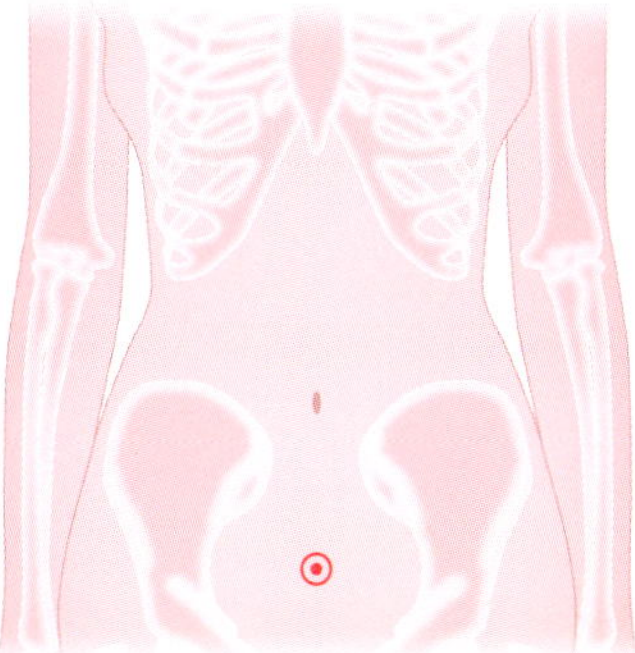

見つけ方

体の中心線上で、おへそから指幅3本分下がったところ。おへそのすぐ下に人差し指を当て、指幅3本目の薬指が当たる部分。

押し方

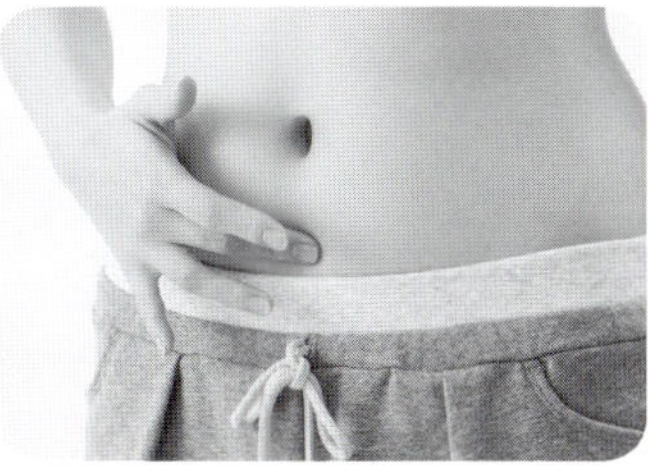

中指の腹をツボに当て、体の中心に向かって優しく押しながら細かくまわすようにして刺激する。

プラス1アドバイス

飲酒と不妊の関係

　過度の飲酒は、生理不順や排卵障害を招き、受精卵が育つのを阻害し受胎能力を低下するといわれています。「酒は百薬の長」ともいわれ、適度の飲酒ならストレス解消にもなりますが、妊娠に与える影響の大きい毎日の飲酒、多量の飲酒は避けたほうがよいでしょう。

健康と美の秘訣は五味を意識した食事

疲れたときには、なぜか甘いものが食べたくなります。それには理由があって、疲れた体が養分を求めているからです。そして、寒い日には体を温めてくれる辛いものが食べたくなります。食べたくなるものには意味があるのです。

そこで大切なのが、すっぱい（酸味）、にがい（苦味）、あまい（甘み）、からい（辛み）、しょっぱい（塩味）の五味を、バランスよく摂ることです。五味には、一つひとつの味にそれぞれ違った働きがあるので紹介します。

酸
すっぱい食べ物
肝機能を活発化させる働きがある

苦
にがい食べ物
体を冷ます働きがある

甘い
あまい食べ物
養分を補給し、胃腸の働きを整える作用がある

辛
からい食べ物
血液の循環をよくし、発散を促す働きがある。

塩
しょっぱい食べ物
ほかの4つの味を吸収しやすくし、排泄を促す。

第6章

美容とダイエットに効くツボ

ツボ刺激には、体に余分な脂肪や水分、老廃物を排出する作用があり、心身をきれいな状態へと導いてくれます。日常の運動や食事にツボ刺激をプラスして、本来の美しさを取り戻しましょう。

肌荒れ

赤くなる、カサカサ、ザラザラ、かゆいなど
肌トラブルを根本的に改善する。

免疫力を高めて
健康な肌を取り戻すツボ

肌が赤くなってチクチク、ヒリヒリする主な原因は、皮膚内部で起こっている炎症によるもので、紫外線や雑菌などの外部刺激に対する体の防御反応です。肌を守る表皮のバリア機能が弱まっているところにばい菌などがつくと、それを排除しようとリンパ球などの免疫細胞が働きます。そのために、肌にチクチク、ヒリヒリ、赤み、かゆみが生じるのです。

肌荒れは、体調が悪いときや免疫力の低下、ホルモンバランスが変化する生理中やその前後、ストレスなども原因で起こります。ここで紹介するツボは、全身の疲れをとり、デトックス機能を高めて有害物質をスムーズに排出します。健康な肌を取り戻すのに有効です。

行間

こうかん

肌の血行を促して胃腸の働きを整える

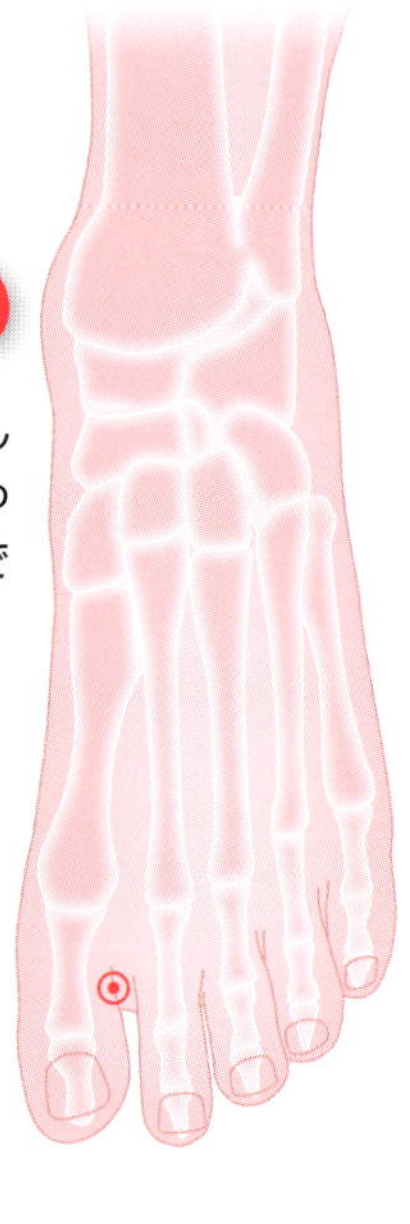

見つけ方

足の甲側で、親指と人差し指のあいだにある、いわゆる水かきの部分でくぼんでいるところ。

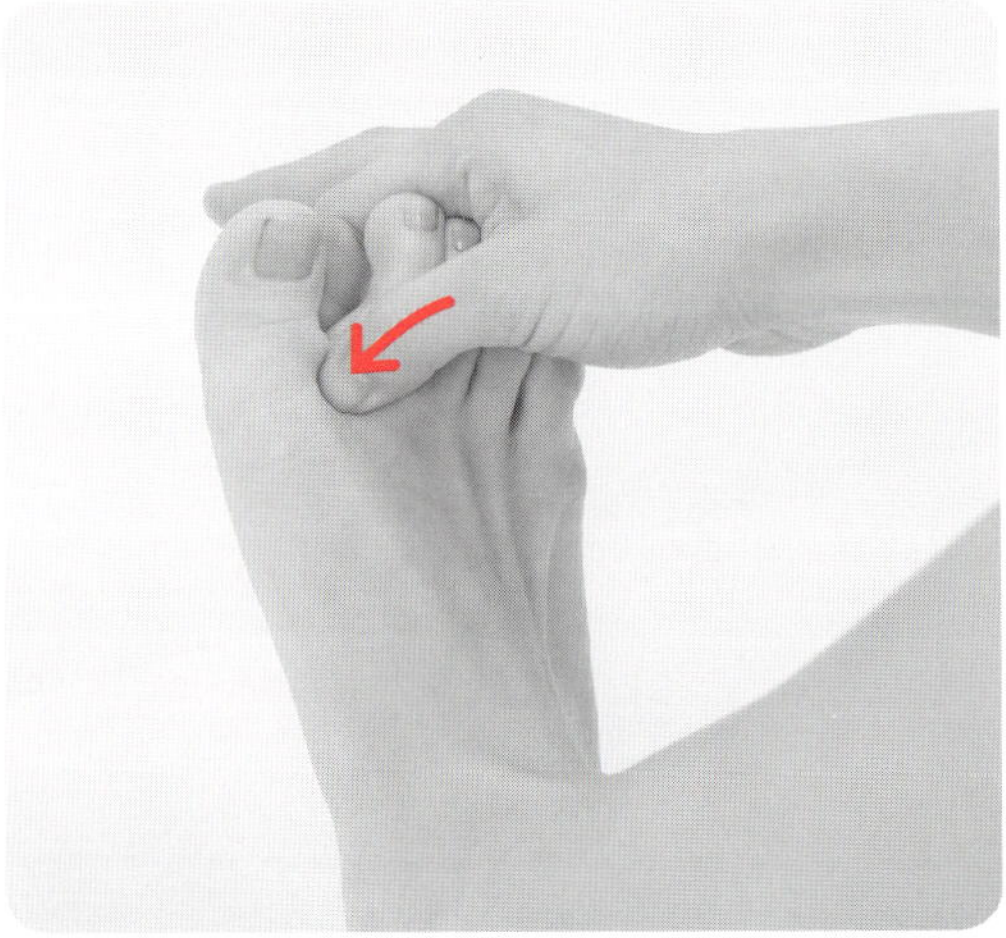

押し方

親指の腹をツボに当て、気持ちいいと感じる強さで押す。あるいは、水かき部分を親指と人差し指でつまむようにして、もみほぐす。左右同様に。

崑崙

こんろん

血行の循環を促して内臓の働きを助ける

見つけ方

外くるぶしの頂点からアキレス腱のほうに進み、アキレス腱とぶつかるところ。外くるぶしとアキレス腱のあいだにあるくぼみ。

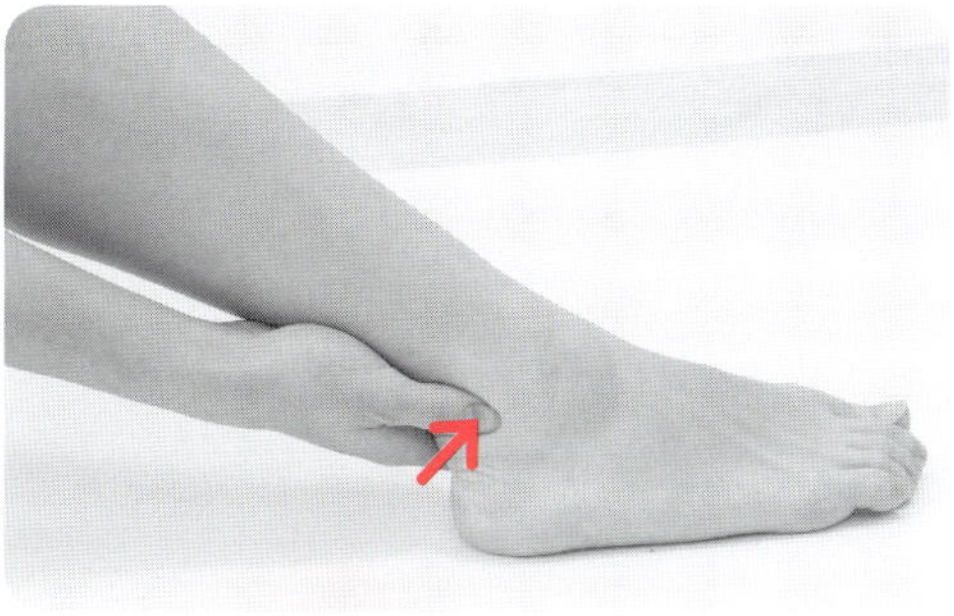

押し方

アキレス腱をつかむようにして親指をツボに当て、垂直にゆっくり押す。

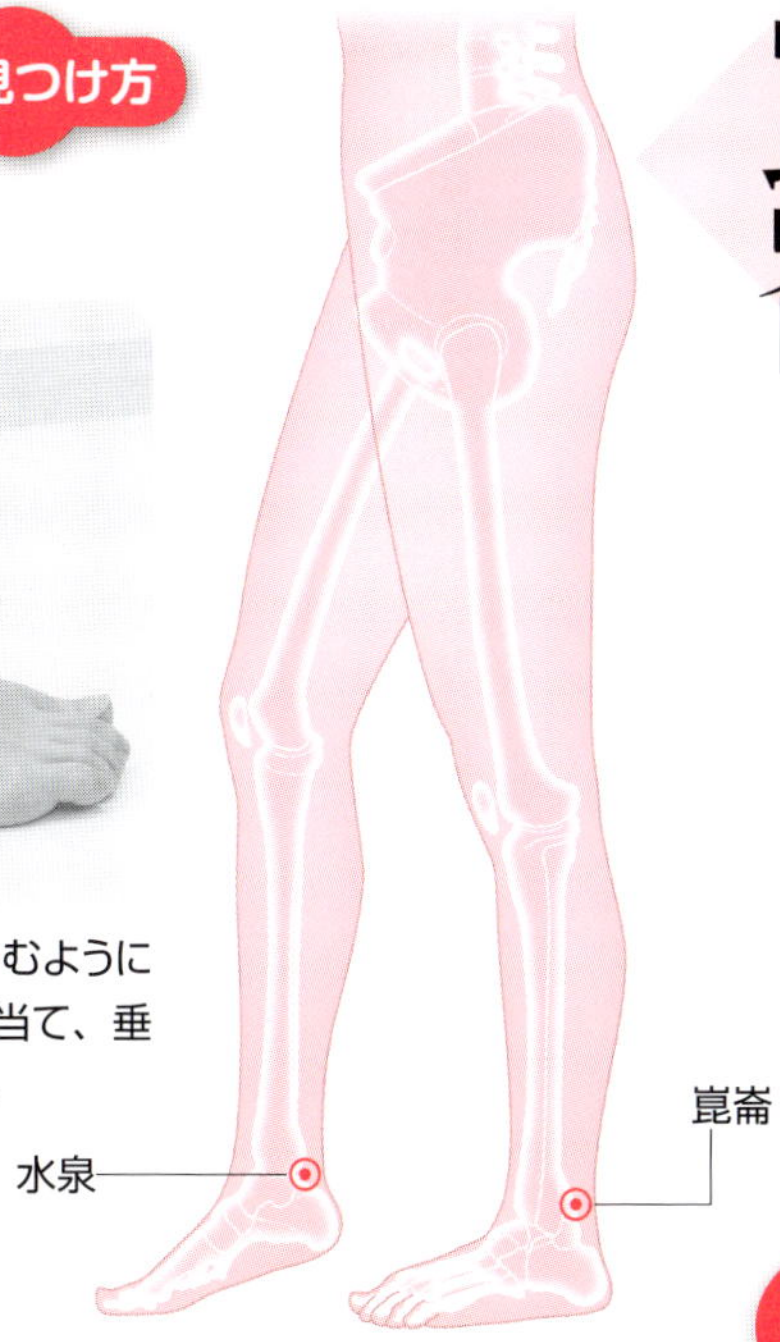

水泉

すいせん

胃腸の乱れや代謝不良を改善する

見つけ方

足の内側のくるぶしの斜め後ろの下。くるぶしの頂点から人差し指と中指の指幅2本分外側にある。

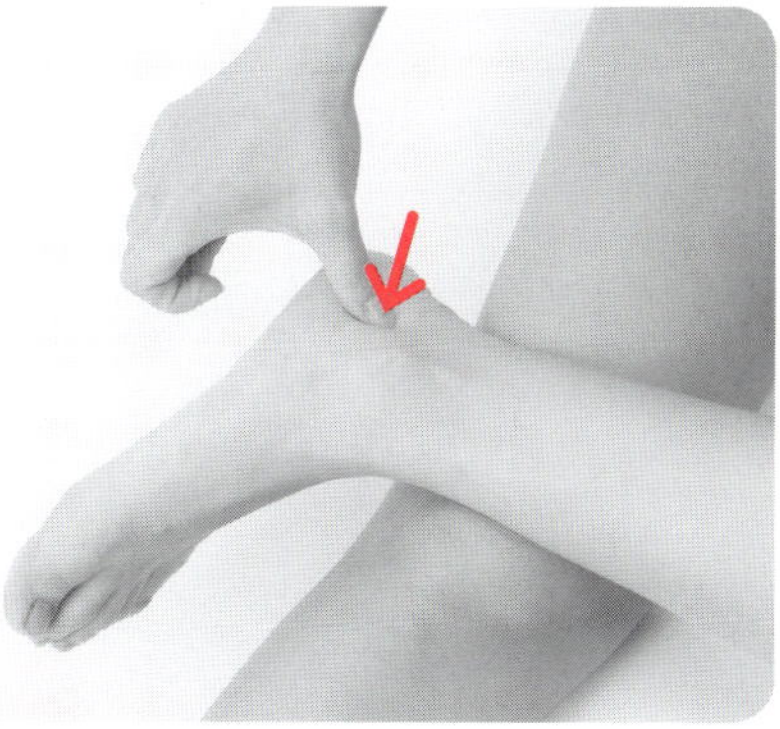

押し方

親指の腹をツボに当て、垂直方向に少し強く集中的に押す。かかとをつかみながら押すと力が入りやすい。左右同様に。

プラス1アドバイス

レタスは免疫力アップNO.1の野菜

　免疫力を高める野菜は、炎症を治すなど生理機能を調整する生理活性物質の一種「TNF」を生産させる成分を多く含みます。白血球と反応させたとき、どの野菜エキスがTNFを産生させやすいかを調べたところ、レタスが１位。肌荒れ予防に積極的に食べたい野菜です。

ニキビ、吹き出物

毛穴に皮脂が詰まるのを防ぎ、
肌にブツブツが出ないツルツル肌になるために。

皮脂の分泌を整え美肌をつくるツボ

頬やフェイスライン、背中、胸元、お尻などにもできるやっかいなニキビ。20歳代までは過多な皮脂分泌とホルモンバランスの変化によるものですが、大人のニキビは生活環境の乱れが主な原因です。

ストレスが溜まると自律神経のバランスが崩れ、その影響でホルモンバランスが乱れます。ホルモンが皮脂分泌をコントロールしているので、皮脂が過剰分泌してニキビの原因となります。場所別に見ると、頬は、毛穴が小さいので皮脂が詰まりやすく跡も残りやすいところ。口元のニキビは、暴飲暴食など胃腸への負担が原因です。日頃のツボ押しケアで、肌のターンオーバーと皮脂分泌を正常に整え、ニキビを予防します。

人迎《じんげい》

ホルモン分泌を調整して免疫力を高める

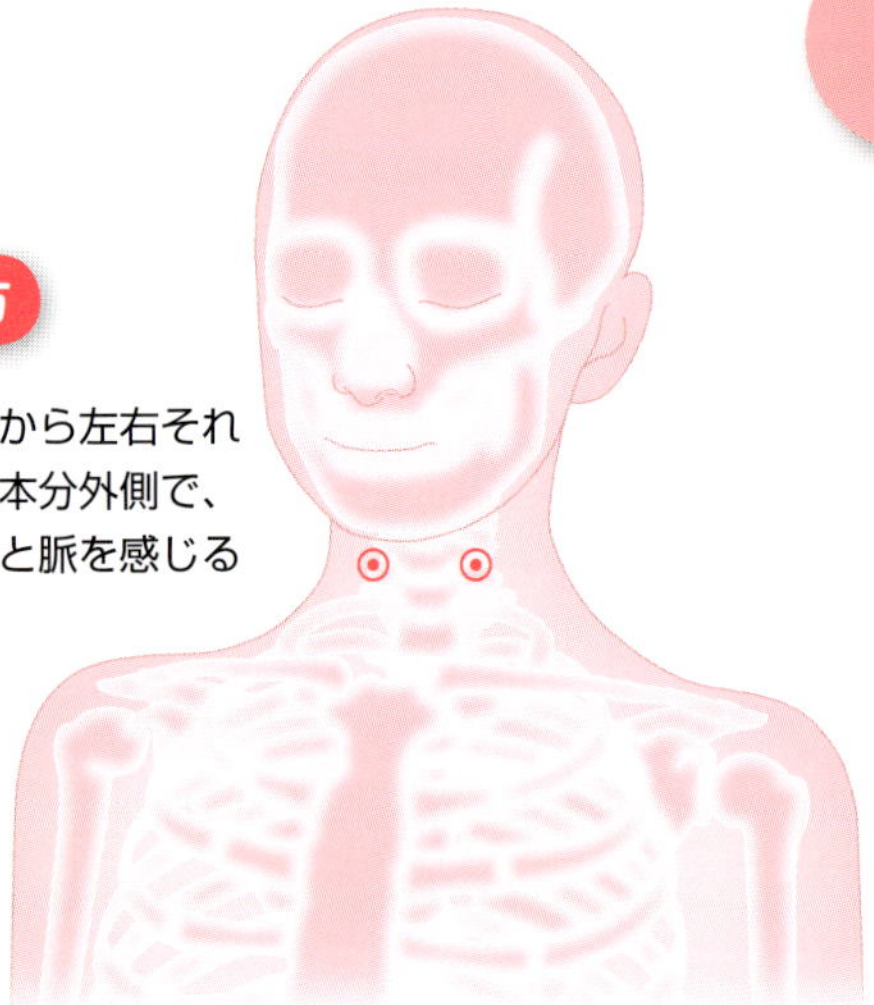

見つけ方

のどぼとけから左右それぞれ指幅２本分外側で、指を当てると脈を感じるところ。

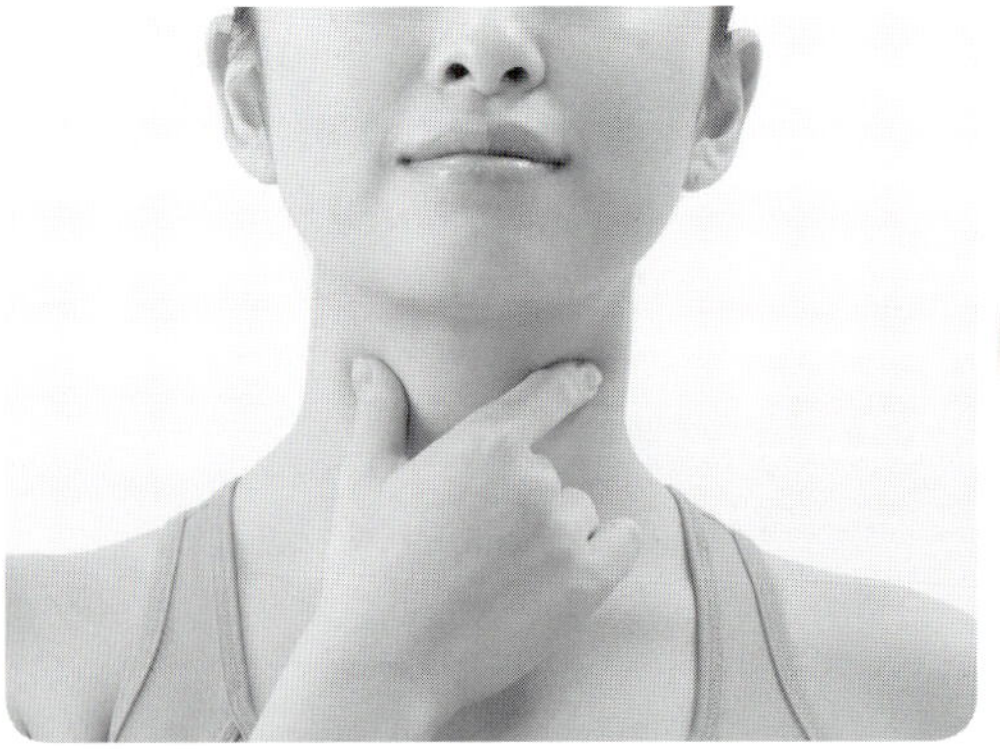

押し方

親指と人差し指をツボに当て、首の中心に向かって呼吸が苦しくならない程度に優しく押す。人差し指と中指を使って左右交互に行うのでもよい。

神門《しんもん》

ホルモンバランスを整えて代謝機能を正常化

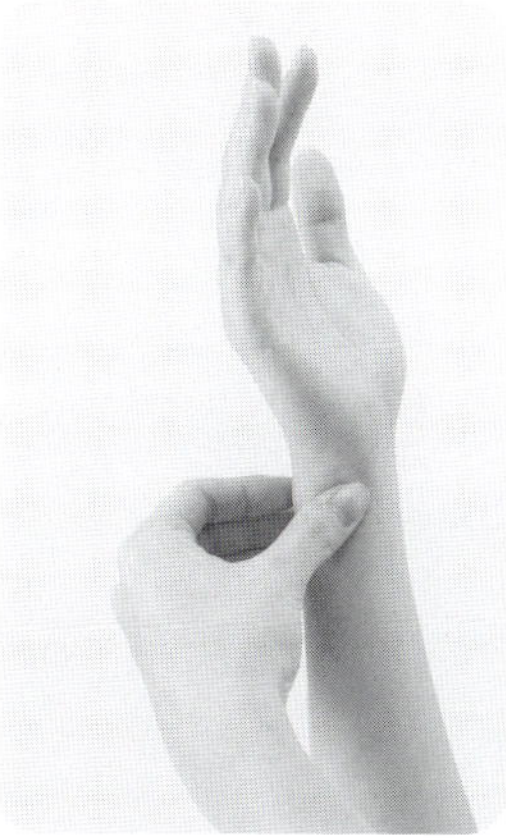

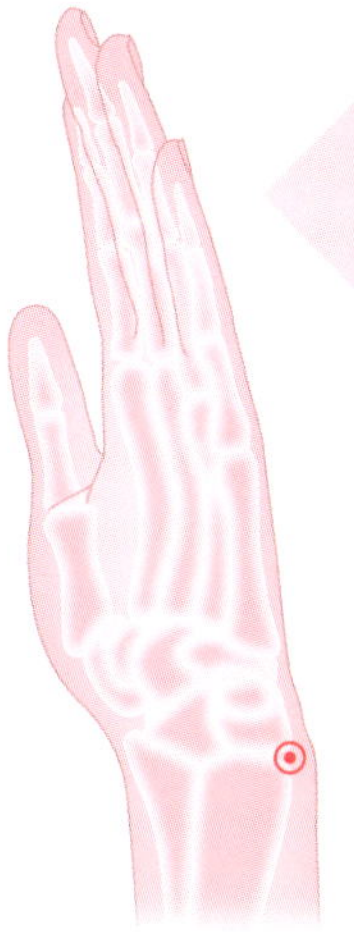

見つけ方

手首の内側にできる横ジワの小指寄りで、くぼんでいるところ。小指の骨をたどっていくと手首の線に交わるのでわかりやすい。

押し方

手首をつかむように親指の先をくぼみのなかに押し込むようにして、少し軽く長めに押す。左右同様に。

関元《かんげん》

ホルモンバランスを調整し胃腸の機能を改善

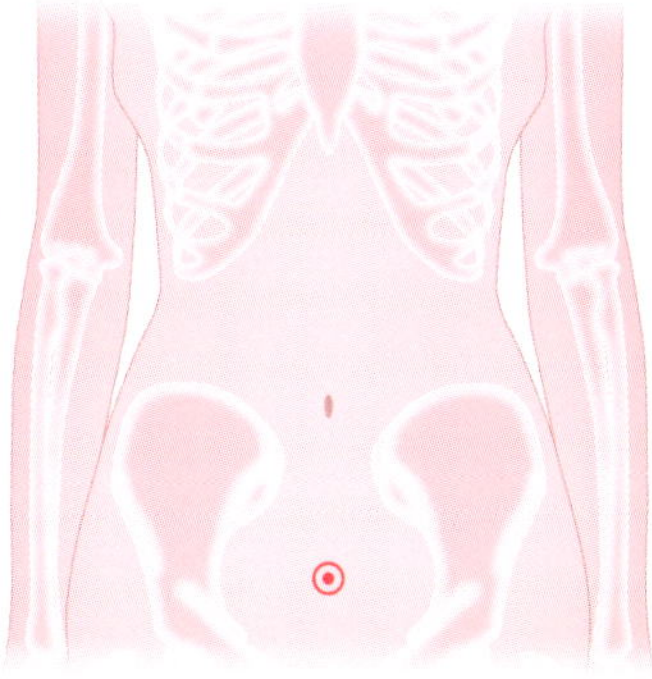

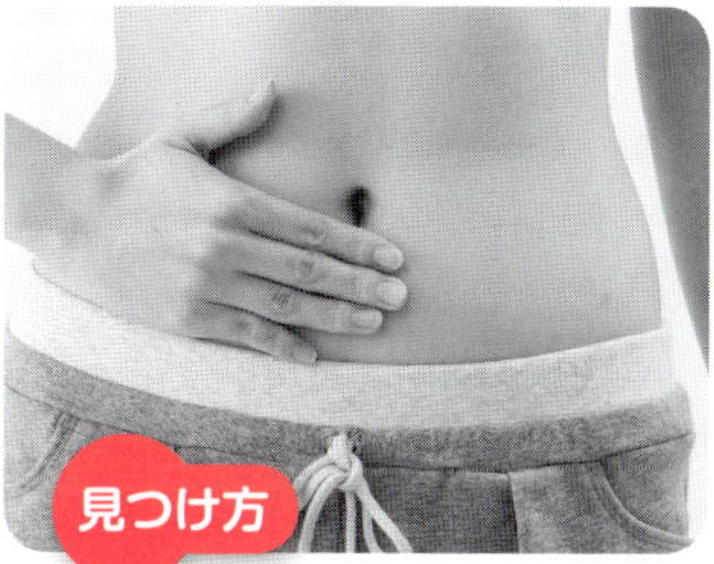

見つけ方

体の中心線上で、おへそから指幅3本分下がったところ。おへそのすぐ下に人差し指を当て、指幅3本目の薬指が当たる部分。

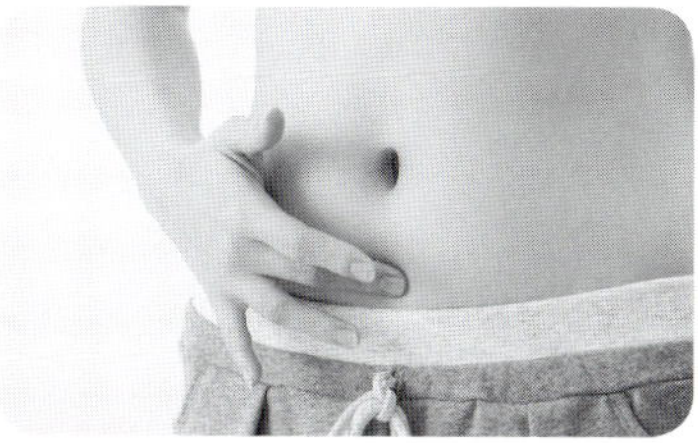

押し方

中指の腹をツボに当て、体の中心に向かって優しく押しながら細かくまわすようにして刺激する。

プラス1アドバイス

肌にやさしいスキンケアを

毎日使う洗顔剤を変えるだけでも、肌トラブルは激減します。クレンジングオイルの油分はニキビ菌のエサになるので、ジェルかクリームタイプがよいでしょう。界面活性剤入りの石けんも脱脂力が強く、肌に必要な皮脂まで奪って肌のバリア機能を破壊します。

シミ、シワ、くすみ

ほうれい線やたるみ、シワ、くすみなど
肌の老化減少をツボ押しで食い止める。

老化スピードを遅くして肌を若々しく保つツボ

「見ため年齢」を決めるのがお肌。肌がきれいだとそれだけで若く見えるものです。肌の老化スピードを遅らせて、肌を若々しく保つにはツボ刺激が有効です。

皮膚の細胞は、通常は28日周期で新しい細胞に生まれ変わるターンオーバー（新陳代謝）を繰り返しながら、新しい細胞へと生まれ変わっています。40歳をすぎると、体内でヒアルロン酸やコラーゲン、セラミドなどを生成する力を衰えますが、ツボ刺激でケアすると血液循環が促進され、肌が再生するのに必要な栄養や水分を運んで新陳代謝を正常にし、潤いとハリを与えます。リンパの流れを整えて老廃物をスムーズに排出するので、シミとくすみも予防できます。

行間《こうかん》

肝臓の調子を整えて肌の自然治癒力を高める

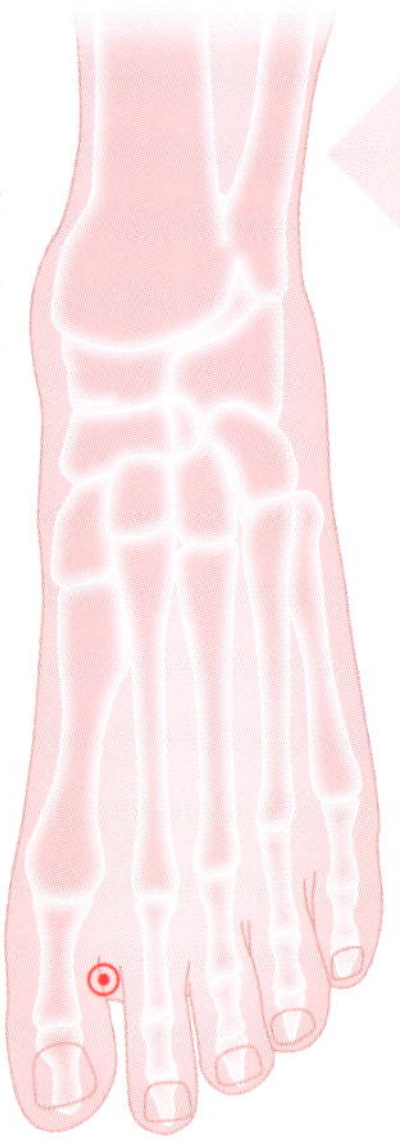

見つけ方

足の甲側で、親指と人差し指のあいだにある、いわゆる水かきの部分でくぼんでいるところ。

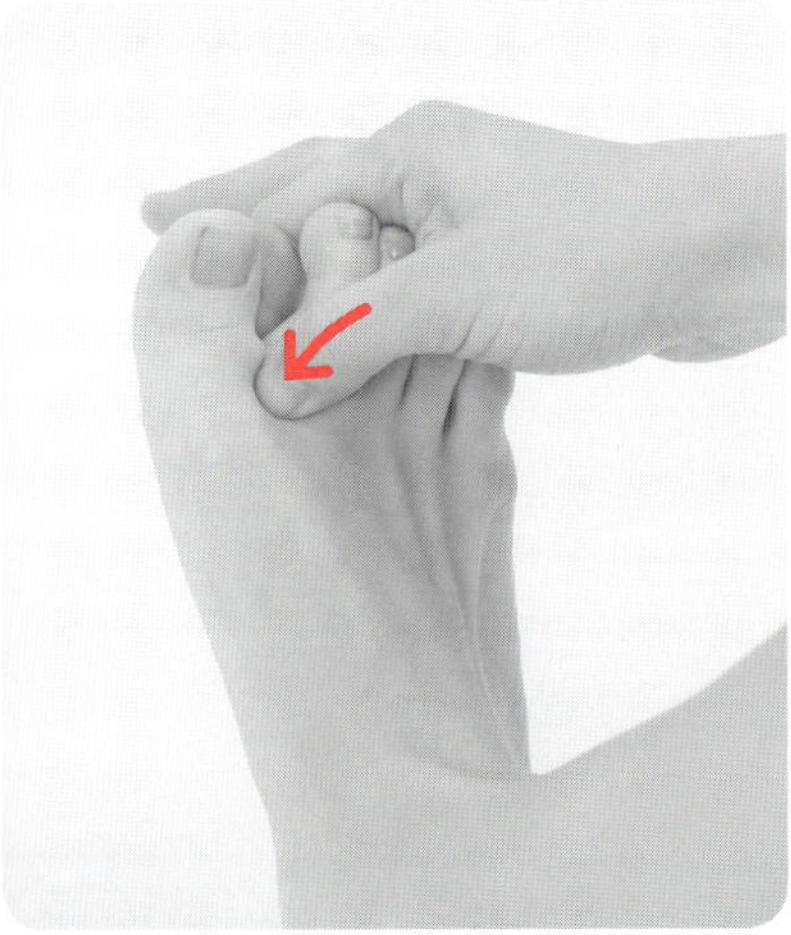

押し方

親指の腹をツボに当て、気持ちいいと感じる強さで押す。あるいは、水かき部分を親指と人差し指でつまむようにして、もみほぐす。左右同様に。

合谷《ごうこく》

血液循環を活発にして肌にハリを与える

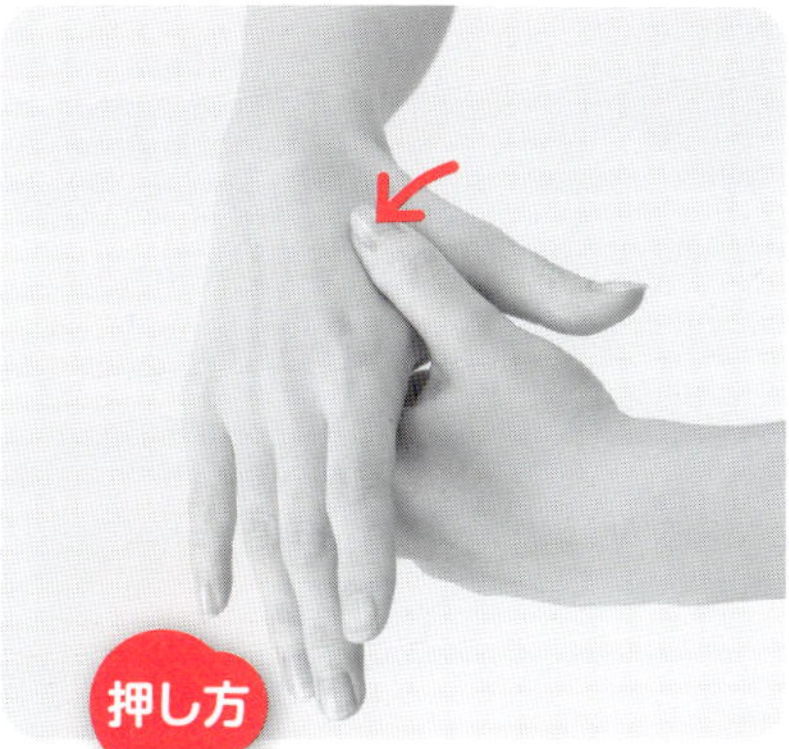

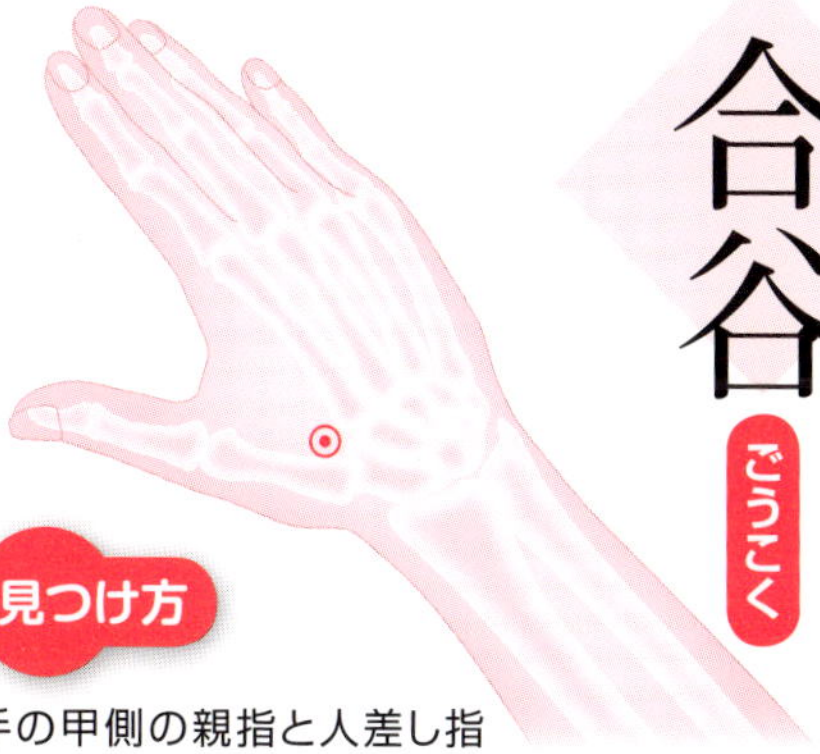

押し方

手の甲をつかむように親指の先をツボに当て、人差し指の骨に向けて押す。少し痛みを感じるくらいの刺激が効果的。左右同様に。

見つけ方

手の甲側の親指と人差し指のつけ根の少し手前のくぼみ。手の甲を上にして指を自然に広げ、親指と人差し指の骨が接する部分をたどっていくとわかりやすい。

隠白《いんぱく》

血液循環を促し代謝機能をアップさせる

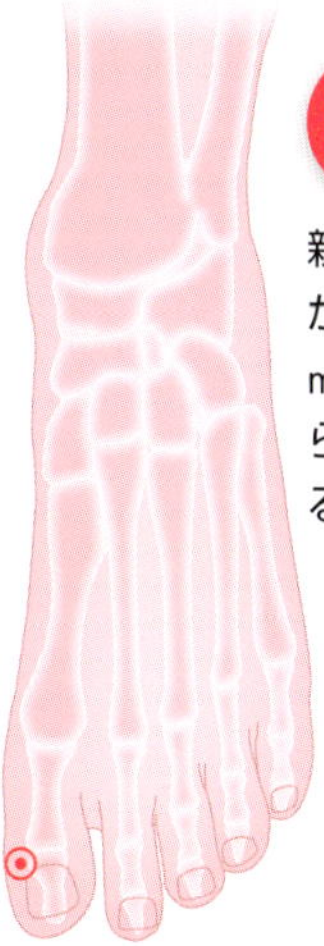

見つけ方

親指の爪の生え際から外側へ2～3㎜ほど外側へずらしたところにある。

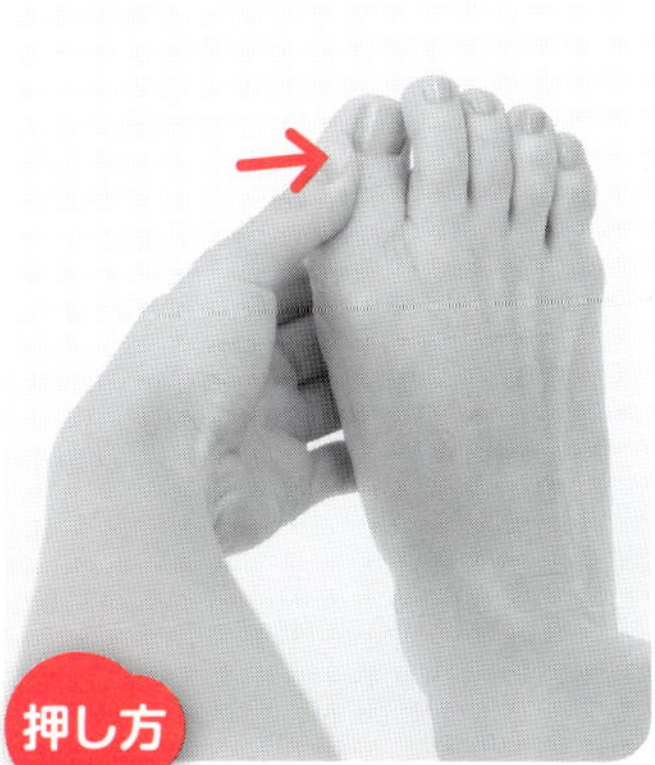

押し方

親指の腹をツボに当て、痛気持ちいい程度に押す。親指の爪で押す場合は、チクチクするくらいの刺激をリズミカルに加えると効果的。

プラス1アドバイス

健康な肌に大切な放熱メカニズム

正常な新陳代謝が行われた肌細胞は、乾燥しにくく、シワのできにくい肌です。健康な肌づくりに重要なのが睡眠。入眠時、熱放出のために末端に血液が集まりますが、加齢で放熱効率は低下します。睡眠1時間前の入浴が放熱メカニズムを助け、眠りの質を高めます。

抜け毛、白髪

加齢やストレス、ホルモンバランスの不調で乱れたヘアサイクルを正常化する。

ヘアサイクルを正常化 美髪の再生を促進！

頭髪は約10万本あり、毛根にある毛母細胞の分裂によってつくられます。ある程度成長すると約3週間の退行期に入って成長が止まって抜け落ち、3カ月間ほど休止し、休止後、髪の毛は再び数年間の成長期に入ります。

このようなヘアサイクルによって髪の総数はつねに一定に保たれますが、加齢やストレス、自律神経の不調などによって、抜け毛や薄毛、白髪などの髪トラブルが起こります。ヘアサイクルを正常化するには、頭皮へのツボ刺激が最適です。多くのエネルギーが集中する**百会**への刺激は、頭皮の血行促進、ホルモンの分泌調整などに作用し、抜け毛と白髪を予防し、髪のツヤやコシをとり戻します。

百会 ひゃくえ

ホルモンの分泌調整、頭皮の血流を盛んにして代謝を促進

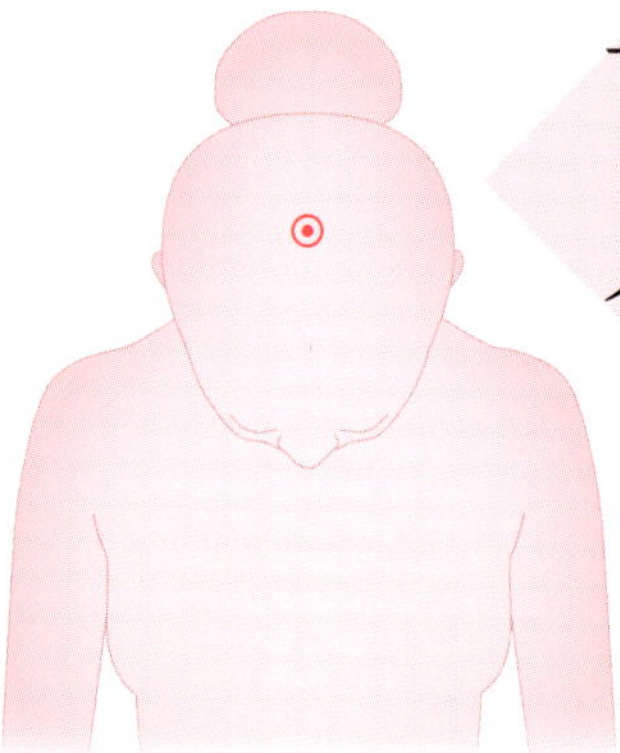

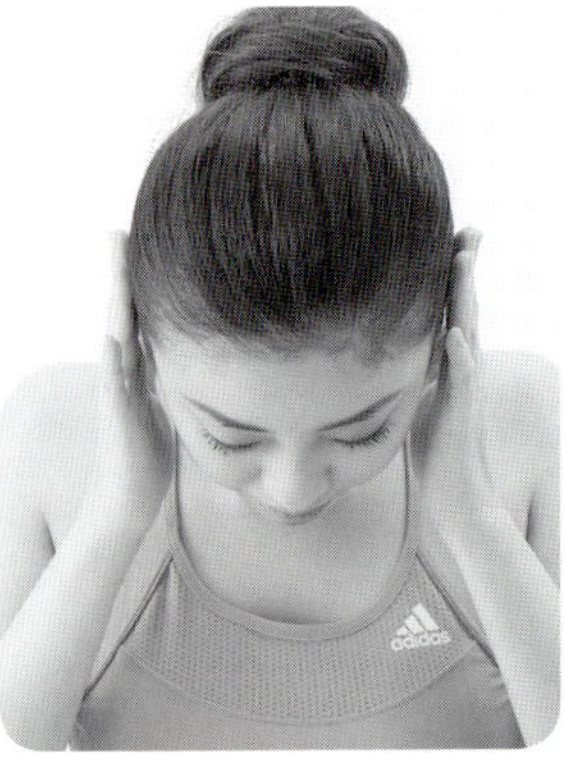

見つけ方

左右の耳の上端を結んだ線と、鼻の先端から頭頂部にまっすぐ伸ばした線が交わるところ。耳の上端を両手の親指で押さえ、頭頂部のほうへ中指を伸ばし、両手の中指の先がつながる部分。

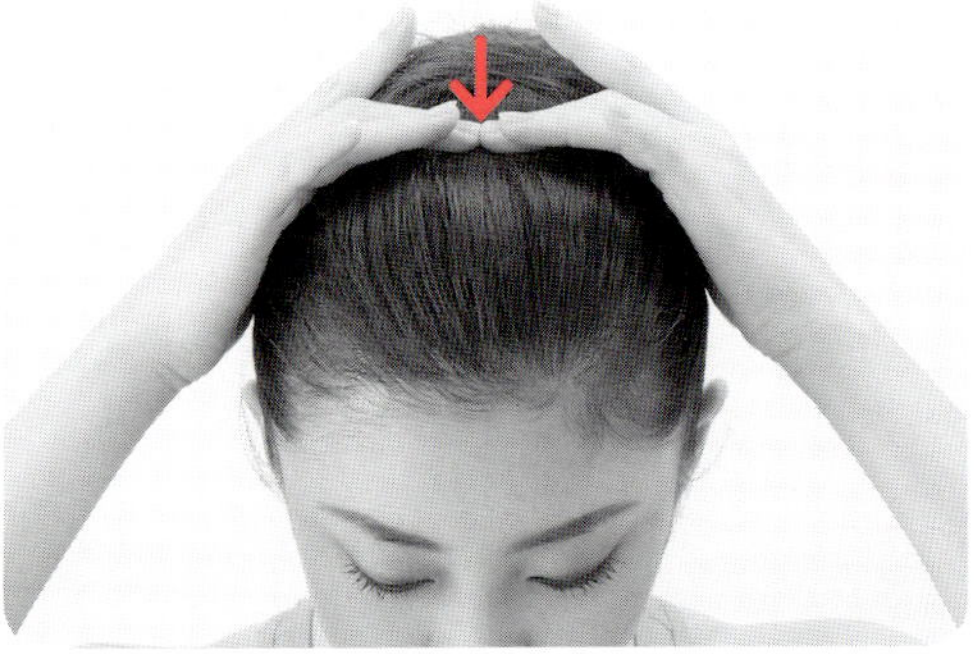

押し方

手の中指をツボに当て、頭の中心に向かってたたくようにやや強めに押す。

天柱《てんちゅう》

頭皮の血行を促し、毛母細胞を活性化

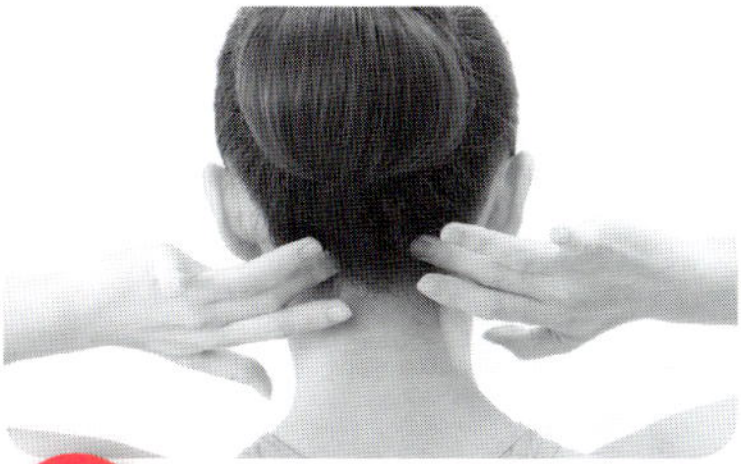

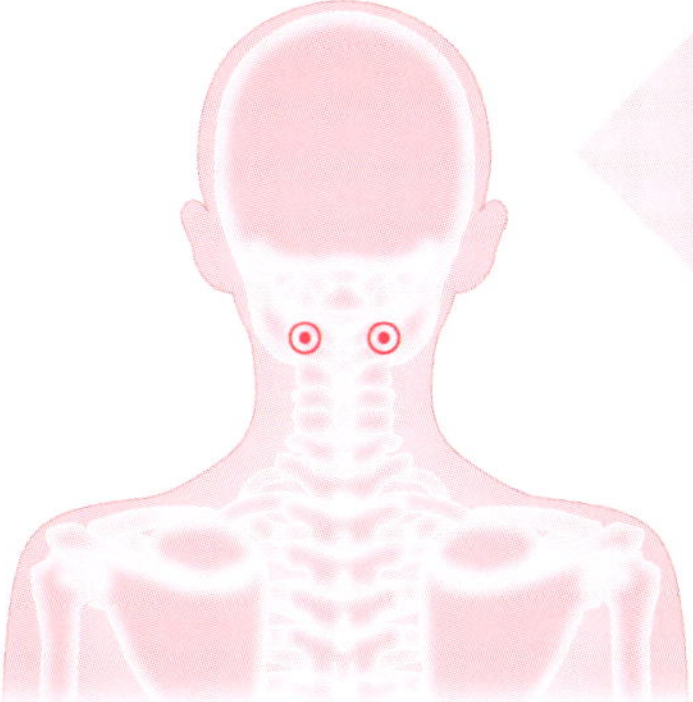

見つけ方

後頭部のうなじの生え際の中央に「ぼんのくぼ」と呼ばれるくぼみがあり、そのすぐ左右にある。

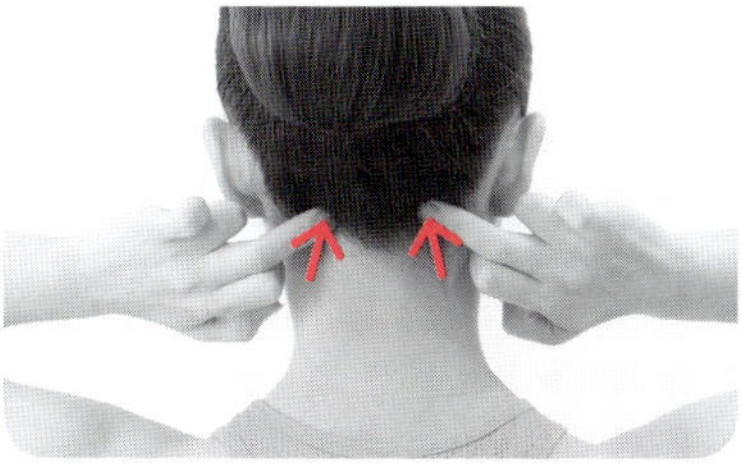

押し方

後ろに両手まわして両手中指の腹をツボに当て、痛気持ちのいい程度に頭の中心に向かって押しもむ。左右同時に。

人迎《じんげい》

頭皮の血行を改善して抜け毛・白髪を予防

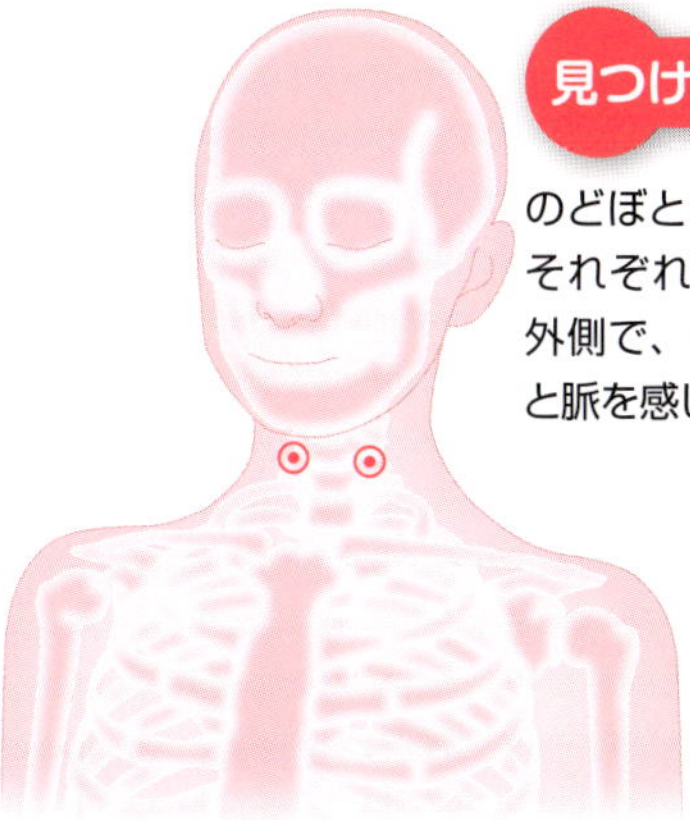

見つけ方

のどぼとけから左右それぞれ指幅2本分外側で、指を当てると脈を感じるところ。

押し方

親指と人差し指をツボに当て、首の中心に向かって呼吸が苦しくならない程度に優しく押す。人差し指と中指を使って左右交互に行うのでもよい。

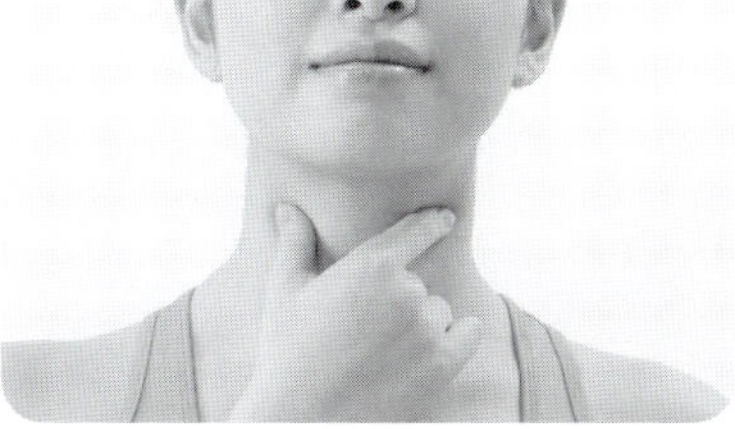

プラス1アドバイス

ヘアサイクルが乱れる原因

加齢、ホルモンの減少、冷え性、睡眠不足、女性ホルモンの減少、喫煙などによって、髪の成長期（寿命）が短くなり、生える毛よりも抜け落ちる毛のほうが多くなります。髪の寿命は、一般的に女性は４～６年。女性は30歳をすぎると、髪の成長が遅くなる傾向にあります。

代謝アップ

14歳をピークに低下する基礎代謝をツボ刺激で太りにくい体質に整える。

人迎《じんげい》

新陳代謝を活発にして、老廃物の排出を促す

お腹やせ&デトックス 人迎のツボで代謝UP

「あまり食べていないのに太る」と悩んでいる人は、基礎代謝の低下が考えられます。基礎代謝とは、体温調整など生命維持に使われるエネルギーで、消費される全エネルギーの約7割を占めています。男性16歳、女性14歳をピークに年齢とともに低下し、30歳代からはそれまでと同じような生活習慣だと、毎年２kgの脂肪が増える計算になります。

東洋医学には「健康なら太らない」という考えがあり、ツボ刺激によって体の機能を整え、太りにくい体質に改善します。古来、**人迎**のツボには五臓の気の虚実に作用するとされ、刺激することで血圧調整や脂肪燃焼、お腹やせ、デトックスの効果を発揮します。

見つけ方

のどぼとけから左右それぞれ指幅2本分外側で、指を当てると脈を感じるところ。

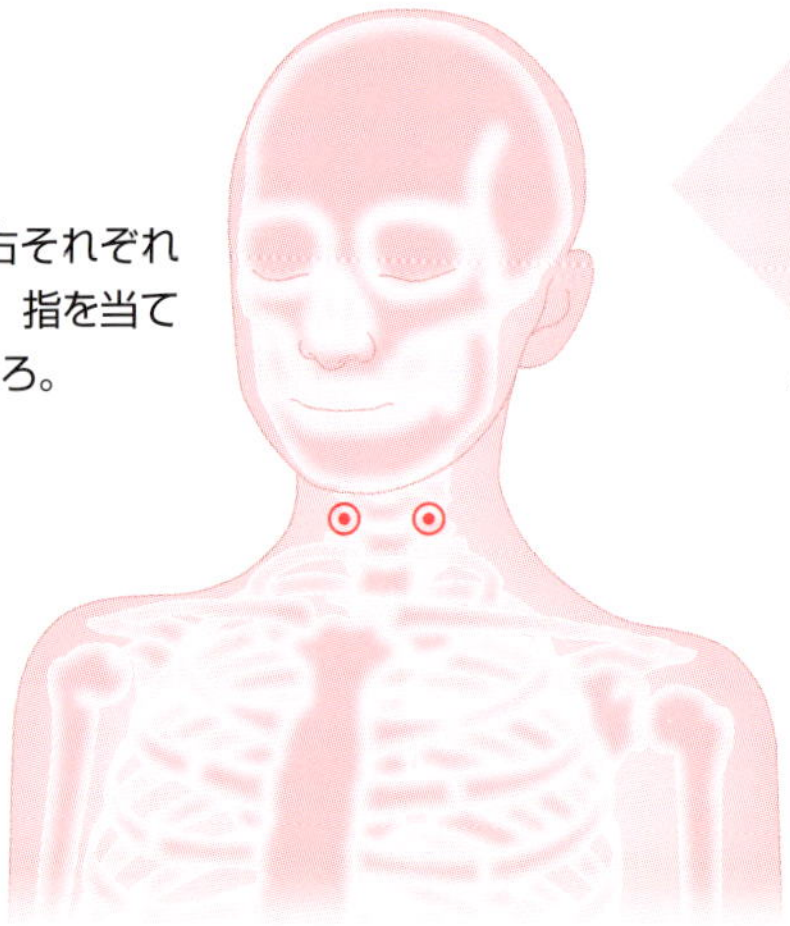

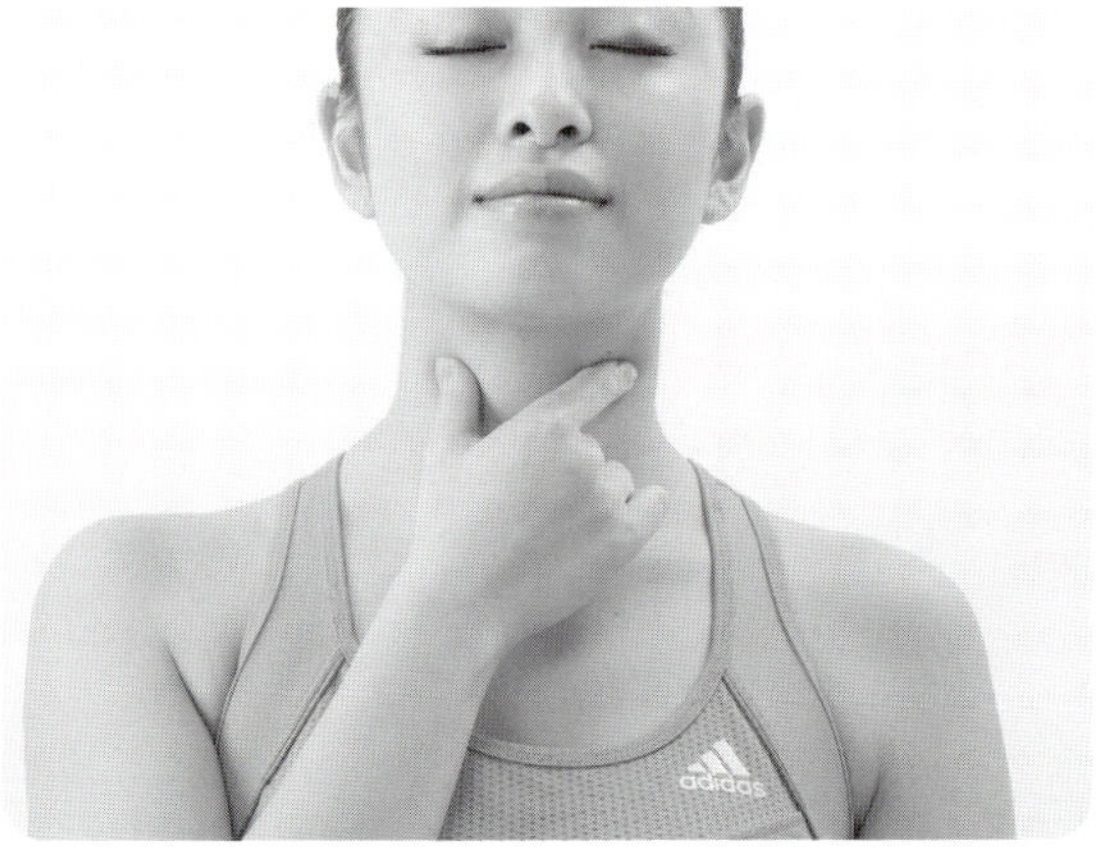

押し方

親指と人差し指をツボに当て、首の中心に向かって呼吸が苦しくならない程度に優しく押す。人差し指と中指を使って左右交互に行うのでもよい。

湧泉（ゆうせん）

腎臓の機能を活性化し、代謝機能を高める

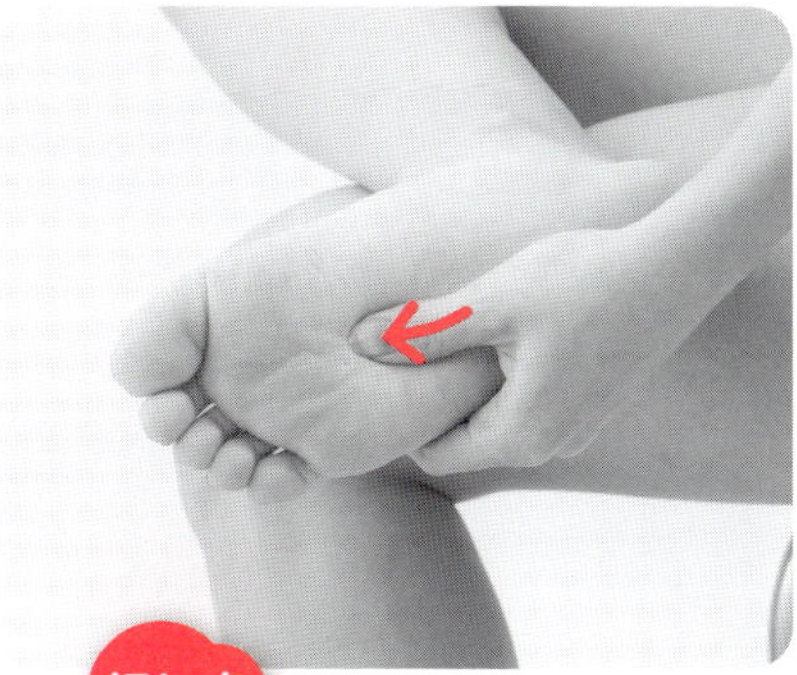

押し方

足の甲を手のひらで抱えて親指の腹をツボに当て、くぼみの縁を足先に向かって少し強めに押し上げる。両手の親指を重ねて押してもよい。左右同様に。

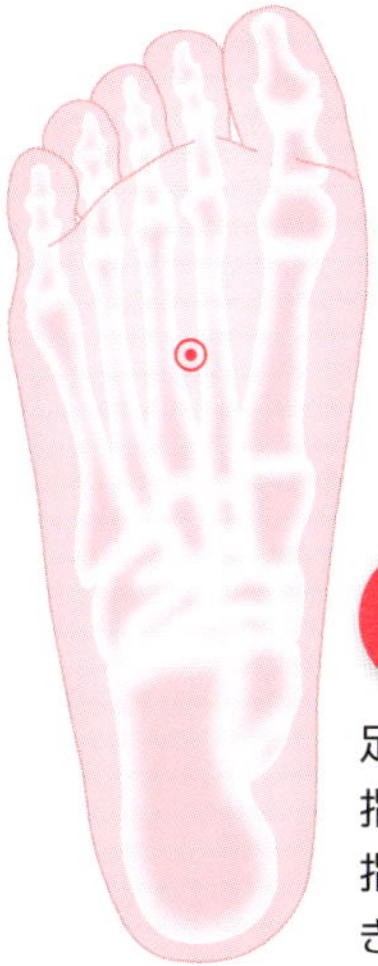

見つけ方

足裏の中央より指寄りで、親指側のつけ根のふくらみと小指側のふくらみのあいだにできる「人」の字の交わるところ。足の指を曲げると、2つのふくらみの交わりが出やすくなる。

瘂門（あもん）

自律神経に作用して体の機能を調整し、体質を改善

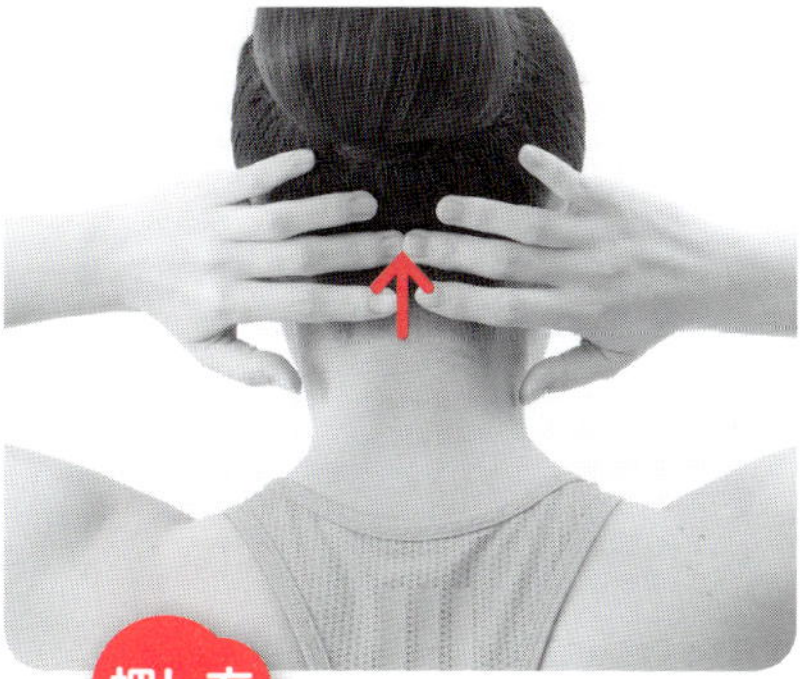

押し方

後頭部を支えるようにして両手中指の先をツボに当て、そこに頭の重みをかけるようなイメージで刺激する。

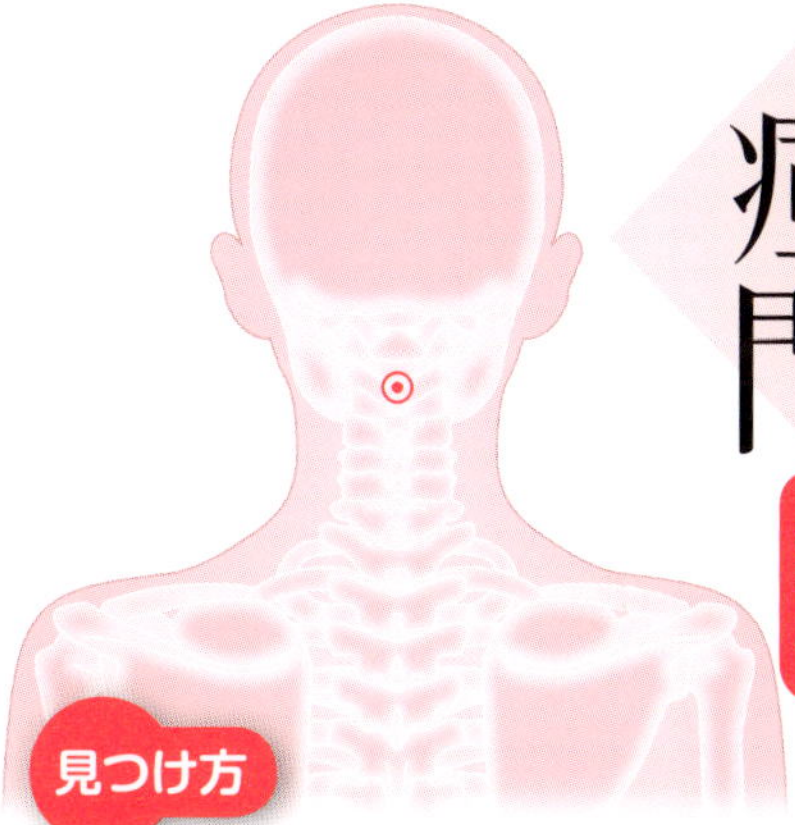

見つけ方

うなじの髪の毛の生え際にある中央のくぼみ。2本の太い筋肉（僧帽筋）のあいだにある「ぼんのくぼ」と呼ばれるくぼみ部分。天柱のツボの真ん中。

プラス1アドバイス

代謝をサポートするビタミンB群

糖質の代謝に必要なのがビタミンB_1。脂質の代謝にはビタミンB_2。ビタミンB群を多く含む食材が、豚肉、レバー、青魚、卵、玄米、納豆などの大豆製品ですが、これらの食材を積極的に摂ることで基礎代謝をアップさせることができます。

脂肪燃焼

体についた脂肪をメラメラ燃やして
エネルギーを消費しやすい体質に改善。

ツボ刺激で脂肪燃焼
太りにくい体になる

脂肪燃焼を促進するには、いくつかの方法があります。20分ほどの有酸素運動をすると、貯蔵された脂肪の分解がはじまるといわれています。また、運動と組み合せると効果的なのは、摂取した脂肪を燃焼しやすい体づくりを補助する「αリポ酸やアミノ酸」といったサプリメントです。

サプリメントと同様、脂肪燃焼を助けてくれるのが、手軽にいつでもできるツボ刺激です。後頭部にある**天柱**のツボは、頭痛や自律神経の不調、抜け毛などにも作用しますが、脂肪燃焼効果の非常に高いツボでもあります。入浴時、強めにシャワーを当てたり、ホットタオルを枕にしてもツボ刺激と同じような効果を得ることができます。

人迎

じんげい

代謝を活性化させ、エネルギーの燃焼を助ける

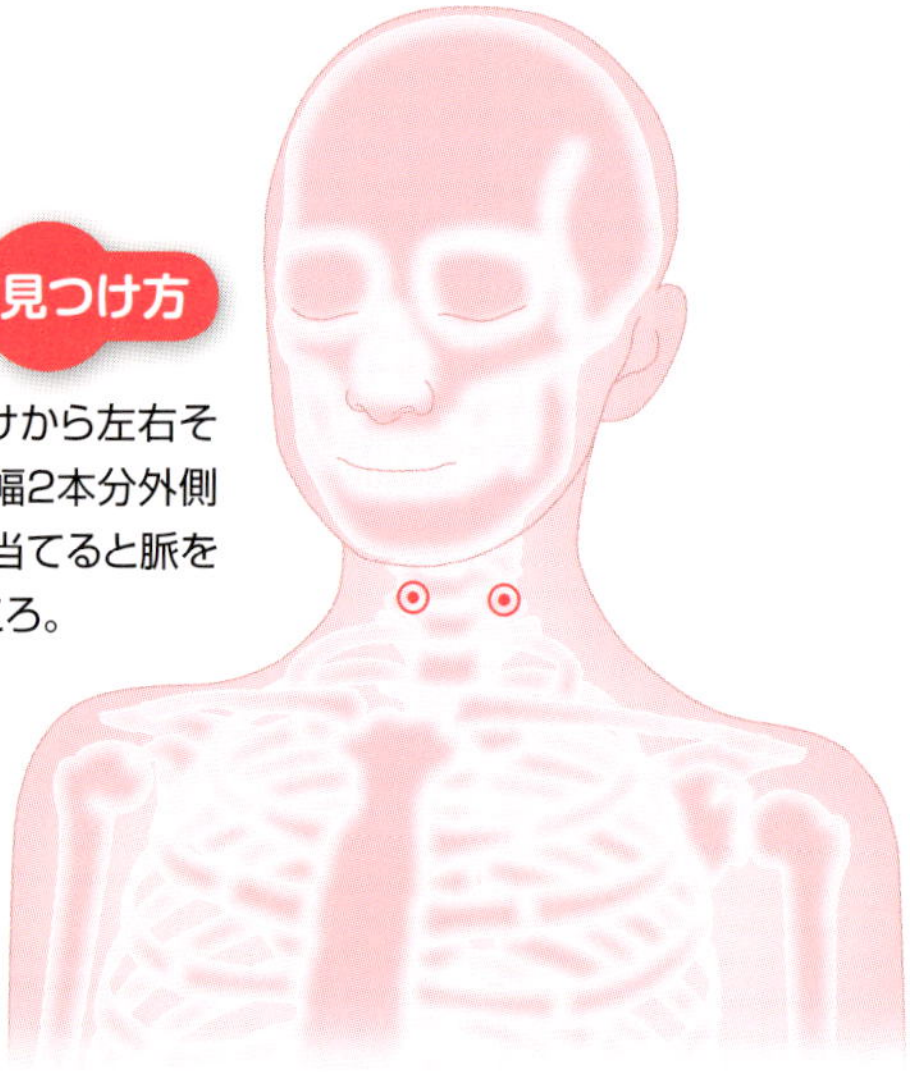

見つけ方

のどぼとけから左右それぞれ指幅2本分外側で、指を当てると脈を感じるところ。

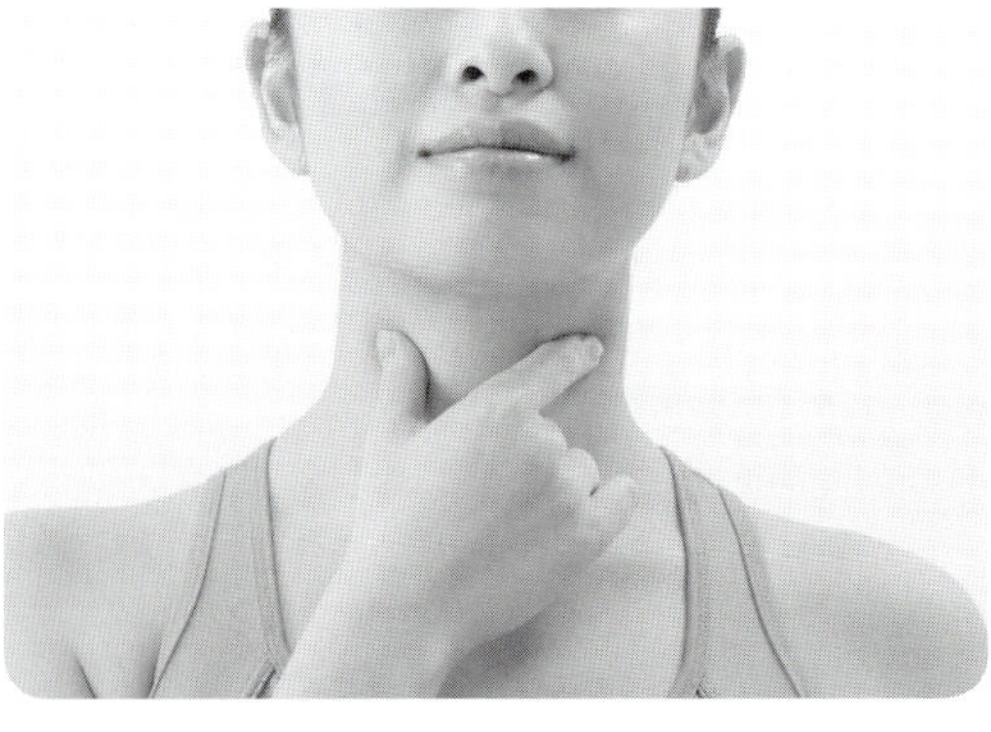

押し方

親指と人差し指をツボに当て、首の中心に向かって呼吸が苦しくならない程度に優しく押す。人差し指と中指を使って左右交互に行うのでもよい。

天柱

てんちゅう

脂肪の燃焼効率を高めるのに効果絶大のツボ

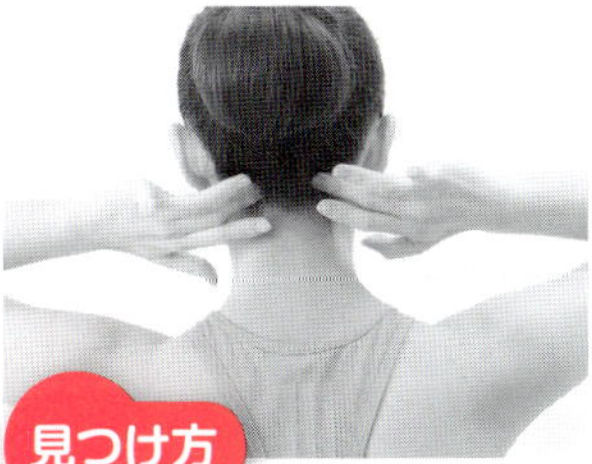

見つけ方

後頭部のうなじの生え際の中央に「ぼんのくぼ」と呼ばれるくぼみがあり、そのすぐ左右にある。

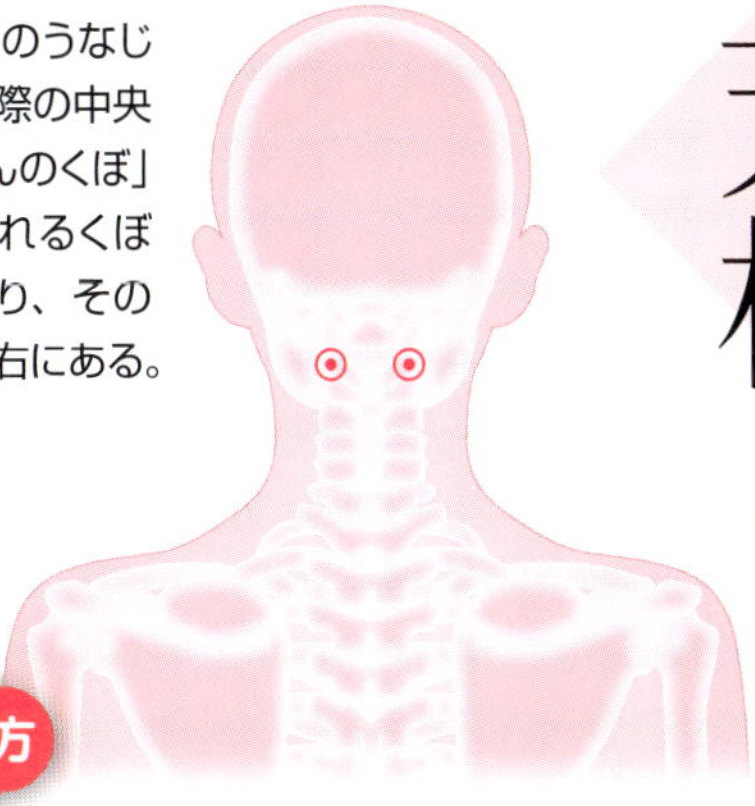

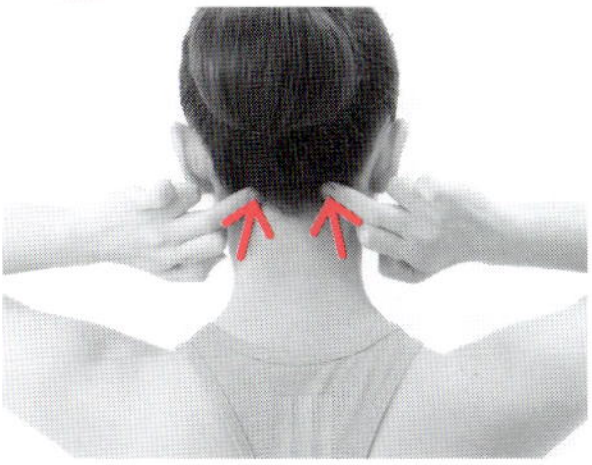

押し方

後ろに両手まわして両手中指の腹をツボに当て、痛気持ちのいい程度に頭の中心に向かって押しもむ。左右同時に。

足三里

あしさんり

新陳代謝を上げて脂肪の燃焼を促進

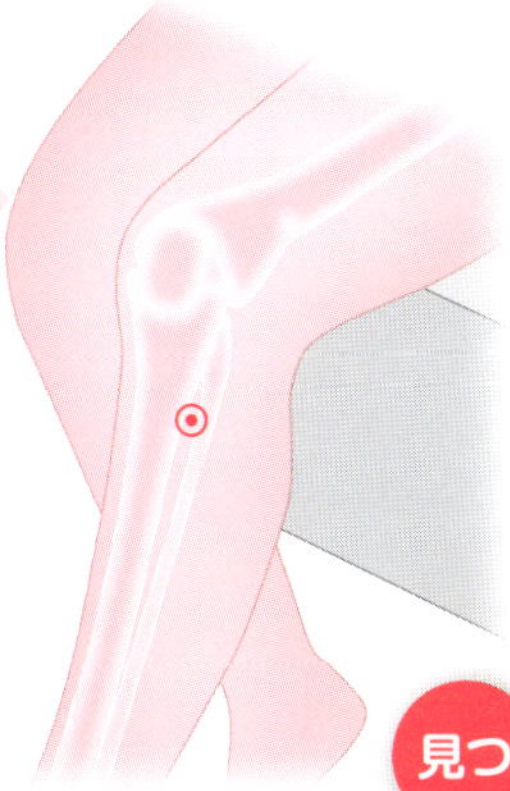

押し方

ふくらはぎを両手のひらで包み、親指の腹を重ねてツボに当て、ひざのほうに引き寄せるようにして力を入れてやや強めに押す。左右同様に。

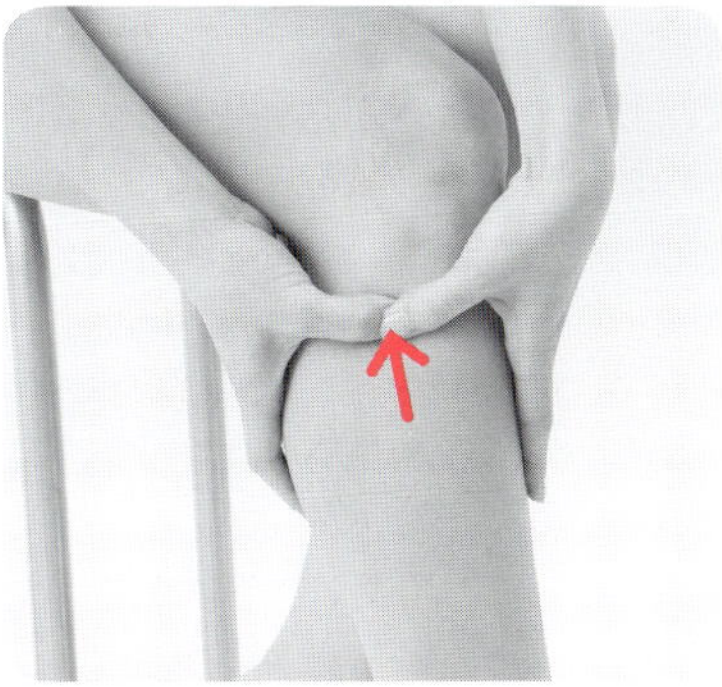

見つけ方

向こうずねの外側で、ひざのお皿のすぐ外側下のくぼみから、指4本分つま先方向に下がったところ。

プラス1アドバイス

食べると脂肪が燃える４つの食材

ＢＭＩ（肥満度）を下げるのが運動前の「チョコレート」。インシュリンをより効率よく使えるようにし、血糖値を保ってカロリー燃焼を促進する「グレープフルーツ」。代謝が25%向上の「トウガラシ」。「ショウガ」に含まれるジンゲロンは体脂肪の燃焼を促進します。

お腹やせ

ウエストをキュッと引き締めて「くびれ」と「女性らしさ」を手に入れる。

「くびれ」は健康の証 ツボ刺激でキュッと締まる

ウエストの「くびれ」は、女らしさの象徴です。ある調査では、男女ともに気になる部位の1位がお腹でした。くびれは女性の健康状態をあらわし、ウエスト÷ヒップ（W／H比）が0・9以上になると、「りんご型肥満」とされています。りんご型肥満は内臓脂肪が多い傾向にあり、糖尿尿や高血圧などの生活習慣病の発生率が高いことが知られています。「くびれ」がなくなってしまう原因には、加齢によるお腹まわりの筋肉の緩み、そして内臓脂肪の増加です。**人迎**は代謝を活性化させ、**関元**は、お腹やせ以外にも便秘解消やお腹の張り、更年期障害、不妊にも作用するツボです。女性の健康を守ってくれる万能ツボです。

人迎

じんげい

代謝を上げて、脂肪燃焼を助ける

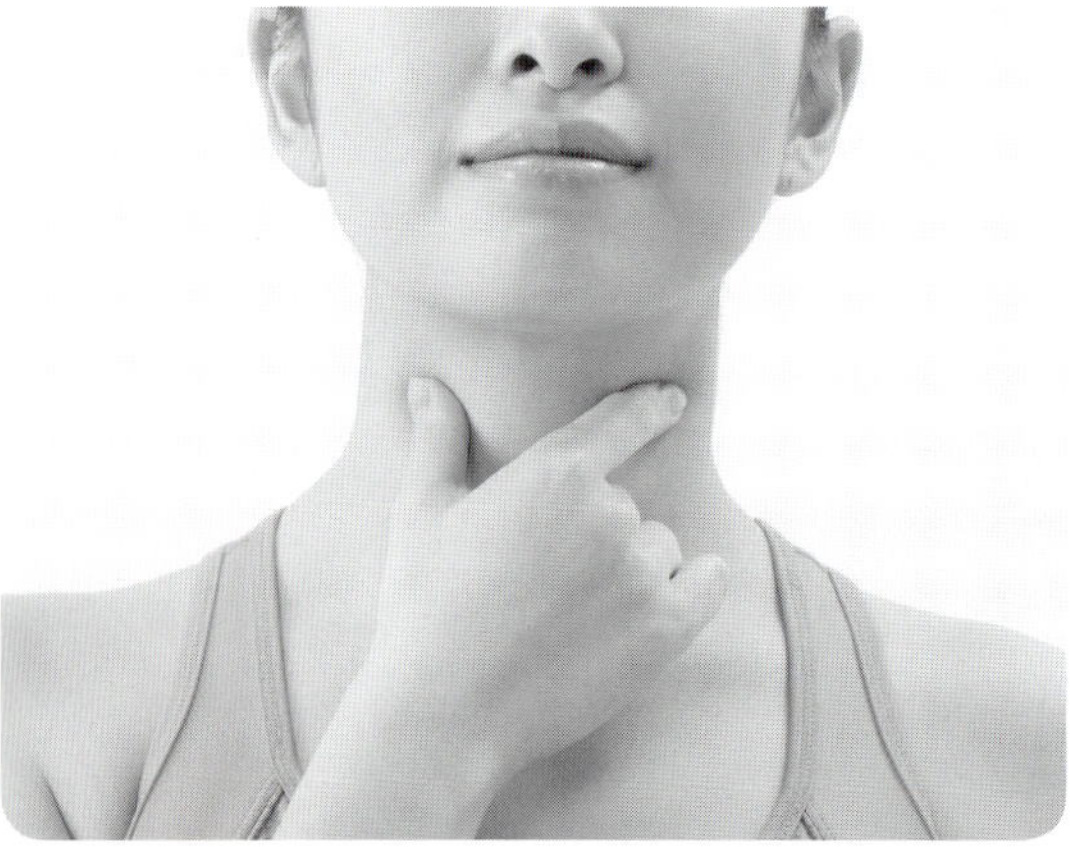

押し方

親指と人差し指をツボに当て、首の中心に向かって呼吸が苦しくならない程度に優しく押す。人差し指と中指を使って左右交互に行うのでもよい。

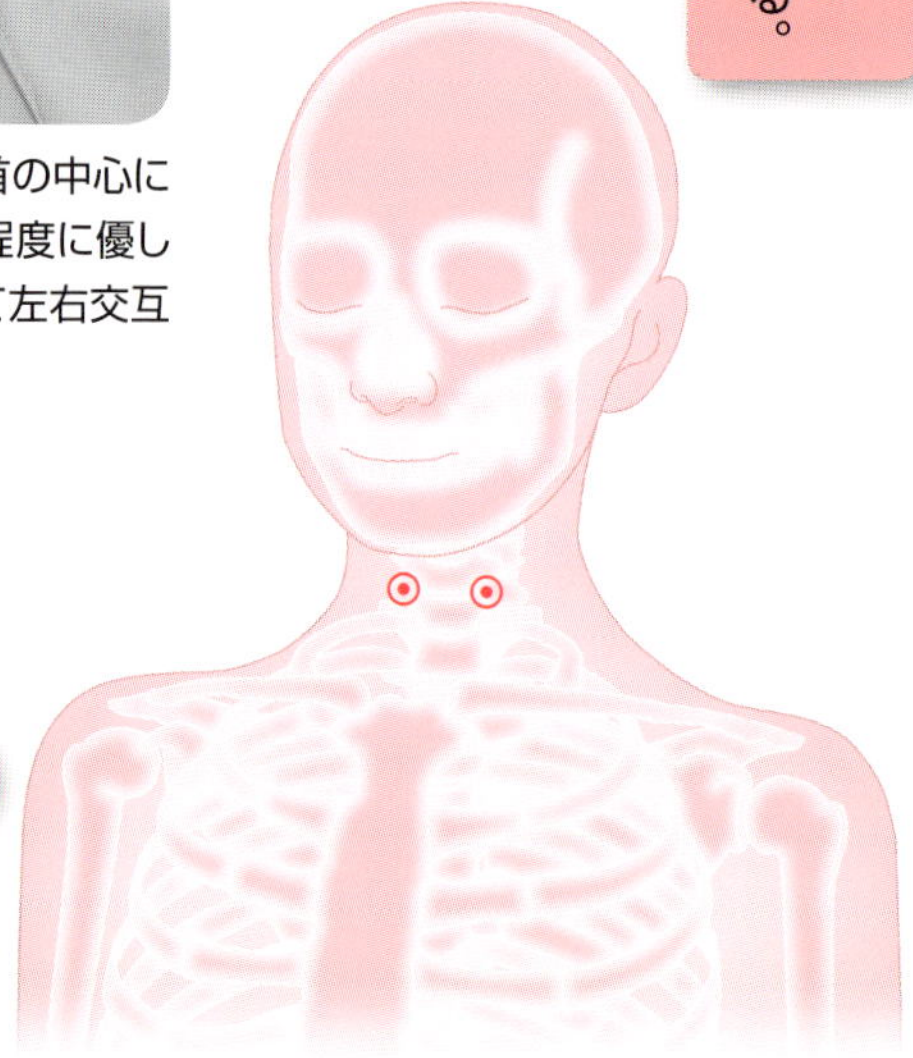

見つけ方

のどぼとけから左右それぞれ指幅2本分外側で、指を当てると脈を感じるところ。

関元
かんげん

血行を促して新陳代謝を活性化

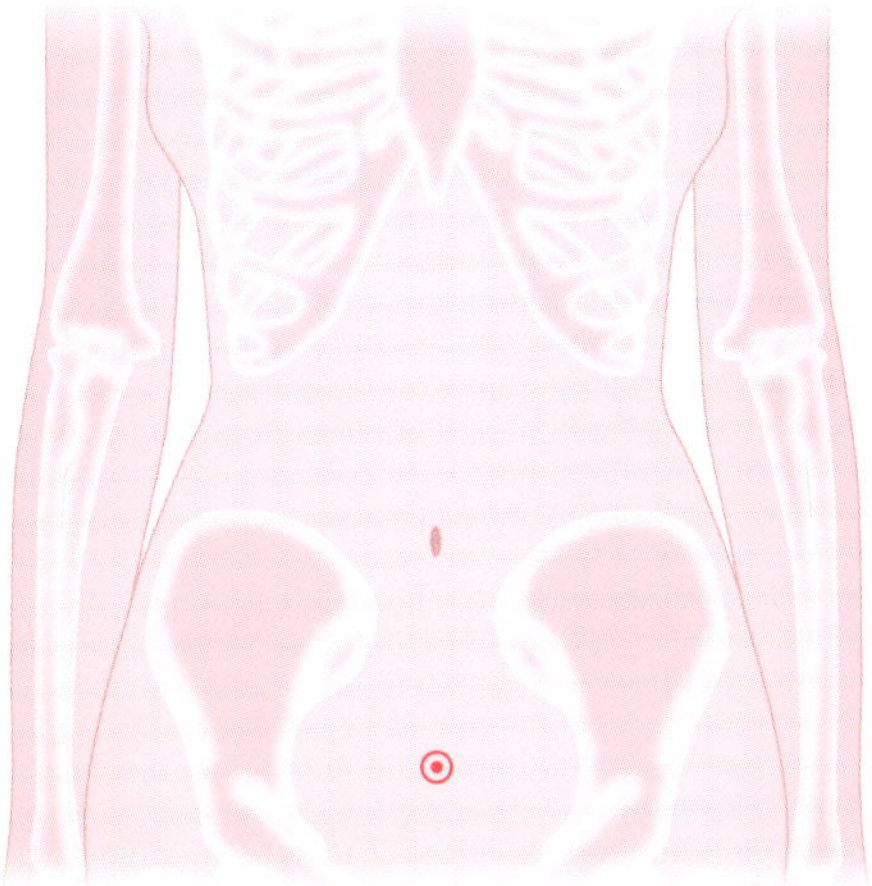

見つけ方

体の中心線上で、おへそから指幅3本分下がったところ。おへそのすぐ下に人差し指を当て、指幅3本目の薬指が当たる部分。

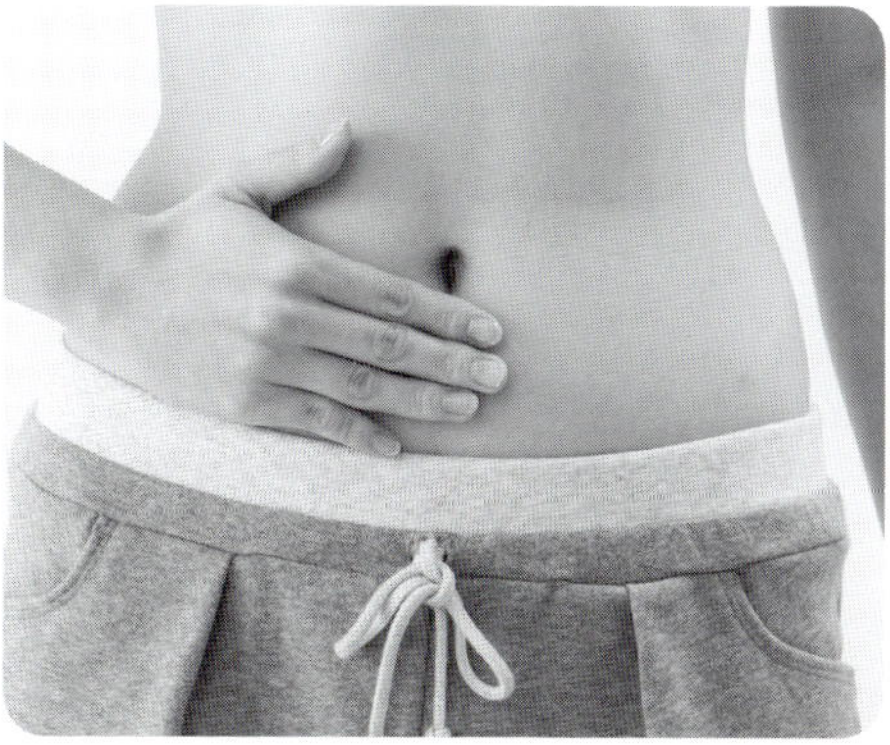

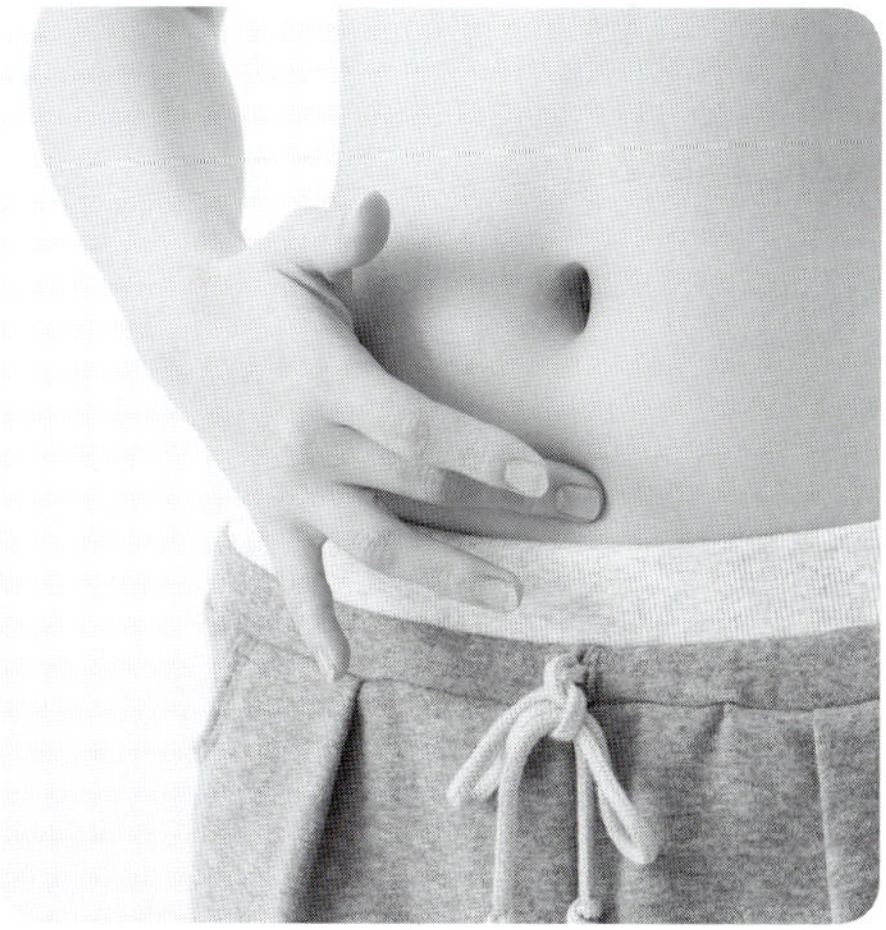

押し方

中指の腹をツボに当て、体の中心に向かって優しく押しながら細かくまわすようにして刺激する。

プラス1アドバイス

10秒凹ます腹式呼吸でウエストキュッ

お腹をギュッと10秒間凹ませるだけのトレーニングでは、腹横筋を鍛え、便秘解消と腰痛の予防で正しい姿勢をキープし、ウエストを引き締め、肩こりを解消します。成長ホルモンの分泌を促進するので、エイジングケアも可能です。

デトックス

体内に溜まった毒素をスムーズに排出して、肌荒れ、むくみ、生理不順も改善。

水泉

すいせん

腎臓の機能を高めて体内の毒素排出を助ける

便秘解消、代謝アップ
毒素排出を促進するツボ

環境ホルモンや食品添加物、大気汚染など、健康を害する物質がきちんとデトックス（排出）されないと、体内に毒素が溜まり続け、それらを退治しようと過剰に活性酸素が働いて、細胞や血管などを傷つけます。疲れやすくなったり、だるい、やる気が出ないといった症状も毒素に原因があるのかもしれません。

通常は、約80％が便や尿として、汗から3％、そのほか爪や髪の毛などから毒素が排出されていますが、便秘症の人は、毒素を体内に溜め込み、肌荒れ、吹き出物などを引き起こします。**水泉**は、腎臓機能を高めてデトックスを促進するツボです。むくみや肌荒れを解消し、足の疲れや痛みにも効果的です。

見つけ方

足の内側のくるぶしの斜め後ろの下。くるぶしの頂点から人差し指と中指の指幅2本分外側にある。

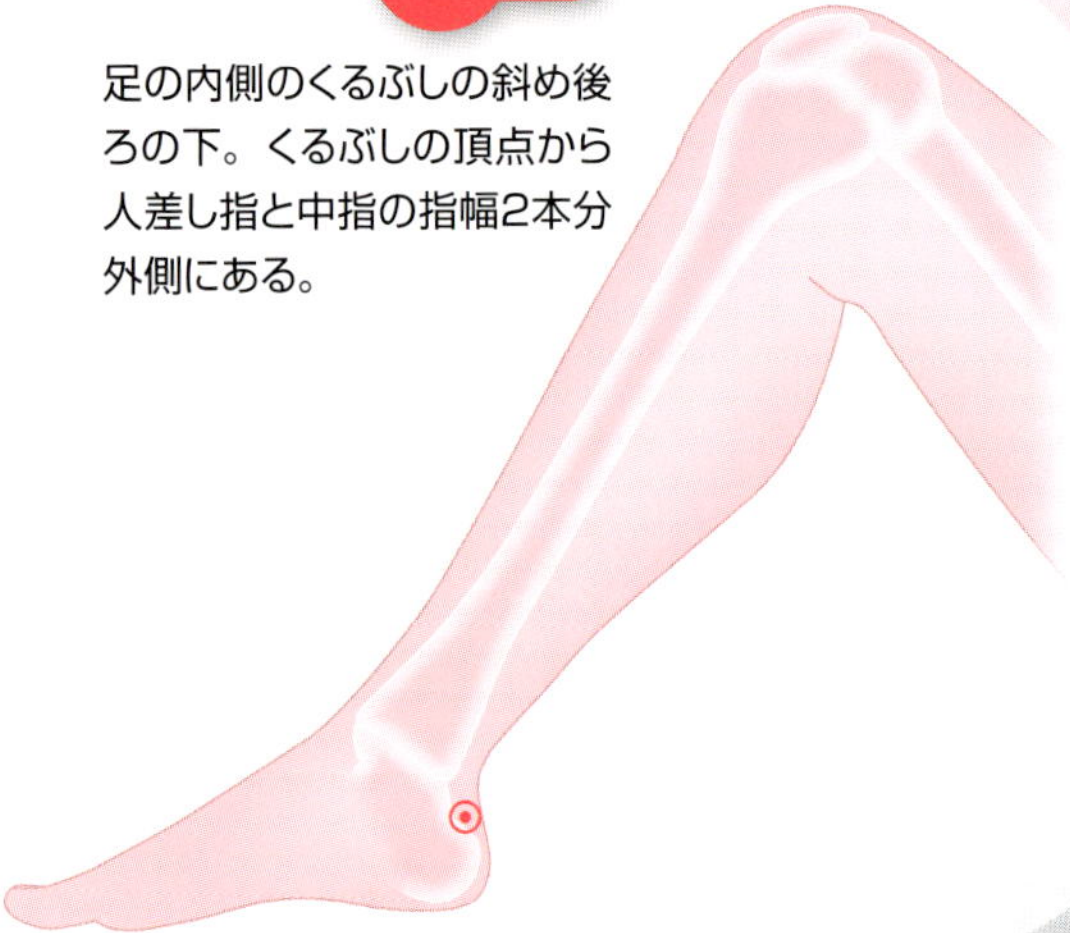

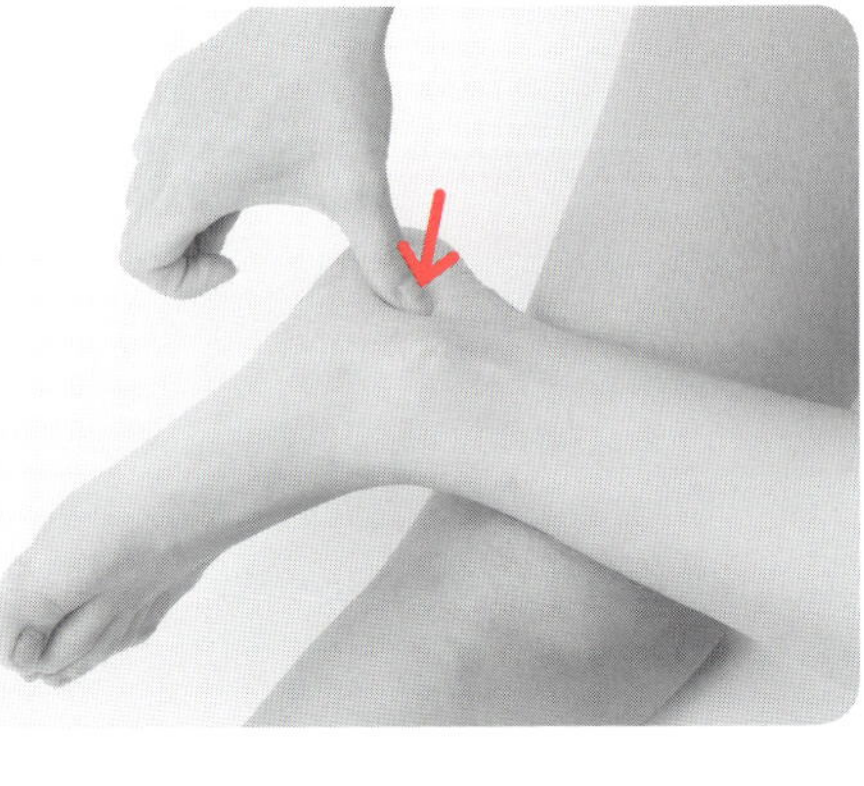

押し方

親指の腹をツボに当て、垂直方向に少し強く集中的に押す。かかとをつかみながら押すと力が入りやすい。左右同様に。

人迎（じんげい）

新陳代謝をよくして、毒素の排出をスムーズにする

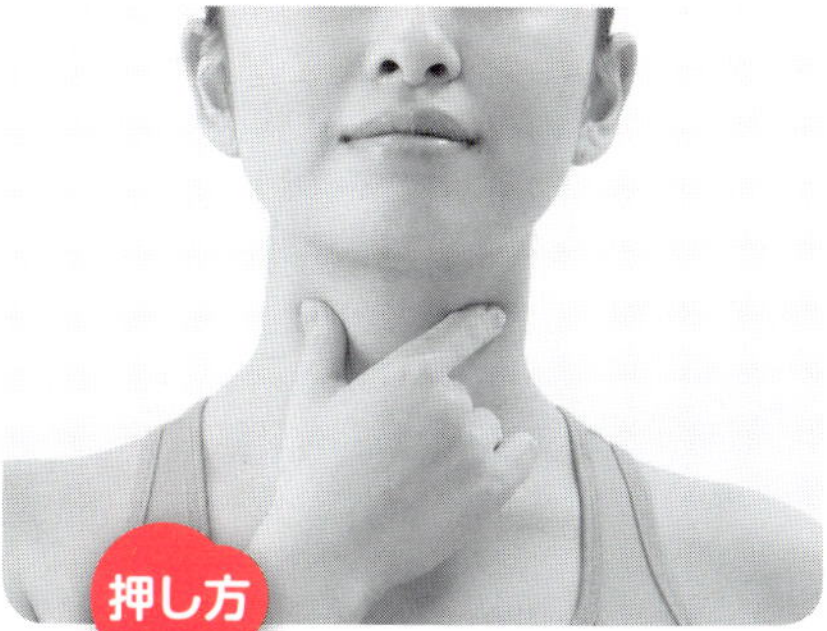

押し方

親指と人差し指をツボに当て、首の中心に向かって呼吸が苦しくならない程度に優しく押す。人差し指と中指を使って左右交互に行うのでもよい。

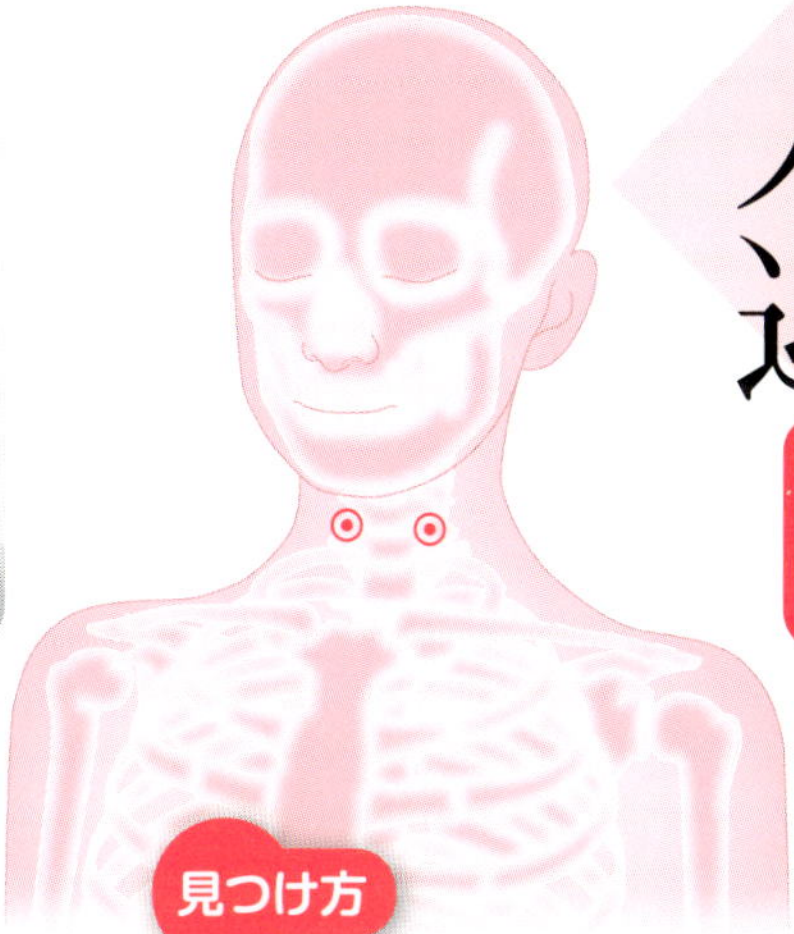

見つけ方

のどぼとけから左右それぞれ指幅2本分外側で、指を当てると脈を感じるところ。

湧泉（ゆうせん）

腎臓の働きを助け、水分や老廃物の排出を促す

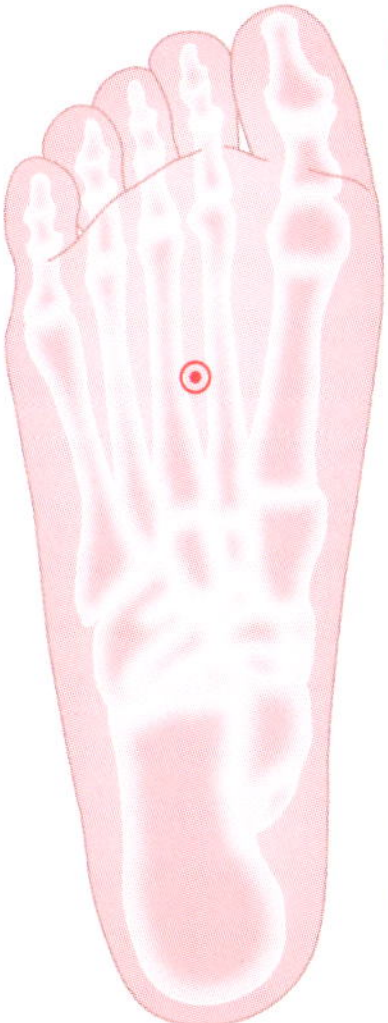

見つけ方

足裏の中央より指寄りで、親指側のつけ根のふくらみと小指側のふくらみのあいだにできる「人」の字の交わるところ。足の指を曲げると、2つのふくらみの交わりが出やすくなる。

押し方

足の甲を手のひらで抱えて親指の腹をツボに当て、くぼみの縁を足先に向かって少し強めに押し上げる。両手の親指を重ねて押してもよい。左右同様に。

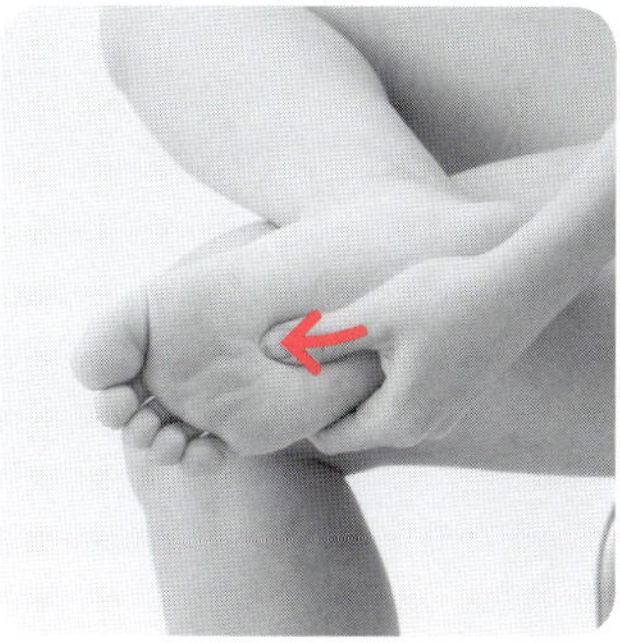

プラス1アドバイス

キレート食材でデトックス

細胞のたんぱく質や脂肪にくっついて毒素が蓄積するのを防ぐ作用が「キレート」。ケルセチン（玉ねぎ、ブロッコリー、アスパラガス、りんご）、セレニウム（ニラ、ねぎ、玉ねぎ、ニンニク）のほか、大豆、鶏胸肉、ごま、卵なども積極的に摂りたいキレート食材です。

●**五十嵐康彦**（いがらし やすひこ）

1941年、横浜生まれ。指圧、マッサージ師。1954年頃より、ヒマラヤの聖者ヨギに強くひかれ、ヨーガを独習。1965年、沖正弘氏に師事。本格的なヨーガの指導を受けたのち、ヨーロッパ・アジア諸国をめぐり、「ゾーンセラピー（反射帯治療）」と出合う。その海外での豊富な経験をもとに反射帯刺激健康法を確立し、リフレクソロジーの先駆けとして活躍。テレビ、雑誌等で活躍し、現在は後進の指導と研究に邁進している。著書に『「足」の美健康法』（三笠書房）、『マインドマジックで絶対10歳若返る法』（中央アート出版社）、『即効 手のゾーン・セラピー小百科―押して、もんで、つまんですぐ効く!』（主婦の友社）など多数ある。

■STAFF

写真撮影	竹中博信（スタジオ エッグ）
ヘアメイク	川口 瞳（MASH）
モデル	瀬川裕奈（スペースクラフト）
CG制作	BACKBONEWORKS
本文骨格図版	木村図芸社
本文イラスト	関上絵美
本文デザイン・DTP	海野幸裕
編集協力	オメガ社

■衣装協力
アディダス ジャパン
0120-810-654
・グラフィックショーツ（参考商品）
・ブラトップ（参考商品）
・ブラトップ（参考商品）
・トップス（4500）
・スウェットショーツ（4500）
・トップス（4500）

これで十分、自分で押せる
症状別 28の万能ツボ

著 者	五十嵐康彦
発行者	東島俊一
発行所	株式会社 法研
	〒104-8104 東京都中央区銀座1-10-1
	販売☎03（3562）7671 編集☎03（3562）7674
	http://www.sociohealth.co.jp
印刷・製本	研友社印刷株式会社

0123

小社は（株）法研を核に「SOCIO HEALTH GROUP」を構成し、相互のネットワークにより“社会保障及び健康に関する情報の社会的価値創造”を事業領域としています。その一環としての小社の出版事業にご注目ください。

ISBN978-4-86513-007-2 定価はカバーに表示してあります。